**Hefte zur Unfallheilkunde**
Beihefte zur Monatsschrift für Unfallheilkunde, Versicherungs-, Versorgungs- und Verkehrsmedizin
Herausgegeben von J. Rehn und L. Schweiberer

Heft 119

# 9. Tagung

## der Österreichischen Gesellschaft für Unfallchirurgie

5. und 6. Oktober 1973, Salzburg

Kongreßbericht
im Auftrage des Vorstandes zusammengestellt
vom Sekretär der Gesellschaft

E. Jonasch

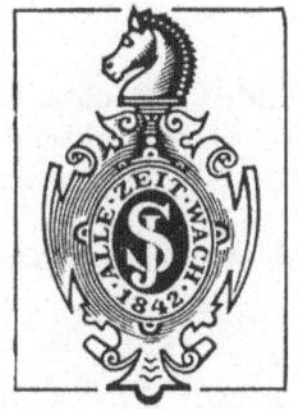


Springer-Verlag Berlin · Heidelberg · New York 1974

*Österreichische Gesellschaft für Unfallchirurgie*

*Präsident:* Prof. Dr. J. Böhler, 1200 Wien, Pasettistr. 65

*Präsidium:* Prim. Dr. L. Eigenthaler, A-5010 Salzburg, Dr. Franz-Rehrl-Platz 5
Ärztlicher Direktor Med.-Rat Dr. W. Kroesl, A-1190 Wien, Flemminggasse 1b
Oberstarzt Prim. Dr. O. Wruhs, A-1070 Wien, Westbahnstr. 1b

*Wissenschaftlicher Beirat:* Prim. Dr. J. Ender, Unfallstation Steyr, A-4400 Steyr
Prim. Dr. J. Krotscheck, Unfallkrankenhaus Kalwang, A-8775 Kalwang
Prim. Doz. Dr. A. Titze, A-8010 Graz, Theodor-Körner-Str. 65

*Sekretär:* Dr. E. Jonasch, A-1200 Wien, Donaueschingenstr. 13

*Kassier:* Dr. H. Kuderna, A-1200 Wien, Donaueschingenstr. 13

*Kassenprüfer:* Prim. Dr. E. Beck, Landesunfallkrankenhaus Feldkirch, A-6800 Feldkirch, Valdunastr. 16

Prof. Dr. E. Trojan, A-1040 Wien, Rainergasse 29

*Sekretariat:* A-1200 Wien, Donaueschingenstr. 13

*Giro-Konto:* Erste Österr. Spar-Casse Wien, Konto-Nr. 053-06221

30 Abbildungen

ISBN-13: 978-3-540-07033-7 e-ISBN-13: 978-3-642-80887-6
DOI: 10.1007/978-3-642-80887-6



Softcover reprint of the hardcover 1st edition 1974
Library of Congress Catalog Card Number: 72-87918

# Inhaltsverzeichnis

## Referentenverzeichnis

Aichner, H., Prim. Dr.; I-39042 Brixen, Bahnhofstr. 26
Allgöwer, M., Prof. Dr.; Kantonsspital, CH-4410 Liestal
Amann, E., Dr.; Chefarzt des Unfallkrankenhauses, A-6800 Feldkirch
Ammann, J., Dr.; Kantonsspital, CH-6004 Luzern
Baltensweiler, J., Dr.; CH-8006 Zürich, Rämistr. 100
Bauer, J., Prim. Dr.; CS-Kosice, Rastislavova 53
Beck, E., Dr.; A-1200 Wien, Donaueschingenstr. 13
Berentey, G., Doz. Dr.; H-1441 Budapest, VII Peterfy ut. 14
Bertel, E., Dr.; A-1200 Wien, Webergasse 2
Böhler, J., Prof. Dr.; A-1200 Wien, Donaueschingenstr. 13
Denischi, A., Prof. Dr.; R-Bukarest, Brincovenesc Spital
Eigenthaler, L., Prim. Dr.; Arbeitsunfallkrankenhaus, Dr. Franz-Rehrl-Platz 5, A-5020 Salzburg
Ewerwahn, W., Prof. Dr.; D-2 Hamburg, Platanenallee 8
Fekete, G., Dr.; H-1430 Budapest VIII, Mezö Imre ut. 17
Gaudernak, T., Dr.; A-1200 Wien, Donaueschingenstr. 13
Giebel, M., Prof. Dr.; Stadtkrankenhaus, D-35 Kassel
Hackstock, H., Dr.; A-4010 Linz, Blumauerplatz 1
Hiebler, W., Dr.; Chirurgische Universitätsklinik, A-8010 Graz
Hort, W., Dr.; D-6602 Dudweiler, Römerstr. 16a
Hranilovic, B., Dr.; YU-41000 Zagreb, Draskovicea ul. 19
Jahna, H., Dr.; A-1120 Wien, Kundratstr. 37
Jekic, M., Prim. Dr., YU-1108 Zemun — Belgrad
Koch, F., Dr.; Orthopädische Klinik, D-69 Heidelberg 1
Koch, H., Dr.; Chirurgische Universitätsklinik, D-34 Göttingen
Kostovski, V., Dr.; YU-Skopje, ul. Partizanska 59
Kramer, G., Dr.; D-4600 Dortmund, Münsterstr. 238
Kretzel, T., Doz. Dr.; P-Krakow, ul Warszawska 16
Krösl, W., Ärztl. Direktor Med.-Rat Dr.; A-1200 Wien, Webergasse 2
Kroupa, J., Doz. Dr.; CS-Brünn, Ponavka 6
Krotscheck, H., Prim. Dr.; A-8775 Kalwang
Kuderna, H., Dr.; A-1200 Wien, Donaueschingenstr. 13
Letic, S., Prim. Dr.; YU Novi-Sad, Hajduk veljkova 1
Licen, D., Dr.; A-1097 Wien, Alser Str. 4
Lippay, A., Dr.; Unfallklinik, CH-7500 St. Moritz
Lippert, D., Dr.; A-1120 Wien, Kundratstr. 37
Lugger, H., Dr.; A-6020 Innsbruck, Anichstr. 35
Möseneder, H., Dr.; A-5020 Salzburg-Gneis, Carl-Maager-Str. 21
Müller, J., Dr.; Kantonsspital, CH-4410 Liestal

Philadelphy, G., Doz. Dr.; Chirurgische Universitätsklinik, A-6020 Innsbruck
Poigenfürst, J., Dr.; A-1097 Wien, Alser Str. 4
Povacz, F., Dr.; A-4010 Linz, Blumauerplatz 1
Prassl, W., Dr.; A-8010 Graz, Theodor-Körner-Str. 65
Renner, K., Dr.; A-1120 Wien, Kundratstr. 37
Rhomberg, H., Dr.; Landesunfallkrankenhaus, A-6800 Feldkirch
Riedeberger, J., Dr.; DDR-701 Leipzig, Liebigstr. 20
Riess, J., Prim. Dr.; A-9020 Klagenfurt, Karfreitstr. 26
Sander, E. Dr.; DDR-402 Halle/Saale, Leninallee 16
Schellmann, W., Dr.; D-6 Frankfurt a.M., Friedberger Landstr. 430
Schiestel, H., Dr.; A-8010 Graz, Theodor-Körner-Str. 65
Schweiberer, L., Prof. Dr.; Chirurgische Universitätsklinik, D-665 Homburg/Saar
Stankovic, P., Dr.; Chirurgische Universitätsklinik, D-34 Göttingen
Stefan, L., Dr.; A-1170 Wien, Braungasse 13
Strmiska, J., Dr.; CS-Brünn, Ponavka 6
Terbrüggen, D., Dr.; Kantonsspital, CH-4410 Liestal
Trojan, E., Prof. Dr.; A-1097 Wien, Alser Str. 4
Varga, A., Dr.; H-1430 Budapest VIII, Mezö Imre ut. 17
Wenninger, H., Prim. Dr.; A-6600 Reutte-Kreckelmoos
Zöch, G., Dr.; Chirurgische Universitätsklinik, A-8036 Graz
Zolczer, L., Dr.; H-1430 Budapest VIII, Mezö Imre ut. 17

# *Begrüßungsansprache*

Präsident J. Böhler, Wien

Traditionsgemäß findet unser Kongreß wieder im schönen Salzburg statt und wir haben so wie jedes Jahr auch heuer wieder nur ein einziges Kongreßthema: „Der frische geschlossene Unterschenkelschaftbruch beim Erwachsenen.“ Dieses Thema erschien uns besonders aktuell. Einerseits ist die Zahl der Unterschenkelbrüche im Schiland Österreich sehr hoch, andererseits hat es in den letzten Jahrzehnten große Umwälzungen in der Behandlung gegeben. Früher wurde zumindest in Österreich einheitlich die von Lorenz Böhler angegebene konservative Behandlung mit Extension für 3 bis 4 Wochen und anschließendem Gehgipsverband mit durchaus befriedigendem Ergebnis verwendet. Ender und Jahna haben diese Ergebnisse an über 1000 Fällen nachuntersucht und darüber berichtet.

Mit der Marknagelung von Küntscher setzte die Welle der operativen Behandlung ein, die zusätzlich durch die Verschraubung und Verplattung der A.O. noch weit größere Verbreitung gefunden hat.

Der Röntgenbildverstärker machte die schon 1934 von Goetze angegebene percutane Cerclage der Tibiafrakturen in einem weiten Ausmaß möglich und und sie wird vor allem in Österreich sehr viel verwendet.

Die Vorteile der operativen Methoden sind bestechend. Durch den Eingriff werden die Fragmente exakt reponiert und fixiert und die dauernde Beobachtung und Betreuung, wie sie die konservative Behandlung erfordert, wird auf ein Minimum reduziert. Wir alle kennen aber als Operationsfolge den infizierten Unterschenkelbruch oder die infizierte Pseudarthrose, die jahrelange Behandlung erfordert und meist eine Dauerbehinderung hinterläßt.

An Hand von über 600 Unterschenkelbrüchen, die in den Unfallkrankenhäusern Österreichs in den Jahren 1970 und 1971 operativ behandelt wurden, wollten wir die Frühergebnisse erfassen und darüber berichten. Im gleichen Zeitraum wurden wieder 1400 Unterschenkelbrüche Erwachsener konservativ behandelt (30:70%). Die Ergebnisse dieser Fälle decken sich mit den Nachuntersuchungen von Ender und Jahna und sie werden zum Vergleich herangezogen. Die Auswertung der Fälle erfolgte über die elektronische Datenverarbeitung der Allgemeinen Unfallversicherungsanstalt.

Ein weiteres Problem beim geschlossenen Unterschenkelbruch liegt uns besonders am Herzen. Es ist die posttraumatische Phlebothrombose mit ihren bekannten Spätfolgen. Zu ihrer Erfassung läuft derzeit in den beiden Wiener Unfallkrankenhäusern eine großangelegte Studie, bei der mit wiederholt ausgeführten Serienvenogrammen die Beinvenen untersucht werden. Gaudernak und Renner werden vorläufige Ergebnisse mit und ohne Anticoagulantienprophylaxe berichten. Der Prozentsatz der Thrombosen ist erschütternd hoch und es zeigt sich bis jetzt kein Weg zur Verhütung dieser Komplikation, die in direktem Zusammenhang mit der primären *unfallbedingten* Schädigung zu stehen scheint.

Seit unserem letzten Kongreß in Salzburg vor 2 Jahren haben wir eine Reihe von Mitgliedern verloren, derer wir gedenken wollen und ich bitte Sie, sich zu Ehren unserer Toten von den Plätzen zu erheben.

Ganz besonders getroffen hat nicht nur unsere Gesellschaft, sondern die gesamte Unfallchirurgie der Tod unseres Ehrenpräsidenten Lorenz Böhler, zu dessen 80. Geburtstag unsere Gesellschaft gegründet wurde. Mir selbst war er nicht nur ein liebevoller Vater, sondern auch mein Lehrer, der mir immer mit Rat und Tat zur Seite stand. Als meine Mutter im Dezember vorigen Jahres nach 60jähriger Ehe starb, war sein Lebenswille gebrochen. Er bereitete sich — wie er selbst sagte — auf die ewige Ruhe vor und er starb nach einem kurzen Aufenthalt in seinem geliebten Südtirol einen Monat nach meiner Mutter in dem nach ihm benannten neuen Lorenz Böhler-Krankenhaus in Wien, das erst einen Monat vorher in Betrieb genommen worden war, am 20. 1. diesen Jahres. Die Allgemeine Unfallversicherungsanstalt hat zu seinem Gedenken einen Lorenz Böhler-Fonds gestiftet, der mit 15 Millionen Schilling dotiert ist und der der Förderung der Unfallchirurgie dient.

Primarius Eigenthaler, einer seiner ältesten Schüler, der, so wie jedes Jahr, auch heuer um die lokalen Vorbereitungen des Kongresses bemüht war, wofür wir ihm ganz besonders danken, wird zum Gedenken an Lorenz Böhler zu uns sprechen.

## Gedenken an Lorenz Böhler

L. Eigenthaler, Salzburg

Es ist das erste Mal, daß Vater Böhler bei unserem Kongreß *nicht* mehr gegenwärtig ist. Am 20. Jänner dieses Jahres starb der Ehrenpräsident unserer Gesellschaft, der Österreichischen Gesellschaft für Unfallchirurgie, Prof. Dr. Lorenz Böhler, 5 Tage nach Vollendung seines 88. Lebensjahres. Er folgte ungefähr 4 Wochen seiner geliebten Frau nach, die kurz vor Weihnachten des vergangenen Jahres gestorben war. Mit ihr verband ihn 6 Jahrzehnte hindurch eine sehr glückliche und harmonische Ehe.

Der Lebensweg des Verstorbenen ist ebenso bekannt, wie die eigenwillige Art, in der er ihn zurückgelegt hat, sagte schon Bürkle de la Camp in seiner Laudatio „Lorenz Böhler und die Unfallheilkunde" anläßlich des 85. Geburtstages in der Gesellschaft der Ärzte Wiens. Trotzdem darf ich ihn kurz skizzieren.

Am 15. Jänner 1885 als Sohn eines Tischlers in Wolfurt, Vorarlberg, geboren, besuchte er nach der Volksschule das Gymnasium in Brixen und Bregenz und studierte anschließend in Wien Medizin, wo er 1911 promovierte. Schon als Knabe zeigte sich sein naturwissenschaftliches Interesse; er zerlegte Vögel und

Eichkätzchen und präparierte sie. Als nach einer Tagung der Vereinigung Österreichischer Orthopäden in Rankweil sein 1. Assistent Regele, Ehalt, Pedot und ich das Haus seiner Jugend in einem kleinen Seitental von Wolfurt besuchten, zeigte uns der damals schon Achtzigjährige mit Freude seine Wohnstube und einen noch vorhandenen, von ihm ausgestopften Vogel. Mit Wonne führte er uns durch den nahen Wald und die Wiesen auf eine Anhöhe, von der man ins Rheintal sehen konnte, und rief so manche Jugenderinnerung wach. Wir, seine Begleiter, empfanden diesen Besuch als eine Wallfahrt zur Geburtsstätte des Propheten der Unfallchirurgie.

Nach Vollendung seiner Studien in Wien arbeitete er hier zunächst an mehreren Kliniken und ging dann als Schiffsarzt in die große Welt, zuerst nach Südamerika. Seine chirurgischen Sporen verdiente er sich in den Krankenhäusern Tetschen und Bozen. 1914 war er in Nordamerika und in Rochester in der berühmten Mayo-Klinik, deren besondere Organisation ihn stark beeindruckte. Er erhielt viele Anregungen bei diesem Klinikaufenthalt. Gerade rechtzeitig kam er nach Hause, um gleich bei Kriegsbeginn einzurücken. Als 29jähriger Truppenarzt ging er nach Galizien. Bald wurde er Regimentsarzt. Die Kriegschirurgie war für ihn nicht nur Lehrmeister, sie wurde bestimmend für seinen späteren Lebensweg. Der Krieg öffnete einem Mann, der sehen gelernt hatte und wollte, die Augen. Von nun an war alles selbst erarbeitet. Man muß ihn einen Selfmademan nennen, der mit offenem Blick das Richtige sah und mit Konsequenz den als richtig erkannten Weg verfolgte. Beim Rückzug aus Galizien hatte er Glück, weil er den Befehl, sich mit seiner Sanitätsabteilung und den Verwundeten den Russen zwecks späteren Austausches zu ergeben, nicht befolgte und so der russischen Kriegsgefangenschaft in Sibirien entkam. Böhler wurde dann an den italienischen Kriegsschauplatz, zunächst an die Isonzofront und später in die Dolomiten versetzt. Seine hier gesammelten Erfahrungen lehrten ihn, daß die Bauchschüsse, obwohl er für deren sofortige Operation eintrat, wenig Aussicht auf Heilung hatten, daß aber die Knochen- und Gelenkschüsse bessere Ergebnisse zeitigen könnten, wenn sie nicht nach den bisherigen Gepflogenheiten, sondern anders, also nach *seiner* Vorstellung, richtig behandelt würden. Infolge einer Erkrankung kam er dann an das Lazarett in der Fachschule in Bozen. Hier begann die systematische Ausbildung und Anwendung der Methoden der Knochenbruchbehandlung. Diese chirurgische Kriegsschule wurde Böhlers wichtigste Schule. Als ihn sein Freund Hohmann einmal dort besuchte, war er tief beeindruckt von der systematischen Ordnung der verschiedenen Schußbrüche in Reih und Glied mit den einzelnen Verbänden und Zugvorrichtungen. Hier entstand seine erste Streitschrift „Wie schützen wir die Verwundeten vor Amputation und Krüppeltum“. Sie brachte ihn in Gegensatz zu den alten, bisher gültigen Lehren und zu manchen Chirurgen, von denen noch 1917 ein Wiener Kliniker erklärt hatte, die Frakturenbehandlung ist ein abgeschlossenes Kapitel, über das zu sprechen nicht lohnt.

Der 1. Weltkrieg war zu Ende, die Monarchie zerbrochen, das einzige Unfallkrankenhaus aufgelöst. Es folgten einige Jahre der Privatpraxis in Gries bei Bozen, nachdem er 1919/1920 in den Kliniken von Hohenegg und Lorenz war. Bereits in dieser Zeit nahm er Verbindung mit der Arbeiter-Unfallversicherungsanstalt in der Webergasse in Wien auf, nachdem er in einer Buchhandlung nicht gerade erfreuliche Unfallstatistiken gefunden hatte. Die aus ihnen ersichtlichen häufigen und schweren Unfallfolgen schienen ihm das Ergebnis ungenügender Behandlung zu sein. 1924 wurde er zum Primarius des neuen Krankenhauses in Brixen ernannt, das unter seiner Leitung einen ausgezeichneten Ruf erlangte. Es hielt ihn aber nicht dort, da das Bewußtsein seiner Sendung nicht erloschen war. „Wir gehen wieder weiter – nach Wien" sagte er zu seinem Assistenten Regele.

Die Verhandlungen mit der Unfallversicherungs-Anstalt, die er inzwischen von der Zweckmäßigkeit einer anstaltseigenen Unfallstation überzeugt hatte, waren so weit gediehen, daß er am 1. August 1925 endgültig zum Primarius des Unfallkrankenhauses in der Webergasse ernannt wurde. Das große Ziel, die eigene Wirkungsstätte für die Verwirklichung seiner Pläne, war erreicht. Wieder richtete er ein Krankenhaus selbst ein, das 4 Monate später, im Dezember 1925, zunächst mit 52 Betten und einer Ambulanz den Betrieb aufnahm.

Unbeirrt, mit eiserner Konsequenz und nimmermüdem Fleiß, schuf er eine vorbildliche Spezialbehandlungsstätte für Unfälle, die binnen kurzer Zeit Weltruf erlangte und viele Ärzte aus der ganzen Welt anlockte. Wien wurde so zum Mekka der Unfallchirurgie. 1929 erschien die 1. Auflage seines Buches als bescheidenes Bändchen. In emsiger Weiterarbeit im Wiener Unfallkrankenhaus entstand darauf schließlich das 3bändige Welt-Standardwerk der Unfallchirurgie „Die Technik der Knochenbruchbehandlung", das 13 Auflagen erlebte und in 11 Sprachen, darunter auch ins Chinesische, übersetzt wurde. 1963 kam dazu noch ein 4. Ergänzungsband unter Mithilfe seines Sohnes, unseres jetzigen Präsidenten. Mit diesem Werk begründete er seinen Namen und seine Autorität. Überall wurde nach Böhler gearbeitet. Daneben hat er noch über 450 wissenschaftliche Arbeiten verfaßt. 1930 wurde er Dozent, 1944 außerordentlicher und 1954 ordentlicher Professor für Unfallchirurgie an der Universität Wien. Für seine Lehren ist er auch auf allen Tagungen mit Nachdruck eingetreten. Auf jeder Versammlung, zu der er kam, ergriff er, wenn ihm etwas nicht gefiel, das Wort zur Diskussion, in der er unerbittlich mit manchem Althergebrachten und Vorurteilen aufräumte und so zu einer markanten Persönlichkeit aller Chirurgen- und Orthopäden-Kongresse wurde.

Im 2. Weltkrieg war er natürlich wieder eingerückt und als Leiter von Lazaretten und als beratender Chirurg beim Heer tätig.

Die Webergasse und das Unfallkrankenhaus, das ich in Böhlers Abwesenheit zu führen hatte, wurden in den letzten Kriegstagen hart mitgenommen und arg zerstört. Das Zerstörte wurde wieder aufgebaut. Die Erfolge im Unfallkrankenhaus waren in den nachfolgenden Jahren weiterhin so überzeugend, daß die Allgemeine Unfallversicherungs-Anstalt auf Böhlers Initiative neue Unfallkrankenhäuser in Linz, Salzburg, Klagenfurt und Wien und noch das Rehabilitationszentrum in Tobelbad bei Graz neben dem RZ Stollhof bei Klosterneuburg errichtete und Böhlerschüler als ärztliche Leiter bestellte. Daneben entstanden 20 selbständige Unfallstationen in allgemeinen Krankenhäusern. Wahrhaftig ein gigantisches Werk, dessen Urheber Lorenz Böhler ist; und weiteres geschieht in seinem Sinne.

Böhler war ein strenger Lehrer und immer ein harter, aber gerecht und menschlich fühlender Chef. Die wissenschaftliche und praktische Tätigkeit seiner Mitarbeiter unterstützte er nach allen Seiten und auch der jüngste Kollege konnte zu jeder Tages- und Nachtzeit mit einer wichtigen Frage zu ihm kommen. Gegen sich selbst war er unerhört kritisch, was darin zum Ausdruck kam, daß er in einer späteren Auflage etwas als Fehler anführte, was er vorher empfohlen hatte. Ich erinnere mich genau, wie er mich einmal rufen ließ, um mir einen Fall zu zeigen, den er nach seiner Meinung nicht richtig operiert hatte. Er wollte mich vor dem möglichen gleichen Fehler bewahren. Böhlers Stärke bestand sicherlich im konservativen Vorgehen bei der Knochenbruchbehandlung, aber auch die Osteosynthese lehnte er nicht ab. So hat er Patella- und Olecranonbrüche mit Diastase immer operiert. Er hat die erste Schenkelhalsnagelung nach Smith-Petersen 1930 in Europa durchgeführt und hat die Marknagelung nach Küntscher sofort übernommen, da sie ihm sehr zweckmäßig schien. Im 3. Band der 11. und 12. Auflage befaßte er sich ausschließlich mit dieser neuen Methode. Auch den Methoden der Schweizerischen Arbeitsgemeinschaft für Osteosynthesefragen stand er nicht ablehnend gegenüber, verlangte aber eine genaue und ausreichende Indikationsstellung dazu. Er war dagegen, die Osteosynthese mit Verschraubung und Verplattung als das allein seligmachende moderne Mittel der Knochenbruchbehandlung anzusehen.

Schon erwähnt habe ich, daß Lorenz Böhler mit seiner geliebten Gattin Leopoldine eine äußerst glückliche und harmonische Ehe führte, die geradezu vorbildlich war. Ihr entsprossen 5 Kinder, 4 Söhne und eine Tochter, denen sie eine hervorragende Mutter war. Ihm selbst war sie bei seinem Werdegang eine großartige Gefährtin, die ihn immer zu neuen Taten anspornte und ihm Mut und Zuversicht gab, wenn sein Kampf um Anerkennung manchmal schier aussichtslos schien.

So erfolgreich Böhler war, es blieben ihm auch schwere Schicksalsschläge nicht erspart. Sein ältester Sohn starb als Medizinstudent und von seinem jüngsten, der ebenfalls Medizin studierte, mußte ich ihm bei seiner Heimkehr nach dem Kriege die traurige Nachricht überbringen, daß er in den letzten Kriegstagen vor den Toren Wiens gefallen war. Auch dieses Schicksal zu ertragen half ihm seine Frau. Ihr war sein Buch, sein Lebenswerk gewidmet.

Böhler hätte die Unfallchirurgie gerne zu einem Sonderfach der Medizin neben die anderen Fächer gestellt gewußt und erhob daher von jeher die Forderung nach Errichtung von eigenen Lehrkanzeln. Diese Forderung ging zwar nicht mehr während seiner aktiven Zeit in Erfüllung, obwohl er bis zum 78. Lebensjahr Leiter des Unfallkrankenhauses war, wurde aber doch noch wenige Jahre vor seinem Tode mit der Errichtung von 2 selbständigen Lehrkanzeln für Unfallchirurgie in Wien verwirklicht.

Ein großes und freudiges Erlebnis war für ihn und seine Frau im November 1972, wenige Wochen vor ihrem Ableben, die Eröffnung des neuen Unfallkrankenhauses, das an Stelle des alten in der Webergasse gebaut wurde und den Namen Lorenz Böhler-Krankenhaus bekam und zu dessen Leiter noch dazu der Sohn bestellt worden war. Nach dem Abschluß der Eröffnungsfeierlichkeiten kam freudestrahlend sein Enkel Nikolaus Böhler, ein Sohn unseres jetzigen Präsidenten, um seinem Großvater zu melden, daß er die letzte Prüfung erfolgreich bestanden hat und somit auch Doktor der Medizin geworden ist.

Böhler erlebte auch viele äußere Ehrungen; er wurde Ehrenmitglied zahlreicher in- und ausländischer Ärztegesellschaften und erhielt viele Auszeichnungen, darunter 1938 für sein Lehrbuch den Ehrenpreis der Universität Bologna für das beste Buch der Weltliteratur auf dem Gebiete der Unfallchirurgie und Orthopädie, 1953 den Paracelsusring der Stadt Villach und später auch den Ehrenring der Stadt Wien. Er selbst empfand als größte Ehrung, daß jeder einfache Arbeiter in Wien seinen Namen und sein Krankenhaus kannte. Aber nicht nur bei den Wiener Arbeitern, darüber hinaus bei der ganzen Bevölkerung Österreichs ist Böhler ein medizinischer Begriff. Trotz seines weltweiten Rufes und seiner Berühmtheit blieb er immer Arzt im wahren und edlen Sinne des Wortes.

Einer der Größten der Wiener medizinischen Schule, deren Ansehen in der Welt er ganz besonders gemehrt hat, ist mit ihm dahingegangen. Sein in Dankbarkeit übernommenes Vermächtnis wird uns Verpflichtung sein.

# Der frische geschlossene Unterschenkelschaftbruch

W. Krösl, Wien

**Grundsätzliche Aspekte zur elektronischen Datenverarbeitung (EDV) in der Medizin**

Es ist etwas ungewöhnlich, daß am Beginn des Programmes einer wissenschaftlichen medizinischen Tagung ein Vortrag über die Datenverarbeitung steht. Solche Vorträge finden sich, dem Publikumsinteresse entsprechend, in der Regel am Nachmittag als Schlußvortrag, wo sie nicht stören. Daß wir für die Unfalltagung 1973 von dieser Übung abgegangen sind, hat einen bestimmten Grund. Meine kurzen Ausführungen sind nämlich als Einleitung für die Vorführung zu verstehen, die wir während der ganzen Kongreßdauer für Sie in Betrieb halten werden. Mein Mitarbeiter Dr. Bertel, der Leiter unserer medizinischen Dokumentation, wird Ihnen dort zur Verfügung stehen, um Ihnen die notwendigen Erläuterungen zu geben und Fragen zu beantworten. Ich möchte aber die Gelegenheit der Ankündigung dieser Demonstration wahrnehmen, um einige vielleicht allgemein interessierende Bemerkungen zur Datenverarbeitung in der Medizin im allgemeinen und in der Unfallchirurgie im besonderen zu machen. Das Thema ist allgemein bekannt, die Problematik Ihnen allen vertraut, ich kann mir also weiter ausholende Ausführungen ersparen und mich auf die Probleme beschränken, mit denen wir beim Aufbau unserer medizinischen Dokumentation zu tun bekommen haben.

Die Datenverarbeitung in der Medizin hat ihre Schwerpunkte auf dem kurativen Sektor und auf dem Gebiet der Forschung. Auf dem kurativen Sektor liegt das Hauptgewicht bei der Diagnostik, für die die Einschaltung der elektronischen Datenverarbeitung aus der Sicht des Unfallchirurgen uninteressant ist; für die unfallchirurgische Diagnostik brauche ich keinen Computer. Anders ist es mit der Forschung, für die ein Computer, wenn er anständig gefüttert und programmiert wird, sehr wertvolle Dienste leistet. Wir verfügen heute über die Daten von 2 Millionen Fällen, die in den Jahren 1966–1972 in den Arbeitsunfallkrankenhäusern Österreichs behandelt wurden und können auf eine etwa 15jährige Erfahrung auf dem Gebiete der Datenspeicherung zurückblicken.

Die Medizinische Dokumentation der Allgemeinen Unfallversicherungsanstalt hat zu Beginn mehr oder weniger nur eine Diagnosenkartei aufzustellen beabsichtigt, beziehungsweise mußte sie sich nach den früheren technischen Gegebenheiten damit begnügen. Erst nach der Verbreiterung der technischen Basis gelang es, von jedem Fall die wesentlichen medizinischen Daten einschließlich der Behandlungszeit auf elektronische Speichermedien, hauptsächlich Bänder, zum Teil auch auf Platten mit schnellen Zugriffs- und Übersichtsmöglichkeiten zu speichern.

Bis zum Jahre 1970 waren in unserem Bereich die technischen Möglichkeiten für medizinische Belange eher beschränkt. Jetzt ist es fast umgekehrt. Den fast unbegrenzten technischen Möglichkeiten können die medizinischen Belange kaum mehr folgen. Ich meine damit den schwächsten Punkt unseres gesamten medizinischen Systems, die Krankengeschichte und die Ambulanzkarte, im neuzeitlichen Jargon „*konventionelle Datenerfassung in der Medizin*". Sie alle kennen diesen neuralgischen Punkt medizinischer Betriebe so gut, daß ich mir weitere Ausführungen ersparen kann. Bislang war das Krankenblatt eine Sammlung medizinischer Notizen zur und über die Behandlung eines Falles, von variablem Wert und für forensische und versicherungsmedizinische Belange durch nachträgliche und umständliche Verfahren und Recherchen ergänzbar. Nunmehr ist aber das Krankenblatt und die Ambulanzkarte die Unterlage für die elektronische Datenspeicherung. Rückfragen, Korrekturen etc. sind besonders bei großer Anzahl fast unmöglich. Dabei ist die Richtigkeit der Angaben eine conditio sine qua non, denn übersteigen die Fehler einen gewissen Prozentsatz, wird ein Datenbestand völlig *wertlos*. Die Unmöglichkeit oder zumindest Schwierigkeit späterer Abänderungen und Korrekturen läßt es daher in seiner Wichtigkeit als zweitrangig erscheinen, ob diese Datenerfassung in der konventionellen Form durch Anlegen einer Krankengeschichte, Ambulanzkarte etc., oder in moderner Form durch Direkteingabe über Bildschirmgeräte erfolgt. Sie steht und fällt mit der *Qualifikation der damit befaßten Kräfte*, was für das ganze System kein kleines Handikap ist, da wir alle wissen, daß es zunehmend schwerer wird, hochqualifizierte Kräfte für diese Tätigkeit zu bekommen. Nicht zuletzt gibt es hier aber auch ein *rechtliches* Problem, da noch nicht überall geklärt ist, ob die Speicherung aller den Patienten betreffenden Angaben, inklusive vielleicht in Zukunft des Röntgenbildes, in einer Datenbank als ausreichend betrachtet werden kann oder ob es notwendig bleibt, daneben Krankengeschichten und Originalröntgenbilder über Jahrzehnte aufzuheben.

Die gewaltigen Kosten, die durch den Aufbau und die Führung einer medizinischen Dokumentation von Wert verursacht werden, sind jedoch nur im Zusammenhang und als Teil eines umfassenden Krankenhaus-Informationssystems vertretbar, da ein nicht unbeträchtlicher Anteil der in der medizinischen Dokumentation gespeicherten Daten auch für die Administration benötigt wird. Leider sind wir in unserer Anstalt noch nicht so weit, doch wird intensiv an diesem Problem gearbeitet und es ist damit zu rechnen, daß es in nicht allzu ferner Zukunft einer Verwirklichung zugeführt wird.

Ein weiteres Problem, das uns noch Kopfzerbrechen macht, ist die Verwertung der sogenannten „*Bagatelle-Fälle*". Bis jetzt haben wir sie alle in gleicher Weise gespeichert. Je umfangreicher die Dokumentation aber wird und je größer das Datenangebot pro Fall wird, umsomehr muß auch dieses Problem überdacht werden, um keinen unverantwortlichen Leerlauf zu erzeugen. Leicht ist es nicht, denn es fehlt die Definition des Bagatelle-Falles und die Deklarierung zum Bagatelle-Fall kann *nur* durch den Arzt erfolgen, der nach unserer Organisation erst in Funktion tritt, wenn die Datenerfassung bereits eingeleitet ist. Nicht zuletzt gibt es dann auch sogenannte Bagatelle-Fälle, die sich um ihre Klassifizierung nicht kümmern und sich sekundär zu ausgemachten Problemfällen auswachsen. Wir haben auch diesbezüglich in einigen unserer Krankenhäuser

Versuche zur Lösung dieses Problems durchgeführt, doch wäre es zu früh, bereits jetzt darüber zu berichten. Als ein gewisser Hemmschuh für den Aufbau einer medizinischen Dokumentation beziehungsweise eines Krankenhaus-Informationssystems kann sich, das haben wir in unserem Bereich selbst feststellen müssen, eine vorbestehende perfekte Organisation auswirken. In einem Krankenhaus, in dem Befunde und Krankengeschichten vom Arzt selbst geschrieben werden, wird die Einführung beispielsweise eines einfachen Mark-Sensingbogens keine Schwierigkeiten verursachen, denn er wird für den Arzt auf jeden Fall eine Erleichterung bedeuten. In einem Krankenhaus, wie zum Beispiel in unseren Arbeitsunfallkrankenhäusern, wo der Arzt nur diktiert, wäre ein solcher Bogen eine Erschwernis, und das gilt genauso für jede Form der maschinellen direkten Dateneingabe am Ort der Datenentstehung. Eine perfekte Organisation, gewachsen in Jahrzehnten und abgestellt auf einen großen täglichen Patientendurchgang, kann schon ein gewisser Hemmschuh für die freie Entscheidung hinsichtlich der Erstellung eines Datenerfassungssystems sein. Der Umweg Arzt — Schreibkraft — Krankengeschichte oder Befundkarte — Verschlüsselung — Lochung — maschinelle Eingabe stellt natürlich keine ideale Lösung dar. Wir haben daher auch diese Stufe bereits hinter uns gelassen und sind einen Schritt weitergegangen, jedoch noch nicht am Ziel.

Zu einem Problem habe ich nicht Stellung genommen, und das ist die im Zusammenhang mit der medizinischen Dokumentation in letzter Zeit viel diskutierte Wahrung des Ärztegeheimnisses oder „*Datenschutz vor unbefugtem Zugriff*". Ich muß gestehen, daß wir uns hier nur sehr unterkühlt Gedanken gemacht haben, da die Frage des Ärztegeheimnisses in der Unfallchirurgie nicht akut ist. Nichtsdestotrotz sind wir aber bemüht, alle Vorkehrungen zu treffen, um die Interessen des Patienten zu schützen.

Über den Einsatz des Computers im Labor und in der Intensivpflege kann ich Ihnen nichts sagen, da wir uns hier auf fremde Erfahrungen stützen und hinsichtlich unserer diesbezüglichen Überlegungen erst am Anfang stehen. Soviel scheint jedoch für uns bereits sicher, daß für diese Bereiche der Anschluß an eine Zentraleinheit online oder offline nicht sinnvoll wäre, sondern daß hier mit Satelliten gearbeitet werden muß.

Zum Abschluß möchte ich noch einige *grundsätzliche* Feststellungen treffen:

1. Medizinische Dokumentation in Heilbehandlungsstätten soll nur ein Teil eines Krankenhaus-Informationssystems sein. Nur so ist sie wirtschaftlich vertretbar. Isolierte medizinische Datenverarbeitung ist nur in Forschungszentren denkbar.

2. Die Organisation der Datenerfassung, die der schwierigste Teil des ganzen Problemenkreises ist, muß, um rationell zu sein, den Möglichkeiten und Erfordernissen der Datenverarbeitung angepaßt sein. Die konventionellen Unterlagen müssen einwandfrei sein und es wird sich immer von Vorteil erweisen, liebgewordene Gewohnheiten — wenn notwendig — zu vergessen.

3. Einheitlichkeit in der medizinischen Dokumentation kann es nur innerhalb *eines* Fachgebietes geben. Jeder andere Versuch der Vereinheitlichung würde entweder zur Unübersichtlichkeit oder auf der anderen Seite zu einer Min-

derung der Informationsqualität führen. Ich erinnere dabei nur an den gut gemeinten, in der Praxis aber unbrauchbaren Diagnosenschlüssel der Weltgesundheitsorganisation.

4. Der Wert einer elektronischen Datenverarbeitung kommt erst bei großer Datenmenge voll zur Geltung. Es dauert Jahre, bis diese große Datenmenge zur Verfügung steht.

5. Datenspeicherung darf nicht Selbstzweck werden, sondern ist nur dann sinnvoll, wenn Verwendungsmöglichkeit und Verwendungswille vorhanden ist. Ein Datenfriedhof ist nutzlose Vergeudung von Zeit, Mühe und Geld.

Und nun lade ich Sie ein, zu einer von Ihnen gewählten Zeit sich unsere Vorführung anzusehen, wobei ich Ihnen jetzt schon sagen möchte, daß wir Ihnen für Kritik und Anregungen sehr dankbar sein werden.

# *Morphologie*

W. Prassl, Graz

**Morphologie**

In einer Zusammenstellung von Kamyama, Käppner und Schmidt werden bei Mehrfachverletzten – mit vergleichender Frakturhäufigkeit verschiedener Körperregionen – beim Fußgänger Knochenbrüche am Unterschenkel mit ca. 53%, beim Motorradfahrer mit 25% und beim Autolenker noch mit ca. 20% angegeben. Bedenkt man noch die Zunahme der Unterschenkelfrakturen vor allem beim Skisport und die nicht mindere Zahl im Rahmen der Arbeitsunfälle, so wird der Wert einer breitbasigen Bearbeitung dieses Themas ersichtlich, zumal sich gerade in der *Behandlung* des Unterschenkelbruches gewisse Probleme von weittragender Bedeutung ergeben.

In der physikalischen Kette des gesamten traumatischen Geschehens scheint die Belastbarkeitsgrenze der Unterschenkelknochen, die einzelnen Bruchformen und deren Ursache von großem Interesse.

Untersuchungen darüber, welchen Einfluß dabei auftretende Druck-, Zug- und Scherspannungen sowie Schubbelastungen haben, führten schon vor annähernd 100 Jahren zu der Erkenntnis, daß der lebende Knochen eine schwer formbare Masse darstellt, die sich aber ständig in innerer Bewegung befindet.

Einzelne Autoren (Küntscher u. a.) *lehnen alle* Folgerungen aus Untersuchungen an isolierten Knochen entschieden mit der Behauptung *ab*, daß die Verschiedenartigkeit von Einzelkomponenten im ganzen Knochen zu einem Gesamtkörper einheitlicher Eigenschaft zusammengefügt sei. Es werden aber physikalische Wertangaben nicht nur im Rahmen der biomechanischen Forschung, bei der Suche nach Erträglichkeitswerten der einzelnen Skeletabschnitte und Organe in der Analyse der Unfallmechanik, sondern auch zum Verständnis des eigentlichen Bruchgeschehens der Röhrenknochen erforderlich sein.

Die Dauerfestigkeit des Knochens ist halb so groß wie seine dynamische Festigkeit und seine konstante Größe; sie wechselt entsprechend der individuellen Konstitution, vor allem dem Alter und der Aktivität oder Inaktivität des Individuums, wobei auch Zustandsänderungen wie Fehlformen, Fehlfunktionen und Fehlhaltungen der Gliedmaßen eine gewisse Rolle spielen.

Das Zustandekommen eines frischen Knochenbruches wird praktisch *von den Faktoren im Verhältnis der Materialfestigkeit zur Größe der einwirkenden Gewalt bestimmt.*

Schon Dempster, Liddicoat, Knese, Evans u.v.a. konnten erkennen, daß Corticalis und Spongiosa bei Belastung von Knochenproben in verschiedenen Richtungen, mitunter auffällig unterschiedliche Belastbarkeit und Verformbarkeit aufweisen. Dafür verantwortlich gemacht wird die teils wechselnde histologische Feinstruktur, also besonders die Anordnung der Osteome und Fibrillensysteme. Diese anatomischen Verhältnisse wurden schon von Knese u.a. sorgfältig untersucht und das Wissen über die Histologie und gesamte Biomechanik des Knochens, nach grundlegenden Arbeiten, vor allem von Pauwels, im Rahmen der weiteren, vorragenden Forschungsleistung der Arbeitsgemeinschaft für Osteosynthesefragen, wesentlich bereichert.

Während die linearen Abmessungen eines Knochens — bei gleichbleibenden strukturellen Bedingungen — das Ausmaß der Belastbarkeit bestimmen, wird der anatomische Aufbau in der äußeren Form doch entscheidenden Einfluß auf die Bruchform nehmen; wir sehen daher gerade im Schaftbereich der Röhrenknochen trotz ihrer unterschiedlichen Weichteildecken mehr oder minder ähnliche, aber doch dafür typische Bruchbilder.

Nach der von Haase und Richter geäußerten Vermutung hat der Weichteilmantel lediglich *dämpfenden* Einfluß auf die Höhe der Bruchenergie, wogegen die Verlaufsrichtung der Frakturfläche durch ihn weniger bestimmt wird. Nach elektronischen Untersuchungsergebnissen von Asang wissen wir auch, daß die statischen Muskelkräfte *immer unter* der Frakturgrenze, im Mittel knapp unter der Grenze der elastischen zur plastischen Verformbarkeit des Knochens liegen; daß aber dynamische Muskelkräfte wie bei der Plantarflexion im Sprunggelenk die Frakturgrenzen überschreiten können, aber wegen der Kurzfristigkeit der Kraftstöße im Maximalbereich unter dem entscheidenden Traumatisierungseffekt bleiben.

Statische Berechnungen zeigten bei der Dreiecksform des Knochens mit Kreishöhlung das Ansteigen des Widerstandsmomentes besonders eindeutig. In den Querschnitten kommt deutlich das große Trägheitsmoment des Schienbeines in der Sagittalebene zum Ausdruck. Es zeigen sich aber untereinander bedeutende Abweichungen im Schaftbereich, die eine progredient nach distal fortschreitende Abnahme des Widerstandsmomentes bewirken.

Die Betrachtung einer besonders eindrucksvollen topographischen Darstellung läßt die funktionelle Bedeutung des exzentrisch angelegten Weichteilmantels erkennen. Besondere Beachtung verdient der vordere der 3 osteofibrösen Köcher oder Loge der Dorsalflektoren mit den vorderen Hauptgefäßen. Der transversale Faserverlauf der einscheidenden Fascien verhindert jede größere Vermehrung des Logeninhaltes durch Hämatome oder Ödeme verschiedentlicher Genese. Das dabei auftretende klinische Erscheinungsbild mit der täuschenden Symptomatik einer Peronaeuslähmung ist als Tibialis-anterior-Syndrom in die Literatur eingegangen und durch einen vorderen Fascienschnitt leicht zu entlasten.

Der asymmetrische Muskelmantel mit dem exzentrischen Skeleteinbau des Schienbeines, der nach myokinetischen Berechnungen von Taillard und Morscher bei Beinverkürzungen von 1—2 cm noch ein ausgeglichenes Muskelspiel bei normaler Gangautomatik erwarten läßt, ist aber von besonderer Bedeutung für die gesamte Knochenphysiologie wie den funktionsabhängigen Strukturaufbau und besonders für die Ernährung des traumatisierten, bradytrophen Knochengewebes. Untersuchungen von Matsumoto und Trueta konnten einwandfrei zeigen, daß die Blutversorgung in der Hauptsache nicht von der A. nutricia — wie man bisher annahm — sondern weitaus überwiegend vom Periost her erfolgt und dieses wiederum von der umgebenden Muskulatur versorgt wird.

Der Tibiaschaft zeigt in der *axialen Druckbelastung* bis 500 kp das typische Verhalten eines elastischen Körpers, während diese Werte in Gelenksnähe bis auf 100 kp und weniger absinken können. So zeigten Ritter und Grünert, daß die Druckbelastbarkeit des Schienbeines über Querbolzen sich zwischen 600 kp und 1500 kp bewegten, bei besonderer Abhängigkeit vom Alter und der Corticalisdicke. Der elastische Verformungsbereich des Schaftknochens muß als extrem klein bezeichnet werden. Eine Spaltung des Knochens zeigte sich bei Drucken bis zu 500 kp nicht, auch wenn das Bohrloch des belasteten Schienbeines nur 1 cm von der Resektionsfläche lag. Im Alter nimmt die Druckbelastbarkeit wesentlich ab, so daß sie bei einem 70jährigen Mann im mittleren Schaftbereich nur mehr mit ca. 120 kp angenommen werden darf.

*Biegebelastungen* vermag das Schienbein wesentlich höheren Widerstand entgegenzusetzen als auftretenden Drehbelastungen. Nach Angaben von Asang schwanken die ermittelten Bruchmomente bei Torsion zwischen 320 kp und 1455 kp, bei Biegung zwischen 1465 kpcm und 3550 kpcm.

Alle Erklärungsversuche, auch des Torsionsbruchgeschehens nach Triepel, Matti, Evans u.a. erfolgten bisher unter der Vorstellung eines primären Versagens der Knochenfestigkeit gegen Zugbelastung, unter prinzipieller Beachtung auch der berechneten Querschnittsspannung.

Leitz konnte jedoch in ausführlicher Experimentalarbeit — gestützt auf die Hypothese einer nicht spröden Materialsubstanz des Knochens — bei allen statisch durchgeführten Druck-, Biege-, Torsions- bzw. Torsionsbiegebelastungen an der isolierten Fibula, *Schubspannungen* von ausschlaggebender Bedeutung nachweisen. So entstanden am Wadenbein unter Druckbelastung regelmäßig Schrägbrüche und unter Biegebelastung ein V- oder S-förmiger Bruchflächenverlauf sowie in wenigen Fällen Ausbrüche von Biegungskeilen. Es wurde davon abgeleitet, nicht nur für das Wadenbein, sondern für den menschlichen Röhrenknochen überhaupt, die relativ geringe Schubfestigkeit für die Auslösung und den Verlauf der Fraktur als ursächlich angenommen. Die Analyse erzeugter Spiralfrakturen führte zur Annahme einer ausgeprägten Inhomogenität des Knochenmaterials mit überwiegender Längsstruktur, die sich selbst bei dynamischer Torsion noch sichtbar auswirkte. Bei rascher schlagartiger Belastung entsteht ein sogenannter Sprödbruch, der ohne nennenswerte Verformung als Trennbruch auftritt. Er wird durch Querschnittsspannung und nicht Schubspannungen ausgelöst, weshalb bei schlagartiger Biegung also Querbrüche und unter schlagartiger Torsion jedoch Schrägbrüche mit einem Neigungswinkel von 45° entstehen.

Nach unserem gebräuchlichen Schema werden die Unterschenkelschaftbrüche entsprechend ihrer klinischen Entstehung in Dreh- und Biegungsbrüche unterteilt.

Einem Kollektiv von etwas über 1000 Unterschenkelbrüchen waren isolierte Schaftbrüche des Schienbeines von 30% und Brüche beider Unterschenkelknochen von 70% zu entnehmen, wobei die *Drehbrüche* um ca. 20% überwiegen.

Nach einem Modifikationsschema von Ender, Krotschek und Jahna werden die Drehbrüche nach ihrem Bruchflächenverlauf wieder in lange, kurze und halbe Drehbrüche und ihrer mechanischen Entstehung nach wieder in Auswärts- und Einwärtsdrehbrüche untereilt.

Die weitaus überwiegenden Auswärtsdrehbrüche von 95% aus einer Zusammenstellung von über 600 Drehbrüchen, entstehen durch indirekte Gewalteinwirkung im Sinne eines Außenrotationsmechanismus und zeigen entweder eine steile oder etwas flacher verlaufende Bruchfläche von innen unten nach außen oben ziehend. Eine zwangsläufige Beziehung zwischen Seitverschiebung und Verkürzung bei den Drehbrüchen ist schon aus dem schrägen Bruchflächenverlauf abzuleiten; nur ca. 3% aller Drehbrüche hatten eine Verkürzung von mehr als 1 cm aufzuweisen. Ihre überwiegende und weichteilmäßig ungünstigste Lokalisation wird im körperfernen Drittel des Schienbeines angegeben und Werte über 50% auch von Keil (1960) bestätigt. Nur bei ca. einem Fünftel waren — allerdings unvollständig ausgebrochene — Biegungskeile nachzuweisen.

Beim sogenannten „*halben Drehbruch*", dessen Begriff von Ender geprägt wurde, wird die Besonderheit der Bruchform erst im seitlichen Röntgenbild voll zum Ausdruck kommen; bezüglich seiner konservativen Behandlung wird gewisse Vorsicht geboten sein.

Die *Biegungsbrüche* werden in Abhängigkeit von ihrer Form in schräge Biegungsbrüche sowie in Stückbrüche eingeteilt und der Querbruch entsprechend dem ähnlichen Entstehungsmechanismus auch in diese Gruppe aufgenommen.

Der Wadenbeinbruch ist erwartungsgemäß überwiegend in Höhe des Schienbeinbruches wie auch beim Einwärtsdrehbruch zu finden, wogegen beim Auswärtsdrehbruch und beim sogenannten halben Außendrehbruch die begleitende Fibulafraktur in derselben Verhältniszahl im *oberen* Drittel nachzuweisen war.

Bei den Biegungsbrüchen waren Seitverschiebungen um volle Schaftbreite viermal mehr als bei den Drehbrüchen anzutreffen, während nur bei ca. einem Drittel ausgebrochene Biegungskeile festzustellen waren. Ein Drittel aller Unterschenkelbrüche ließ keine wesentliche Verschiebung erkennen.

Es ist eine bekannte Erfahrungstatsache, daß übermäßige Dislokationen der Bruchfragmente weniger von der Gewalteinwirkung selbst, als vorwiegend vom Muskelzug während unsachgemäßer Lagerung und nicht zuletzt auch von der entsprechenden Behandlung abhängig sind.

Im Rahmen eines kurzbemessenen Vortrages ist es nicht möglich, komplexe Probleme der Morphologie des *frischen geschlossenen* Unterschenkelschaftbruches zu behandeln. Deshalb wurde die Abhandlung der nicht nur für die primäre Knochenbruchbehandlung, sondern auch für die Nachbehandlungsphase so bedeutungsvoll gewordenen grundlegenden histologischen und biologischen jüngsten Erkenntnisse nachfolgenden Einzelvorträgen überlassen. Technische Daten der Knochenbruchforschung wurden sporadisch deswegen erwähnt, um besonders darauf hinzuweisen, daß die Frakturenbehandlung weder ein rein biologisches, noch mechanisches, sondern ein echtes „biomechanisches" Problem darstellt. Die Berücksichtigung dieser Tatsache wird nicht nur unsere persönliche Grundhaltung in der Einstellung zum „*lebenden*" Knochen entscheidend beeinflussen, sondern sie wird es uns auch ermöglichen, eine zweckmäßige und zielführende Behandlungsform zu finden und dies zum Wohle unserer Patienten!

H. Aichner, Brixen

**Wandel in der Form des Unterschenkelschaftbruches beim Skilauf**

Mit dem wirtschaftlichen Aufschwung der westlichen Industrieländer und einer zunehmenden Tendenz zum Winterurlaub ist der Skisport zu einem Massensport geworden und hat die Errichtung neuer Anlagen notwendig gemacht. Immer härtere, schnellere und glattere Pisten verlangen eine neue Ausrüstung, bedingt durch eine Technik, bei der die Bewegung lückenlos vom Körper über den Schuh in den Ski übergeht. Die *Bindung* hat dabei:

1. die Aufgabe, den Schuh unverrückbar am Ski zu fixieren und
2. den umgekehrten Kraftfluß beim Sturz — Ski — Skischuh — Bein — vor Erreichen des Beines zu unterbrechen und damit den Bruch desselben zu verhindern.

Beides soll die Sicherheitsbindung gewährleisten. Trotz der Versuche mit der Backenautomatik in den Jahren 1952—1954 kann man von einer eigentlichen Sicherheitsbindung erst seit der Entwicklung der Fersenautomatik sprechen. Scheint auch, im Verhältnis zur Zahl der Fahrer, die Zahl der Brüche gering, so haben sie doch dem absoluten Betrag nach enorm zugenommen. Die Hauptursachen dafür sind aber sicher:

1. die falsche Einstellung und mangelhafte Wartung der Sicherheitsbindung und
2. der falsche, d.h. zu weiche und niedrige Schuh.

Uns alarmiert jedoch nicht so sehr die zunehmende Zahl, als vielmehr die *zunehmende Schwere der Brüche, die oft bleibende Unfallschäden hinterlassen.*

Beim früher als typischer Skibruch geltenden Unterschenkeldrehbruch wird der Unterschenkel im mittleren oder peripheren Drittel abgedreht. Diese Brüche bieten in der Regel keinerlei therapeutische Probleme.

In den letzten Jahren fiel uns eine *zunehmende Schwere* der Unterschenkelbrüche auf. Dies führen wir auf folgende Ursachen zurück: Die fahrtechnisch ideale Fixation am langen Hebelarm eines Skis wird zur Gefahr, wenn bei Stürzen die Sicherheitsautomatik der Bindung versagt. In diesem Fall wirkt die gesamte kinetische Energie ($mv^2/2$) auf den Unterschenkel ein. Die Folgen sind zum Teil katastrophal. Beim Anblick des Röntgenbildes hat man oft den Eindruck, als habe es den Knochen förmlich zerrissen.

Versagt beim Sturz nach vorne die Fersenautomatik, so kommt es, je nach Geschwindigkeit und der Art des Schuhes zu einem Stauchungs- bzw. Biegungsbruch mit allen Übergängen von der isolierten Stauchung der Schienbeingelenksfläche über den distalen Trümmerbruch mit Verwerfung der Gelenksflächen bis zum Querbruch in verschiedener Höhe mit oder ohne Ausbruch zahlreicher Biegungskeile.

Analog dazu kommt es bei Versagen der Backenautomatik vom distalen Drehbruch mit Gelenksbeteiligung über den einfachen Drehbruch in verschiedener Höhe bis zum schweren Drehbruch mit Ausbruch zahlreicher Drehkeile. In den letzten Jahren haben wir erstmals das Auftreten kombinierter, schwerster Dreh- und Biegungsbrüche beobachtet. Schwerste Trümmerbrüche sehen wir auch bei harmlos aussehenden Stürzen aus geringer Geschwindigkeit, da der harte,

Tabelle 1. *Anzahl der Unterschenkelbrüche nach Skisturz in der Zeit von 1969—1973*

| Art des Bruches | Anzahl |
|---|---|
| Drehbruch beim Kind und Jugendlichen | 205 |
| Biegungsbruch beim Kind und Jugendlichen | 122 |
| Epiphysenlösungen | 15 |
| Drehbrüche mit Ausbruch mehrerer Drehkeile sowie Dreh- und Biegungsbrüche | 122 |
| Einfacher Drehbruch beim Erwachsenen | 111 |
| Biegungsbruch bzw. Schuhrandbruch | 94 |
| Distaler Biegungsbruch oder Drehbruch | 32 |
| mit Gelenksbeteiligung | 32 |
| Schienbein-Kopfbrüche | 10 |
| Insgesamt | 711 |

die Bindung öffnende Schlag ausbleibt. Dieser notwendige Schlag, das ist entscheidend, ist auch vom richtigen Schuhwerk abhängig. Ein relativ weicher Schuh kann gerade diese Funktion nicht erfüllen. Deshalb muß, im Gegensatz zur herrschenden Meinung, ein *starrer* Skischuh gefordert werden.

Eine weitere Hebung der Sicherheit wird durch den höheren Schuh erreicht. Dadurch nämlich rücken die Bruchflächen weiter vom Gelenk weg. Inwiefern allerdings extrem hohe Schuhe die gezeigten Trümmerbrüche begünstigen, ist derzeit noch ungeklärt. Außerdem haben wir heuer erstmals schwere Schienbeinkopfbrüche gesehen, die möglicherweise auf einen allzuhohen Spoiler zurückzuführen sind.

Wie eine Durchsicht der Skiverletzungen aus den letzten Jahren ergibt, haben sich aus dem relativ harmlosen Unterschenkeldrehbruch schwerste Trümmerbrüche mit und ohne Gelenksbeteiligung entwickelt.

An der unfallchirurgisch-orthopädischen Abteilung des Krankenhauses Brixen wurden in der Zeit von 1969—1973 711 Unterschenkelbrüche nach Skisturz beobachtet (Tabelle 1). Aus den Röntgenbildern geht hervor, daß der einfache Unterschenkeldrehbruch und der Biegungsbruch in verschiedener Höhe (Schuhrandbruch) 111 bzw. 94mal vorgekommen ist. Der schwere distale Dreh- und Biegungsbruch mit Gelenksbeteiligung, den wir auf den zu weichen und niedrigen Schuh zurückführen, wurde 32mal beobachtet. Die schweren Trümmerbrüche des Schienbeinschaftes mit Ausbruch zahlreicher Dreh- und Biegungskeile sowie die Kombination aus Dreh- und Biegungsbruch wurden 122mal beobachtet. Der Schienbeinkopfbruch wurde im vergangenen Winter erstmals an 10 Fällen beobachtet.

Wir wollten mit diesem Vortrag die geänderte Morphologie des Unterschenkelbruches beim Skilauf aufzeigen, und wie sich aus dem relativ harmlosen Unterschenkeldrehbruch schwerste Trümmerbrüche mit und ohne Gelenksbeteiligung entwickelt haben. Die jeweils spezifischen Ursachen der komplizierten Drehbzw. Dreh- und Biegungsbrüche sind Gegenstand unserer gegenwärtigen Unter-

Tabelle 2. *Fragebogen — Skiunfälle*

1. *Vor- und Zuname:* Alter:
   Beruf:

2. *Zeit und Ort des Unfalles:*
   Piste:

   Beschaffenheit des Geländes:
   a) steil
   b) flach

   Schneebeschaffenheit:
   a) Neuschnee
   b) nasser Schnee
   c) harter Schnee
   d) eisige Piste

   Wetter:
   a) kaltes windiges Wetter
   b) schönes Wetter

   Piste:
   a) normaler Skibetrieb
   b) überfüllte Piste

3. Wieviel Tage im Jahr fahren Sie Ski?
   Urlaub:
   Wochenende:
   Bereiten Sie sich physisch-konditionell auf das Skifahren vor
   Wie?

4. *Ausrüstung*
   Schuhe:
   a) harte relativ niedere
   b) harte hohe
   c) mit oder ohne Gelenk
   d) mit oder ohne Spoiler

| Bindung: | Sicherheitsbindung: | |
|---|---|---|
| a) Fersenautomatik | ja | nein |
| b) Backenautomatik | ja | nein |
| aufgegangen: | ja | nein |

   Wartung der Bindung:
   Wo und wie wurde sie eingestellt:

   Ski:
   a) Kurzski
   b) Normaler Ski

5. *Unfallbeschreibung:*
   a) Drehsturz
   b) Sturz nach vorne
   c) Sturz nach hinten
   d) Fahrtgeschwindigkeit

6. *Art des Bruches:*

   Biegungsbruch ............ mit / ohne Gelenksbeteiligung

   Drehbruch ............ mit / ohne Gelenksbeteiligung

   Trümmerbruch

suchungen. Wir haben dazu *Fragebögen*[1] (Tabelle 2) ausgearbeitet, die dem Verletzten bei der Einlieferung ausgehändigt und dann der Krankengeschichte beigefügt werden.

Es wäre wünschenswert, die Erforschung der spezifischen Unfallursachen auf möglichst breiter Basis fortzuführen. Wir regen deshalb an, diese Fragebögen allgemein einzuführen, damit bei entsprechender Koordination die Beobachtung und Auswertung einer möglichst hohen Zahl von Fällen bei größtmöglicher Streuung möglich wird. So sollte es eigentlich gelingen, in Zukunft das Massenvergnügen Skisport sicherer und risikoärmer zu machen.

L. Schweiberer, L. T. Dambe, F. Eitel und F. Klapp, Homburg/Saar

**Revascularisation der Tibia nach konservativer und operativer Frakturenbehandlung**

Die Diskussion über die Bruchbehandlung des Tibiaschaftes ist trotz großer Fortschritte in der Knochenbruchbehandlung bis heute noch nicht abgeschlossen. Ist man sich z.B. darüber weitgehend einig, daß ein im mittleren Drittel des Schaftes frakturierter Oberschenkel am günstigsten durch Marknagelung, ein Oberarmschaftbruch durch konservative Verfahren behandelt wird, so gehen die Meinungen, ob der *Tibiaschaftbruch* konservativ oder operativ, durch Marknagelung oder Verplattung, durch Cerclage in Verbindung mit äußerer Gipsfixation behandelt werden soll, weit auseinander. Bruchform und Bruchlokalisation, weiter, konvergierender und divergierender Marktrichter, direktes oder indirektes Trauma, chronisch-trophische oder akut-traumatische Schädigung der Weichteile usw. sollten in der Indikationsstellung den Ausschlag geben, nicht die Verfechtung einer bestimmten Behandlungsart.

Unsere *experimentellen* Vascularisationsuntersuchungen an der Tibia des Hundes wollen zu diesen speziellen Fragen keine Aussage machen, entfällt doch beim Tier — um nur ein Beispiel der Unvergleichbarkeit klinischer Ergebnisse zu dokumentieren — eine verstandesmäßige Einsicht in eine spezielle posttraumatische und postoperative Verhaltensweise. Unsere Untersuchungen sollen vielmehr Auskunft geben über das Problem der primären und sekundären Knochenbruchheilung, über Beteiligung von Periost, Corticalis und Markraum an den reparativen Vorgängen nach einem Knochenbruch. Diese Vorgänge lassen sich anhand von Angio- und Mikroangiographien sehr genau untersuchen. Hier ist auch ein echter Vergleich zwischen Tier und Mensch möglich, da das Gefäßverteilungsmuster des Hundes dem des Menschen völlig gleich ist und die Abläufe knöcherner Regeneration zwischen Hund und Mensch keine wesentlichen Unterschiede aufweisen.

Nach einem speziellen Verfahren der Gefäßdarstellung wurde die physiologische Gefäßversorgung der Tibia und schließlich die Revascularisation der Corticalis nach Verletzung und nach den verschiedenen Behandlungsverfahren geprüft.

---

1 Für die Ausarbeitung des Fragebogens bin ich Herrn Prof. H. Fink, Technischer Leiter im italienischen Skiverband (F.I.S.I.), besonders dankbar.

*Physiologische Gefäßversorgung*

Die Corticalis langer Röhrenknochen, so auch der Tibia, wird von 3 Gefäßsystemen versorgt: von medullären, periostalen und epi-metaphysären Gefäßen, wobei die epi- und metaphysären Gefäße strenggenommen ebenfalls zu den Medullargefäßen zählen. Hier muß gleich eine Korrektur einschlägiger Anatomielehrbücher angebracht werden. Während dort immer noch dem Periost die Hauptaufgabe der Blutversorgung zugewiesen wird, ist heute zweifelsfrei erwiesen, daß *70% des gesamten Röhrenknochens durch die Gefäßaufzweigung der A. nutricia vom Medullarraum her versorgt werden.* Radiäre Einzeläste der Medullargefäße dringen durch die Volkmannschen Kanäle in die Corticalis ein und versorgen vom Gesamtdurchmesser der Corticalis wenigstens $^{2}/_{3}$—$^{3}/_{4}$ mit Blut. Im Bereich der Epi- und Metaphyse durchdringen die Gefäße ebenfalls die Corticalis, um dann in der Spongiosa sich aufzuzweigen und Anastomosen mit den Medullarästen der A. nutricia zu bilden.

Nur *die äußersten Corticalisschichten werden vom Periost aus ernährt.* Diese Erkenntnisse aus unseren experimentellen Untersuchungen decken sich mit den Ergebnissen von Trueta, Rhinelander, Brookes u.a.

Will man die anteilsmäßige Beteiligung der einzelnen Gefäßsysteme an der Revitalisierung des verletzten Knochens prüfen, so haben wir von unterschiedlichen Voraussetzungen auszugehen. Wir müssen unterscheiden in

1. Vascularisation und spontane Knochenbruchheilung,
2. Vascularisation und Stabilität,
3. Vascularisation und Instabilität,
4. vasculäre Kompensationsmechanismen.

*1. Vascularisation und spontane Knochenbruchheilung*

Spontane Knochenbruchheilung definieren wir als die Heilung des Knochens *ohne operative Fixation.* Unter den Bedingungen der Instabilität — auch Mikrobewegungen, wie sie im Gipsverband immer auftreten, fallen darunter — entsteht Narbengewebe am Knochen, das wir Callus nennen und als Fixationscallus zur Stabilisierung der Fragmente beiträgt. Über verschiedene neben- und nacheinander ablaufende Stadien der Gewebedifferenzierung von fibrösen, cartilaginären, faserknöchernen Formationen kommt es allmählich zur narbigen, callösen Stabilisierung. Dem schließt sich eine Umdifferenzierung des Callus in tragfähigen, trajektoriell ausgerichteten lamellären Knochen an. Das Knochenrohr ist als elastisch verformbare Einheit wieder hergestellt.

Wie verhalten sich in den einzelnen Stadien der Heilung die Gefäße? Nach 7 Tagen sieht man eine erhebliche Zunahme des Gefäßquerschnittes aller beteiligten 3 Gefäßsysteme, wobei allerdings das medulläre Gefäßsystem eine unvergleichlich stärkere Reaktion zeigt, in Form von Querschnittszunahme, neuen Gefäßsprossungen und Aktivierung von Arteriolen und sogenannten Schlimmercapillaren. Der allmählich entstehende Fixationscallus erhält aus dem Periost und aus den umgebenden Weichteilen seine ernährenden Gefäße, während das Knochenrohr, die eigentliche Corticalis, wie ursprünglich von medullär her mit Blut versorgt wird. Im Zuge der unterschiedlichen Gewebsdifferenzierung wird die Corticalis in Frakturnähe aufgelockert, spongiosiert, so daß, wenn auch spärlich, Anastomosen zwischen medullären und periostalen

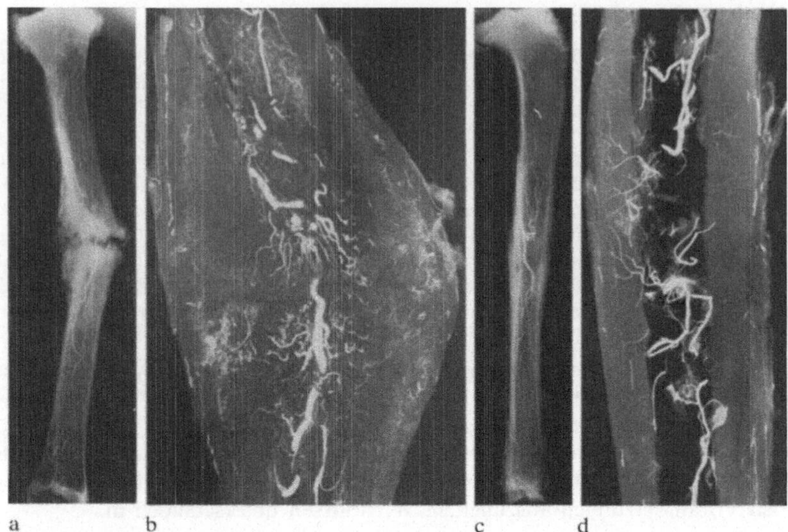


Abb. 1. a Angiogramm der Tibia, 84 Tage nach Behandlung mit Gipsverband: Verzögerte Bruchheilung. b Mikroangiogramm derselben Tibia: Hypertrophie des medullären Gefäßsystems bei gut vascularisiertem periostalem Callus. Die Corticalis, die im Frakturbereich aufgelockert ist, wird fast ausschließlich durch zentrifugale Äste aus dem Markraum ernährt. c Angiogramm der Tibia, 140 Tage nach Behandlung mit Gipsverband: Die Fraktur ist verheilt, der periostale Callus weitgehend abgebaut, das medulläre Gefäßsystem als dominierendes Ernährungssystem hat das physiologische Verteilungsmuter wieder erlangt. d Mikroangiogramm derselben Tibia: Aus dem Medullarraum ziehen zahlreiche zentrifugale Äste in die Corticalis, während nur noch ein ganz spärliches periostales Gefäßnetz erkennbar ist

Gefäßen entstehen. Ist schließlich die Fraktur neutralisiert, das Knochenrohr funktionell wieder fest vereinigt, dann hat der überschießende Callus seine Fixationsaufgabe erfüllt: er bildet sich weitgehend zurück. Der Vorgang der knöchernen Konsolidierung ist allerdings unter spontaner Knochenbruchheilung verzögert. Erst *nach 20 Wochen* sahen wir unter den mit Gips behandelten Tieren *eine einwandfrei lamellär durchbaute Fraktur.*

Wie das Knochenrohr durch die spontanen Heilungsvorgänge rekonstruiert wurde, so rekonstruiert sich auch das Gefäßsystem wieder. Das Gefäßverteilungsmuster gleicht wieder den physiologischen Verhältnissen mit einem kräftigen medullären und vergleichsweise nur zarten periostalen Gefäßsystem. Niemals während des Heilungsverlaufes ist es zu einem Stromumkehr gekommen, d.h. die Corticalis wurde von medullär her ernährt, während der abstützende Callus seine eigene Gefäßversorgung hatte (Abb. 1).

### 2. *Vascularisation und Stabilität*

Erst in den letzten Jahren wurde der Begriff der *primären Knochenbruchheilung* allmählich bekannt. Die Bezeichnung geht jedoch wahrscheinlich schon auf

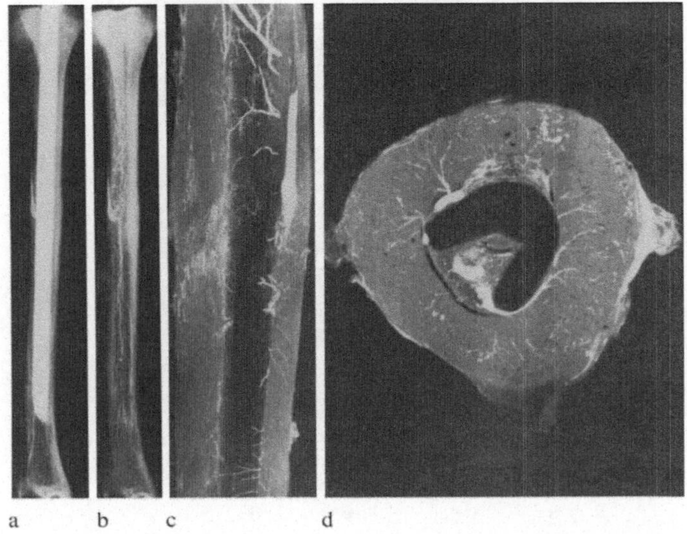


Abb. 2a—d. Tibia, 6 Wochen nach geschlossener Marknagelung mit V-Nagel. a Angiogramm bei noch liegendem Nagel: Die Fraktur ist primär verheilt. b Angiogramm nach Nagelentfernung: Das medulläre Gefäßsystem ist vollständig wieder hergestellt. c Mikroangiogramm, Längsschnitt durch die ehemalige Frakturzone: Die gesamte Corticalis wird aus dem Markraum ernährt. d Mikroangiogramm, Querschnitt durch die periphere Tibia: Die Medullargefäße haben sich im V-Spalt des Nagels wieder rekonstruiert und geben von dort Äste zur Corticalis ab, die fast ausschließlich von medullar versorgt wird. Deutliche Hypervascularisation bei Spongiosierung der Corticalis

Lane (1914) zurück und beinhaltet den Vorgang der lamellären „Verschweißung" des Knochens im Haversschen System, wie Schenk, Willenegger, Perren u.a. inzwischen zweifelsfrei nachgewiesen haben. Stabil fixiert kann bei entsprechender Fraktur ein Knochen durch intra- und extramedulläre Kraftträger werden. Wie verhalten sich dabei die Gefäße, wenn der Kraftträger die Fraktur neutralisiert, d.h. stabilisiert?

Betrachten wir zunächst die intramedulläre Fixation: Wird eine in der Mitte des Schaftes lokalisierte Fraktur durch V-Nagel stabilisiert — an der Tibia des Hundes gibt der V-Nagel eine sehr gute Stabilität —, so sehen wir nach 7 Tagen wiederum eine erhebliche Reaktion des Gefäßsystems, vorwiegend jedoch der medullären Gefäße. Nach 14 Tagen ist ein vollständiges medulläres Gefäßsystem wieder hergestellt. Die Gefäße sind durch den Nagel etwas zur Seite gedrängt, haben aber über die Fraktur hinweg ihre Kontinuität wieder erreicht und versorgen das Knochenrohr vom Markraum her. Das periostale Gefäßsystem ist zu diesem Zeitpunkt bereits auf seinen ursprünglichen minimalen Querschnitt reduziert. Nach 6 Wochen ist die Fraktur callusfrei primär verheilt. Die Corticalis ist noch aufgelockert, entsprechend den üblichen Umbauvor-

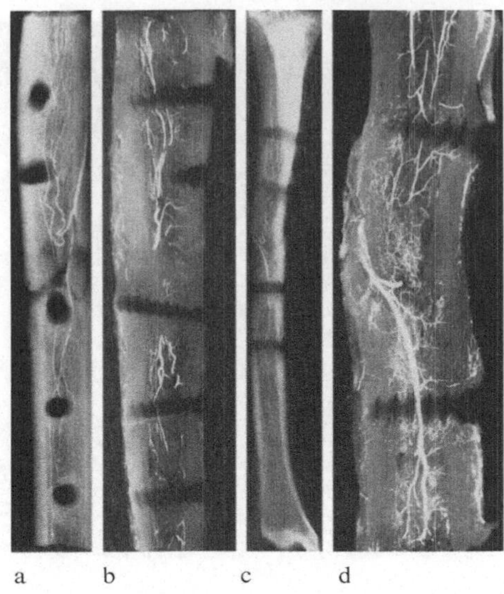


Abb. 3a–d. Druckplattenosteosynthesen der Tibia, 14 bzw. 42 Tage nach der Osteosynthese. a Angiogramm, 14 Tage nach Osteosynthese: Die medullären Gefäße sind vollständig wieder hergestellt. Die einzelnen Äste umlaufen die Schraubenkanäle. b Mikroangiogramm derselben Tibia: Hypervascularisation der plattennahen Corticalis, die durch Äste aus dem Medullarraum versorgt wird. Die Äste dringen bis zum Plattenlager vor. Geringe periostale Reaktion an der plattenfernen Corticalis. c Angiogramm, 42 Tage nach Osteosynthese: Fraktur verheilt, medulläres Gefäßsystem wieder hergestellt. d Mikroangiogramm derselben Tibia: Medulläres Gefäßsystem mit seinen Ästen wieder voll ausgebildet. Nur minimale Reaktion des periostalen Gefäßsystems unter stabiler Osteosynthese

gängen im Verlaufe einer Knochenbruchheilung und nach Übernahme der Trägerfunktion des Knochens durch einen fremden Kraftträger. Die Umbauvorgänge zeigen sich im Angiogramm durch vermehrte Gefäßfülle mit erweiterten Haversschen und Volkmannschen Kanälen.

*Das medulläre Gefäßsystem behält bzw. erlangt trotz erheblicher Beschädigung durch die Fraktur und durch den intramedullär eingeführten Kraftträger sehr bald unter der stabilen Fixation seine überragende Bedeutung in der Ernährung der Corticalis* (Abb. 2).

Wird der Markraum aufgebohrt, das medulläre Gefäßsystem der A. nutricia total zerstört, so ist – das hat unser früherer Mitarbeiter van de Berg in einer Versuchsserie nachweisen können – die Rekonstruktion des medullären Gefäßsystems etwas verzögert. Nach 7 Tagen ist das Knochenrohr völlig gefäßlos, nach 3 Wochen sind noch große Teile der Corticalis avital, nach 42–70 Tagen ist das Gefäßrohr jedoch wieder vollständig revitalisiert. Die Gefäße stammen aus den Gefäßneubildungen der epi- und metaphysären Gefäße und aus Gefäßsprossen des Stumpfes der A. nutricia. Der Gefäßstrom bleibt im Endeffekt

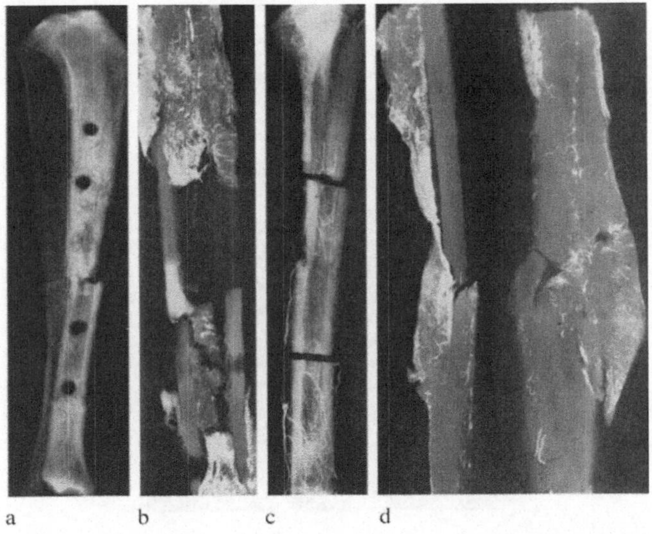


Abb. 4. a Tibia, 21 Tage nach Plattenosteosynthese mit Instabilität: Deutliche periostale Reaktion erkennbar. b Mikroangiogramm derselben Tibia: Nach weitgehender Obliteration der medullären Gefäße infolge Instabilität bleiben weite Strecken der Corticalis avital. c Tibia, 21 Tage nach offener Marknagelung mit Instabilität: starke Reaktion des periostalen Gefäßsystems. Im proximalen Fragment sind die Äste der A. nutricia noch erhalten. d Mikroangiogramm derselben Tibia: Dort, wo das medulläre Gefäßsystem erhalten geblieben ist, ist auch die Corticalis vital. An Stellen der Zerstörung bzw. Obliteration der medullären Gefäße infolge Instabilität bleibt die Corticalis avital (links unten im Bild) trotz stark vascularisierter periostaler Auflagerung. Aus dem Periost dringen keine Gefäße in die Corticalis ein

jedoch — von einer gewissen Verzögerung abgesehen — der gleiche: *die Gefäße orientieren sich von innen nach außen, nicht umgekehrt. Der uspründliche zentrifugale Stromfluß wird wieder hergestellt.*

Nach stabiler Druckplattenosteosynthese ist die Situation bezüglich der Gefäße etwas günstiger als nach der Nagelung mit Aufbohrung. Bereits nach 14 Tagen haben die medullären Gefäße ihre Kontinuität erlangt, ungestört von den im Markraum placierten Schrauben. Die Schrauben werden von den neu gebildeten Gefäßen umlaufen, die Corticalis wird vollständig von den Medullargefäßen ernährt. Diese Abläufe lassen sich in einer Serie bis zu 17 Wochen Beobachtungszeit zweifelsfrei nachweisen (Abb. 3).

### 3. *Vascularisation und instabile Osteosynthese*

Wesentlich problematischer bezüglich der Ernährung ist eine *Instabilität nach Osteosynthese* als nach konservativer Behandlung. Im Verlaufe einer instabilen Osteosynthese kann es zur Obliteration bestimmter Gefäßabschnitte kommen,

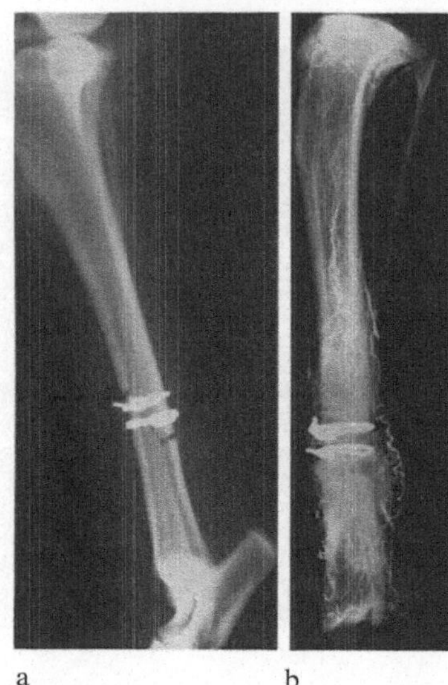


Abb. 5. a Kurze Schrägfraktur der Tibia, mit 2 Cerclagen versorgt. b Massive periostale Reaktion mit Hypervascularisation infolge Instabilität. Die darunterliegende Corticalis ist avasculär infolge Obliteration der medullären Gefäße

besonders des Medullarraumes mit z.T. verheerenden Folgen. Das Periost reagiert unter Instabilität und Zerstörung des medullären Gefäßsystems zwar mit erheblicher Gefäßneubildung, kann aber – das wird gleich bei den Kompensationsmechanismen noch zu besprechen sein – die avitale Corticalis nicht revitalisieren. Sowohl nach instabiler Nagelung, instabiler Verplattung und Cerclagenosteosynthese kommt es zu weiten avitalen Corticalisbezirken. Eine zusätzliche Infektion in diesem Stadium darf als echte Katastrophe angesehen werden, da die avitale Corticalis sequestriert wird. Besonders interessant in diesem Zusammenhang sind die Cerclagenosteosynthesen. Zweifellos sind bei langen Schrägfrakturen mit Cerclagen und äußerer Fixation gute klinische Ergebnisse zu erzielen. Der Einwand jedoch, daß die Cerclage die Gefäße stranguliert und Fehlergebnisse nach Cerclagenosteosynthesen auf die Strangulation der Knochengefäße zurückzuführen seien, ist nicht richtig. Die Drahtschlinge irritiert zunächst die wichtigen Medullargefäße nicht, wie die Angiogramme nicht frakturierter, von Cerclagen umgebener Knochen zeigen. Eine kurze Schrägfraktur jedoch, die durch Cerclagen nur mangelhaft stabilisierbar ist, zeigt an der Frakturstelle Corticalisnekrosen infolge Instabilität. *Durch Instabilität kommt es zur Obliteration der medullären Gefäße im Bereich der Fraktur oder im Bereich weiter Corticalisabschnitte, je nachdem, wie weit instabile Metallteile die Gefäße irritieren. Trotz massiver periostaler Gefäßsprossungen bleibt die darunterliegende Corticalis avital* (Abb. 4 und 5).

*4. Vasculäre Kompensationsmechanismen*

Aus dem Gesagten über spontane Knochenbruchheilung, Stabilität und Instabilität nach Osteosynthesen ging bereits hervor, daß die medullären Gefäße eine überragende Bedeutung in der Ernährung der Corticalis haben. Das ursprüngliche Verteilungsmuster der Gefäße mit dem Blutstrom vom Medullarraum aus und nicht umgekehrt, wird vom Organismus angestrebt. Wie aber sind die Kompensationsmechanismen, wenn eines der wesentlichen Systeme — medulläres oder periostales System — ausfällt?

Wird das *Periost* nach einer Plattenosteosynthese zerstört — im Bereich des Plattenlagers unterliegt das Periost immer, ob es erhalten oder abgehoben wurde, der Drucknekrose —, so dringen aus dem Markraum Gefäße bis an das Plattenlager vor und ernähren die plattennahen Corticalisabschnitte.

Wird das *medulläre* Gefäßsystem zerstört — z.B. durch Aufbohrung —, dann ist, wie bereits erwähnt wurde, die Rekonstruktion des medullären Gefäßsystems etwas verzögert. Nach 3 Wochen sind noch größere Areale der Corticalis ohne Ernährung. Als Antwort auf die Avitalität der Corticalis reagiert das Periost mit Auflagerungen, wie wir das bei Instabilität bereits gesehen haben, auch wenn die Fraktur stabil fixiert worden ist. Gefäße aus dem Periost dringen jedoch nicht in die Tiefe der Corticalis ein, um durch Stromumkehr schließlich die Corticalis zu revitalisieren. Der Versuch des Periostes, bei Instabilität und Avitalität der Corticalis eine Abstützungs- und Sicherheitsmanschette zu schaffen, ist unverkennbar — die Revitalisierung der Corticalis bleibt jedoch den medullären Gefäßen überlassen. Gelegentlich sieht man bei geringer Instabilität eines Marknagels ein erhaltenes medulläres Gefäßsystem mit gleichzeitig stark vascularisierten periostalen Auflagerungen. Beide Abschnitte — Corticalis und periostale Auflagerung — haben ein getrenntes Gefäßsystem, ohne daß nennenswerte Verbindungen untereinander entstehen.

*Schlußfolgerungen*

Fassen wir die Ergebnisse unserer experimentellen Untersuchungen am Gefäßsystem der Tibia des Hundes zusammen, so dürfen wir, ohne daß in der Kürze der Zeit alle Probleme im einzelnen eingehend erörtert werden konnten, so viel sagen:

1. Die Untersuchungen bestätigen die aus der Experimentalchirurgie bekannte überragende Bedeutung, welche dem medullären Gefäßsystem bei der Versorgung des Röhrenknochens zukommt. Nach Verletzungen des Knochens ist der Versuch des Organismus unverkennbar, das ursprüngliche Verteilungsmuster der Gefäße wieder herzustellen.

2. Unter spontaner Knochenbruchheilung konservativer Behandlung entsteht zwar ein stark vascularisierter, periostaler Abstützcallus, der seine eigene Gefäßversorgung hat und so lange bestehen bleibt, bis das Knochenrohr wieder intakt ist. Die Gefäße der periostalen Auflagerung nehmen jedoch an der Ernährung der ursprünglichen Corticalis nicht oder kaum teil, das Knochenrohr wird fast ausschließlich von den medullären Gefäßen versorgt.

3. Unter stabilen Osteosynthesen wird entsprechend der primären Knochenbruchheilung das medulläre Gefäßsystem rasch wieder aufgebaut und vermag bei Zerstörung der periostalen Gefäße die Corticalis voll zu ernähren.
4. Instabilität nach Osteosynthesen führt zwar auch zur periostalen Reaktion mit dem Versuch der periostalen Abstützung. Ist jedoch durch gewisse Umstände das medulläre Gefäßsystem zerstört worden, so entstehen trotz massiver periostaler Auflagerungen avitale Corticalisbezirke, die nicht ohne weiteres aus dem Periost revitalisiert werden.

Ohne zur klinischen Wertung der einen oder anderen Behandlungsart etwas sagen zu wollen, so glauben wir uns doch zu der Feststellung berechtigt, daß im Experiment sowohl die konservative wie operative Behandlung an der Tibia zu guten Ergebnissen führen kann. *Unter der Behandlung im Gipsverband mit spontaner Knochenbruchheilung ist die knöcherne Konsolidierung verzögert, bei operativer Behandlung sind Stabilität und Berücksichtigung der Vascularisationsverhältnisse jedoch unerläßlich, will man nicht katastrophale Folgezustände in Kauf nehmen.*

J. Müller, R. Schenk und D. Terbrüggen, Liestal

## Die Histomorphologie der Frakturheilung nach stabil fixierten Unterschenkelbrüchen

Der Heilverlauf der spontanen Knochenheilung entspricht weitgehend der klassischen pathologisch-anatomischen Beschreibung der Frakturbehandlung und unterscheidet folgende Stadien:

1. Ausbildung des Frakturhämatoms
2. Organisation des Hämatoms durch einsprossendes Granulationsgewebe
3. Entwicklung des Frakturcallus
4. Verstärkung des Faserknochengerüstes durch Lamellenknochen
5. Funktionelle Rekonstruktion der Compacta durch eine Regeneration der Osteone

Durch die *stabile Osteosynthese* erleben wir eine neue Form der Frakturheilung. Die stabile Fixation soll Bewegungen im Frakturbereich ausschließen und die Forderung einer Abschirmung der Ossifikationszonen gegen mechanische Störfaktoren erfüllen. Eine sehr wichtige Bedingung für ausreichende Stabilität ist die anatomisch exakte Reposition der Fragmente. Aus mechanischen Gründen kann dieses Ziel nur erreicht werden, wenn es operationstechnisch gelingt, die Fragmente unter der Anwendung einer Kompression zu reponieren und übungsstabil zu fixieren.

Röntgenologisch wurde an operativ versorgten Schaftfrakturen bereits 1914 von Lane eine Heilung „per primam intentionem" beschrieben. Später hat vor allem Dannis (1959) den Begri einer callusfreien, von ihm als „soudure autogène" bezeichnete Primärheilung einer Schaftfraktur geprägt. Die histologische Abklärung dieses Phänomens erfolgte erstmals an experimentellen histologischen Studien im Rahmen der A.O. (Schenk und Willenegger, 1963, 1967) vor allem nach Querosteotomien am Radius vom Hund. Uns interessiert nun, ob die Heilvorgänge der Frakturheilung bei stabiler Osteosynthese einer Schaftfraktur beim Menschen mit den am Hund erhobenen histologischen Beobachtungen übereinstimmen.

Die anatomisch exakte Reposition bringt die Fragmentenden nur makroskopisch in direkten Kontakt. Mikroskopisch bleiben neben perfekt adaptierten Stellen *immer* klaffende Spalten übrig, deren Ausdehnung sich auf wenige µm bis mehrere mm beschränkt. Bei der primären Frakturheilung kann man deshalb 2 Typen unterscheiden, die als Spaltheilung und Kontaktheilung zu bezeichnen sind.

*1. Spaltheilung.* Stabil fixierte, klaffende Spalten von weniger als 1—2 mm Breite werden innerhalb der 1. Woche von einsprossenden Gefäßen und Begleitzellen ausgefüllt, die ohne ein bindegewebiges oder knorpeliges Zwischenstadium direkt Faser- und Lamellenknochen produzieren (= primär angiogene Ossifikation nach Krompecher, erstmals gezeigt als embryonaler Knochenbildungsvorgang am Schädeldach der Ratte). Auf diese Weise entsteht zwischen den Fragmenten eine Art Knochenplombe, die aber in ihrem inneren Aufbau noch nicht mit der Lamellenstruktur der umgebenden Compacta übereinstimmt. Röntgenologisch ist nach dieser Phase die Frakturspalte bereits nicht mehr erkennbar. In einer 2. Phase, in welcher eine enorme Steigerung des Haversschen Umbaus stattfindet, werden die devitalisierten Fragmentenden von regenerierenden Osteonen durchwachsen und gleichzeitig das Knochengewebe im ehemaligen Frakturspalt strukturell in die Corticalis integriert. Die Spaltbildung erfolgt also *zweiphasig:* 1. Primäre knöcherne Defektfüllung, 2. strukturelle Integration durch Haversschen Umbau (Abb. 1).

*2. Die Kontaktheilung* (Schenk und Willenegger, 1963) spielt sich an den Stellen ab, an denen es nach der Kompression zum unmittelbaren Flächenkontakt der Fragmentenden gekommen ist. Bei stabilen Verhältnissen erfolgt keine osteoclastische Erweiterung der Spalte, sondern direkt ein Durchbau mit regenerierenden Osteonen, welche von einem Fragment ins andere hinüberwachsen und dadurch zu einer Verzapfung der Fragmente führen. Die Kontaktheilung ist einphasig und stellt im gleichen Arbeitsgang die Wiederherstellung der funktionellen Struktur und die Vitalität der Compacta her.

Die Heilungsdauer und die Bruchfestigkeit des Regenerates hängen entscheidend von der Intensität des Haversschen Umbaus ab. Quantitative Untersuchungen an Hunden haben nach Tetracyklinmarkierung ergeben, daß nach 8—10 Wochen im Radiusquerschnitt etwa $^2/_3$ des Osteonbestandes ersetzt sind (physiologische Regenerationsrate 2—3%). Die Geschwindigkeit des longitudinalen Vorrückens eines regenerierenden Osteons wurde auf 70—100 µm pro Tag berechnet (Schenk, 1963; Jaworski, 1972). Stichproben an menschlichen Frakturen zeigen, daß zumindest in der Tibia etwa die gleiche Steigerung der Haversschen Umbaurate eintritt, nur mit einer zeitlichen Verschiebung von ungefähr 4—6 Wochen Verzögerung gegenüber dem Hund. Nebst der Intensitätssteigerung der Haversschen Umbauvorgänge spielt die effektive Weite der Frakturspalte für die Heilungsdauer und vor allem für die Bruchfestigkeit noch eine Rolle. Stabil fixierte Bruchspalten, die mehr als ca. 3—5 mm weit klaffen, können selbst im Verlauf von 10—12 Wochen durch das appositionelle Knochenwachstum nicht überbrückt werden, da das Vorrücken der Ossifikations-

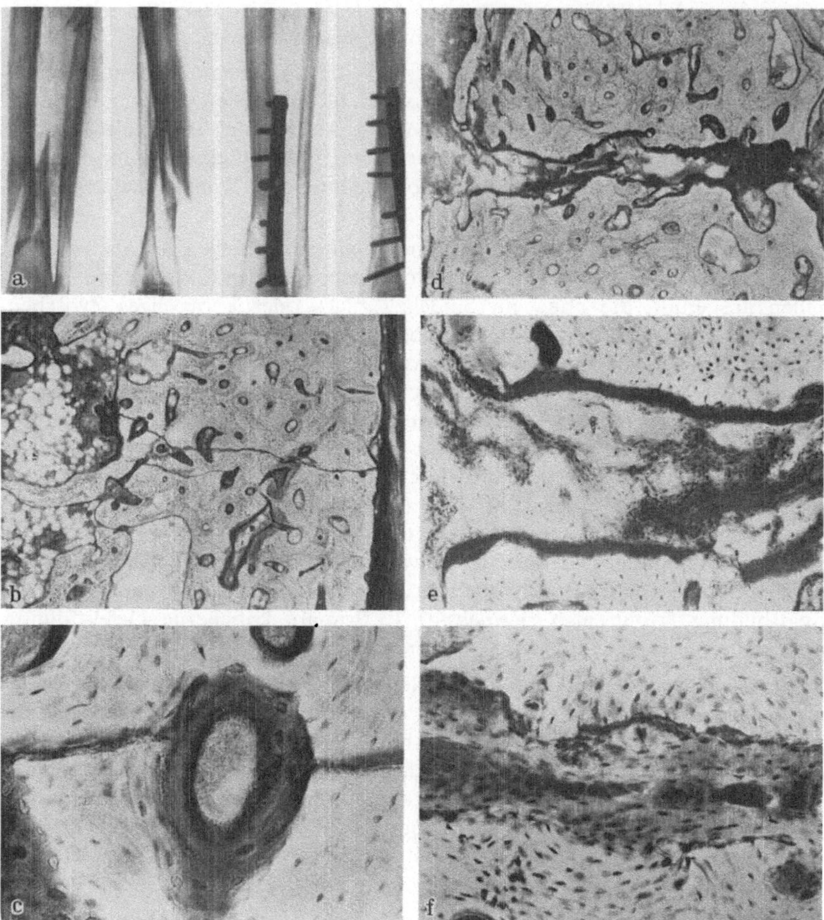

Abb. 1. a Plattenosteosynthese einer Unterschenkelfraktur. Patient starb 4 Wochen post op. an Herzinfarkt. b Querschliff durch perfekt adaptierte Frakturlinie. Bereits 4 Wochen nach der Osteosynthese sind Osteone mitten durch Frakturspalt gewachsen. c Starke Vergrößerung eines neugebildeten Osteons mitten durch den Frakturspalt (Kontaktheilung). d Weit klaffender, stabil fixierter Frakturspalt, in den Gefäße und Bindegewebe eingewachsen sind (4 Wochen nach Osteosynthese). e Starke Vergrößerung einer weitklaffenden Frakturspalte. Nebst den einwachsenden Gefäßen sieht man bereits auf beiden Fragmenten den neu aufgelagerten Knochen. f Eine weite Frakturspalte ist 12 Wochen nach der Osteosynthese mit Lamellenknochen ausgefüllt (Spaltheilung)

front nur 70 µm, höchstens 100 µm pro Tag beträgt. Um Refrakturen, sogar zusammen mit Ermüdungsbrüchen der Implantate, zu vermeiden, sollten wir als Kliniker mit der Belastbarkeit von wohl stabil fixierten, aber weit klaffenden Frakturspalten *zurückhaltend* sein (Abb. 2).

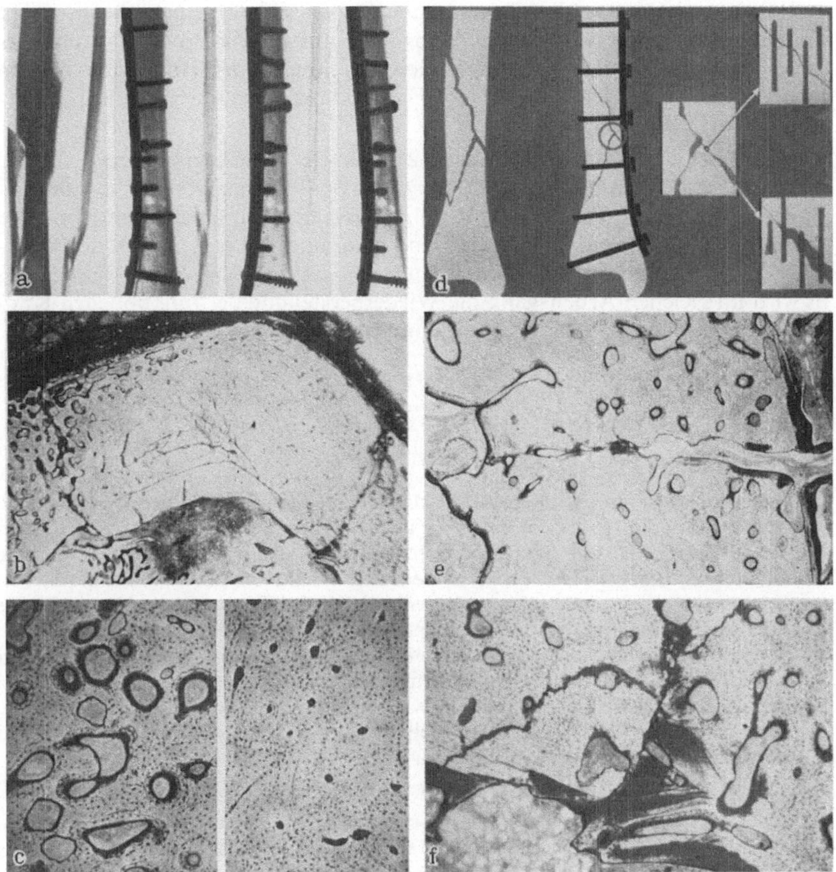

Abb. 2. a Plattenosteosynthese einer Unterschenkelfraktur. Patient starb 12 Wochen post op. an einer Blutkrankheit. b Ein bionekrotischer Drehkeil von den beiden Frakturspalten und teilweise vom Periost her revitalisiert im Rahmen der Haversschen Regeneration. c Links im Bild sehr intensive Haverssche Regeneration, die beinahe alle Osteone erfaßt hat. Rechts im Bild keine gesteigerte Knochenregeneration. Hier handelt es sich um den bionekrotischen Drehkeil. d Schema einer Druckplattenosteosynthese. Mikroskopisch findet man bei einer Fraktur neben perfekt adaptierten Stellen vorwiegend klaffende Frakturspalten. e Eine Frakturspalte, die teils schon knöchern geheilt ist, teils noch nicht, weil hier der Frakturspalt mehr als 3—5 mm weit klafft, so daß selbst nach 12 Wochen der Defekt noch nicht knöchern überbrückt ist. f Plastische Verformung der Corticalis durch die Zugwirkung einer Schraube. Klinisch spielt diese Verformung der nekrotischen Compacta keine Rolle, weil im Zuge der Haversschen Regeneration die Struktur wieder hergestellt wird

Die *primäre* Knochenheilung wurde röntgenologisch durch das Fehlen einer periostalen Callusbildung charakterisiert. Histologisch zeigte sich allerdings, daß auch Periost und Endost auf die osteogenetischen Reize reagieren. Da die periostalen und endostalen Regenerate mechanisch aber nicht beansprucht werden, bleibt ihre Ausbildung gering und auf eine kurze Zeitspanne beschränkt. Histologisch stellt das Fehlen von Binde- und Knorpelgewebe im interfragmentären Bereich das entscheidende Kriterium für die Primärheilung dar.

*Zusammenfassung.* Wir unterscheiden 2 Typen der primären Knochenheilung. Die *Spaltheilung* und die *Kontaktheilung*. Die Spaltheilung verläuft zweiphasig. In der ersten Phase Plombierung des Frakturspaltes mit lamellärem Knochen. In der zweiten Phase longitudinaler Durchbau und Rekonstruktion der Corticalis durch Haverssche Regeneration. Die Kontaktheilung verläuft einphasig, es wird im gleichen Arbeitsgang die Wiederherstellung der funktionellen Knochenstruktur und die Vitalität der Compacta hergestellt.

## Diskussion

M. Giebel, Kassel

Ich möchte bitten, daß die Herren Prassl und Schweiberer die etwas divergierende Auffassung über die Durchblutung des Knochens diskutieren. Wie ich gehört habe, hat Prassl gesagt, daß der Knochen wesentlich und überwiegend vom Periost her durchblutet wird. Schweiberer hat das Gegenteil behauptet. Die 2. Frage wäre, von wo Schweiberer diese Arteriogramme gemacht hat, weil man ja kaum periostale Vascularisation sah. Und dann müßte man auch, was vermieden wurde, eine Wertung und eine Umsetzung für die menschliche Frakturbehandlung durchführen. Man müßte vielleicht diskutieren, wo es bei dem geringen periostalen Kreislauf und gegen die überwiegende Rolle des medullären Kreislaufs doch bei so vielen Markräumen, die ausgebohrt worden sind zu einer Heilung kommt. Das sollte man vielleicht in Richtung auf die Praxis etwas diskutieren.

Präsident

Die Erkenntnisse von Herrn Schweiberer stehen auch im Widerspruch zu dem, was Küntscher gesagt hat. Nach dem Ausbohren des Markraumes kommt es zu einem kompensatorischen Einwachsen der periostalen Gefäße. Küntscher meinte auch wie Schweiberer, daß die Hauptdurchblutung durch die medullären Gefäße erfolgt. $^1/_4$ oder $^1/_3$ wird nur vom Periost her versorgt. Es besteht aber die Möglichkeit der Kompensation, von der Peripherie her können Gefäße einwachsen.

H. Jahna, Wien

Ich habe an Schweiberer eine Frage, die unstabile Osteosynthese betreffend. Vielleicht ist ein Unterschied ob ich bei einer unstabilen Osteosynthese die Bruchenden aneinanderstelle — wie das hier bei einer Plattenosteosynthese der Fall war — oder ob, wie es bei uns geübt wird, mit Markdrähten den Bruch verkürze. Und ob er da auch Untersuchungen hat, denn ich könnte mit vorstellen, daß die Durchblutung besser ist, wenn ich die Bruchstellen ein paar Millimeter übereinanderschiebe.

Präsident

Vielleicht wäre auch noch über die Nekrose der Bruchfragmente zu diskutieren. Wir wissen ja, daß bei der konservativen Knochenbehandlung, wo keine absolute Stabilität erzielt wird, es eigentlich immer zu einer Nekrose unmittelbar im Bruchbereich kommt und wir daher immer auf einer Verkürzung Wert gelegt haben.

H. Krotscheck, Kalwang

Ich würde nur gerne darüber aufgeklärt werden, wenn es am Knochen im Gegensatz zu jedem anderen Gewebe eine primäre Heilung ohne Narbe gibt. Und wir haben das in histologischen Bildern sehr schön gesehen. Warum dürfen wir die Platten erst nach 1—2 Jahren entfernen?

W. Prassl, Graz

Meine Angaben stützen sich nicht auf experimentielle Untersuchungen, sondern auf praktische Erfahrungen. Wir alle in der operativen Unfallchirurgie wissen, um die Bedeutung des deckenden Muskelmantels und des Periosts bezüglich der Ernährung. Die Ausführungen Schweiberers bezüglich seiner experimentiellen Ergebnisse waren sehr überzeugend und ich habe mich mit Dankbarkeit belehren lassen. Ich kann mich diesbezüglich nur auf praktische Erfahrungen stützen.

L. Schweiberer, Homburg/Saar

Ich möchte direkt Prassl antworten: Ich will selbstverständlich nicht den *Weichteilmantel* außer acht lassen, denn er ist ungeheuer wichtig. Denn von irgendwoher müssen die Gefäße herangeführt werden. Auch die A. nutricia und die epi- und metaphysären Gefäße werden durch den Weichteilmantel herangeführt, gehen dann in die Corticalis bzw. dringen in den Medullaraum ein. Dann folgt der umgekehrte Weg der zentrifugalen Gefäßversorgung. Ich kann nicht genug von der Schonung und Berücksichtigung des Weichteilmantels sprechen. Irgendwie müssen die Gefäße an den Knochen herangeführt werden.

W. Prassl

Meine Erwähnung hat sich nur auf die operative Versorgung bezogen, um eben zu vermeiden, daß größere Bezirke des Periosts vom Osteosynthesematerial verdeckt werden. Für die nachfolgende Diskussion wurde besonders herausgestrichen: Die Wichtigkeit des deckenden Weichteilmantels.

Präsident

Ich hätte an Schweiberer eine Frage: Es kommt sicherlich sehr oft vor, daß die Hauptarterie im Knochenmark zerrissen ist. Wenn eine stärkere Verschiebung vorhanden ist, müßte das immer der Fall sein. Wir haben auch ein Bild gesehen, wo ich glaube, daß die Arterie zerrissen war, wo man auch sah, daß von proximal nach distal das Gefäß gefüllt war und der Spalt selbst nur durch Kollaterale überbrückt war. Es müssen also sehr ausgedehnte Anastomosen im peripheren Anteil des Gefäßes da sein, da der periphere Anteil über metaphysäre Gefäße gefüllt wird und von hier aus die Durchblutung erfolgt.

L. Schweiberer

Wir haben den Primärschaden untersucht; mein Mitarbeiter hat Frakturen mit minimaler Abwinkelung gesetzt und siehe da, der Knochen ist *weniger* widerstandsfähig als das Gefäß. *Der Knochen bricht, das Gefäß zerreißt nicht.* Erst bei sehr starker Dislokation kommt es zur Zerreißung der Gefäße. Wir sehen zwar große avitale Zonen; nach ein paar Tagen kommt es aber sehr rasch auch zu einer Füllung des peripheren Teiles der Medullargefäße, also Anastomosen aus den epi- und metaphyseären Gefäßen. Dies ist auch der Grund, daß nach einer Aufbohrung die Corticalis überhaupt wieder ernährt wird. Die A. nutricia stellt sich nicht wieder her, so wie wir es bei den anderen Osteosynthesen sehen. Aber es kommt zu Anastomosen, die entlang des Nagels innen oder knapp 1 mm davon entfernt verlaufen und von dort aus wieder die Corticalis von medullär her ernähren. Wir haben bei den V-Nägeln immer schon nach 7 Tagen eine fast vollständige und nach 14 Tagen eine totale Wiederherstellung des Gefäßsystems gehabt. Nach der Aufbohrung war erst ganz sicher nach 42 Tagen eine totale Vitalität der Corticalis vorhanden. Nach 3 Wochen bestanden noch große avitale Bezirke. Ich möchte aus diesen Versuchen nicht vor der Aufbohrung warnen. Ich möchte nur sagen, daß die Nagelung stabil sein muß, damit der Knochen Zeit hat, sich zu revitalisieren. Wenn man schon aufbohrt, dann muß man bezüglich der Asepsis und Antisepsis ungeheuer vorsichtig sein, denn sonst kommt es zur Katastrophe. Diese avitalen Corticalisbezirke sind ein enormer Nährboden für eingebrachte Bakterien.

Präsident

Wir sehen, daß es bei per- und subtrochanteren Brüchen 2—3 Jahre dauert, bis sie röntgenologisch vascularisiert sind.

L. Schweiberer

Solange sehen wir dies im Tierversuch nicht, aber es ist ganz klar, daß im Tierversuch über Wochen und Monate avitale Corticaliszonen vorhanden sind. Durch angiographische Untersuchungen wurde festgestellt, daß der Knochen durch das Osteosynthesematerial einer unphysiologischen Trägerfunktion ausgesetzt ist. Ein Teil dieser Trägerfunktion übernimmt die Platte oder der Nagel. Es kommt zu massiven Umbauvorgängen in der Corticalis. Nach Verplattung oder Nagelung sind 70% der Osteome im Umbau und das bedeutet Hypervascularisation. Hypervascularisation soll nicht als physiologisch angesehen werden. Das ist ein Durchgangssyndrom. Ehe dieser Umbau nicht vollzogen ist, kann das Metall *nicht* entfernt werden. Denn sonst ist die Knochenbrüchigkeit gegeben.

Präsident

Die Natur heilt mit der Callusmanschette, der Bruch ist schon fest, obwohl noch keine direkte knöcherne Vereinigung der Bruchstücke vorhanden ist.

L. Schweiberer

Die anatomische Vascularisation besteht darin, daß nicht das Periost die Corticalis ernährt, sondern die intramedullären Gefäße. Küntscher hatte nicht die Möglichkeit der modernen Angiographie und deshalb noch immer die Vorstellung der Hauptvascularisation aus dem Periost.

Präsident

Im Gegenteil, Küntscher hatte die Vascularisation auch aus den medullären Gefäßen gesehen.

L. Schweiberer

Küntscher hat aber 1969 geschrieben, daß die Vascularisation zu $^{2}/_{3}$ vom Periost her und zu $^{1}/_{3}$ medullär erfolgt. Da unterscheiden sich unsere Ansichten.

H. Mittelmeier, Homburg/Saar

Die alten Anatomen wußten schon ganz genau, daß die Corticalis des Knochens überwiegend vom Markraum her ernährt wird. Das wußte man schon um die Jahrhundertwende. Dann kam die Erfahrung aus der Unfallheilkunde her, daß die Knochen über eine periostale Callusmanschette heilen. Daraus hat man dann gedeutet, daß die Durchblutung aus dem Periost käme. In Wirklichkeit sind aber biomechanische Prinzipien maßgebend. Der Markraum nimmt sich *nicht* selbst durch Callusbildung den Weg zur Blutversorgung. Es ist notwendig, daß sich die Markraumdurchblutung wiederherstellt. Das ist die Tragödie bei der *Pseudarthrose*, wo der Markraum verknöchert.

Auf der anderen Seite bildet sich der Callus periostal deshalb so stark, weil dort die starken biomechanischcn Reize sind.

Bei Bewegungen einer Fraktur entstehen dort größere Bewegungswege als zentral. Es war ein Wunschtraum Küntschers zu meinen, daß die periostale Versorgung die wichtigere sei und die medulläre Versorgung unbedeutend ist und man dadurch den Markraum durch Ausbohrung bedenkenlos zerstören könne. *Das ist falsch.* In seinem letzten Lehrbuch der Marknagelung hatte es Küntscher noch so dargestellt. Trueta hatte es schon früh versucht richtigzustellen, aber es ist im deutschen Sprachraum nicht durchgedrungen. Schweiberer gebührt der große Verdientst, daß er durch seine Versuche *richtig*gestellt hat, was lange Zeit falsch war.

Bei der Aufbohrung eines Knochens schädigen wir diesen stärker als bei einer äußeren Osteosynthese. Das bedeutet aber nicht, daß der Knochen mit einem Marknagel nicht heilt. Dies zeigt die Erfahrung. Wenn durch große Markraumaufbohrung das medulläre Gefäßsystem zerstört wurde, dann beseteht lange Zeit hindurch Avitalität und die Gefahr einer Sepsis. Nur wer hoch aseptisch marknageln kann, soll dieses Verfahren anwenden.

H. Krotscheck, Kalwang

Zur Osteosynthesematerialentfernung. Der spindelförmige Callus verdickt den Knochen. Man muß 2 Jahre warten, bis die Haver'schen Systeme völlig regeneriert sind. Callus ist der Indikator für die Überbrückung der Fraktur, zeigt aber andererseits auch bei Plattenosteosynthese eine gewisse Instabilität.

E. May, Detmold

Im Tierversuch wurde das Periost zerstört, aber die Medulla konnte nicht so zerstört werden, daß sie über längere Zeit geschädigt ist. Wir dürfen dem Markraum wesentlich mehr vertrauen. Die histologischen Untersuchungen aus dem Vortrag 5 von Müller sind wunderschön und wir alle wissen, daß wir heutzutage die stabile Osteosynthese anstreben. Wenn wir von der *primären* Knochenbruchheilung sprechen, besteht die Gefahr, daß damit ein Wertsiegel gegeben wird und das wird in die Bewertung biologischer Momente übertragen. Wir haben eine Knochenbruchheilung vom Periost und vom Endost zu erwarten. Die stabile Osteosynthese ist das sicherste Mittel um zum Ziel zu kommen, aber inwieweit diese Methode biologisch ist, wissen wir nicht. Es ist nicht verwunderlich, daß wir keinen oder nur Spätcallus sahen, denn es handelte sich um verstorbene Patienten. Wenn die Patienten länger gelebt hätten, hätte man auch eine gewisse Callusbildung gesehen.

Bei der Verplattung zerstören wir häufig das Periost. Und es ist kein Wunder, daß von hier aus keine Reaktion ausgeht.

Präsident

Die Plattenosteosynthese ist nicht eine Idealversorgung. Rein mechanisch ist es die Nagelung.

# *Konservative Behandlung*

H. Jahna, Wien

**Die konservative Behandlung des geschlossenen Unterschenkelbruches**

Im Jahre 1952 hat mein verehrter Lehrer, Professor Lorenz Böhler, Ender, Krotscheck und mich gebeten, alle *frischen geschlossenen* Unterschenkelschaftbrüche des Unfallkrankenhauses Wien 20 von 1925–1950 zu bearbeiten. Außerdem wurden zur selben Zeit von Scharitzer und mir 480 *alte geschlossene* Unterschenkelschaftbrüche durchgesehen. Die Befunde wurden erstmals in unserem Bereich auf Hollerithkarten eingetragen und ausgewertet. Wir waren von den Nachuntersuchungsergebnissen sehr beeindruckt. Ich bin Ender besonders dankbar, daß er mich damals in die Exaktheit der Bearbeitung eines so großen Materials nach den Grundsätzen von Böhler eingeführt hat und Krotscheck vor allem für die vielen Hinweise in der Handhabung des Hollerithsystems. In ähnlicher Weise habe ich dann 1973 noch einmal mit Lenz u. Tipold 100 geschlossene frische Unterschenkeldrehbrüche mit Keilen aus dem Unfallkrankenhaus Wien XII nachuntersucht.

*Die Bruchformen der geschlossenen Unterschenkelbrüche*

Tabelle 1. *1130 frische geschlossene Unterschenkelschaftbrüche*

| | | | |
|---|---|---|---|
| lange Drehbrüche | 461 (71%) | quere und schräge Biegungsbr. | 457 (95%) |
| halbe Drehbrüche | 141 (22%) | Stückbrüche | 21 ( 4%) |
| kurze Drehbrüche | 45 ( 7%) | Splitterbrüche | 5 ( 1%) |
| Drehbrüche | 647 (57%) | Biegungsbrüche | 483 (43%) |

Wir fanden somit 647 Drehbrüche (57%) und 483 Biegungsbrüche (43%). Die Drehbrüche teilten wir in lange, halbe und kurze Drehbrüche ein, wobei vor allem auf den sogenannten „*halben*“ Drehbruch hingewiesen werden soll, der $^1/_5$ aller Drehbrüche ausmacht und bei dessen konservativer Behandlung manchmal Schwierigkeiten auftreten können.

Bei den Biegungsbrüchen stellen die Quer- und Schrägbrüche die Hauptmasse (457 = 95%), Stück- und Splitterbrüche fanden wir zusammen nur 26 = 5%. Von den 1130 Patienten mit geschlossenen Unterschenkelschaftbrüchen wurden in der folgenden Aufstellung 221 ausgeschieden.

65 Fälle mit Marknagelung, 65 Unterschenkel, die transfixiert wurden, 17 andere Osteosynthesen und 74 Patienten mit schweren Nervenverletzungen und schweren Vorerkrankungen.

Es verbleiben somit 304 im Gipsverband allein behandelte, 605 in Extension und Gips behandelte Fälle aus der Serie mit Ender u. Krotscheck und die 100 frischen Drehbrüche mit Keilen aus dem Jahre 1973, insgesamt somit 1009 Fälle. Die folgende Zusammenstellung gibt Ihnen einen kurzen Überblick über die Behandlungsergebnisse dieser 1009 konservativ behandelten Patienten mit frischen Unterschenkelschaftbrüchen.

Tabelle 2. *Überblick über die Behandlungsergebnisse von 1009 frischen konservativ behandelten Unterschenkelschaftbrüchen*

| | |
|---|---|
| Verlust des Beines | 0=0% |
| Infektion der Bruchstelle | 2=0,19% |
| Knöchern geheilt | 1007=99,81% |
| Pseudarthrosen | 2=0,19% |
| Durchschnittliche Festigungszeit in Wochen | 10,9 |
| Verzögerte Heilung | 37=3,7% [a] |
| Achsengerecht oder Verbiegung bis 50 | 979=97% |
| Achsenknickung 6—10° | 27=2,6% |
| Achsenknickung 11—15° | 3=0,4% |

[a] Davon ohne sekundäre Operation fest geworden 32 Fälle = 86,5%; sekundäre Operation 5 Fälle = 13,5%.

Wir mußten bei der konservativen Behandlung keinen Unterschenkel amputieren. Bei 2 Fällen (0,19%) kam es über eine primäre Hautnekrose zu einer Infektion der Bruchstelle.

Auffallend gering war die Zahl der Pseudarthrosen (2 = 0,19%). 1007 Fälle heilten knöchern mit einer durchschnittlichen Festigungszeit von 10,9 Wochen.

Verzögert heilten nur 37 Unterschenkel = 3,7%. Wir haben erst die Fälle als verzögert angesprochen, die *länger* als 20 Wochen zur Heilung brauchten und dabei auf 2 Faktorengruppen hingewiesen:

1. *Faktoren*, die beim Unterschenkelschaftbruch von vornherein *unbeeinflußbar* gegeben sind durch Alter, Bruchform und Größe der primären Seitenverschiebung. Es wurden dabei nur die erfaßbaren und auswertbaren Merkmale herangezogen, wir sind uns aber bewußt, daß es noch andere gibt (z.B. die Durchblutung).

2. *Beeinflußbare Faktoren* wie die Diastase zwischen den Bruchstücken. Hier muß wieder einmal die in der Praxis so leicht zu übersehende Forderung von Lorenz Böhler mit allem Nachdruck unterstrichen werden:

„Es muß unser Bestreben sein, nach jedem Knochenbruch eine Verkürzung von 1—10 mm zu erzielen und unter keinen Umständen eine Verlängerung."

Daher darf man bei einem geschlossenen Unterschenkelbruch am Fersenbeinnagel nie mit mehr als 3 kg im Dauerzug behandeln. Das ist und bleibt der *wichtigste* Punkt, den man bei der konservativen Extensionsbehandlung beachten muß. Es ist notwendig, schon nach 24 Std in Extension und dann weiter in wöchentlichen Abständen Röntgenbilder zu machen und wenn keine Verkürzung vorhanden ist, sofort das Extensionsgewicht entsprechend zu vermindern. Von den hier angeführten Fällen mit verzögerter Heilung hatten 60% eine vorübergehende Diastase von durchschnittlich 3 mm.

*Fall 1.* Beispiel für die Wichtigkeit der Röntgenkontrolle am Tage nach Anlegung der Extension, um *Diastasen* zwischen den Bruchstücken zu vermeiden: 17jähriger

Buchdrucker stürzt beim Fußballspiel. Geschlossener Unterschenkelbiegungsbruch quer im mittleren Drittel mit Verschiebung um Corticalisbreite. Valgus und Antekurvation. Fersenbeinnagelextension primär mit 2 kg für 3 Wochen, dann Oberschenkelgehgipsverband für insgesamt 12 Wochen ab Unfalltag.

*Röntgenkontrolle* in Extension am nächsten Tag: Man sieht eine Diastase am Schienbein von 3 mm, deshalb wird das Extensionsgewicht um 1 kg vermindert. Röntgenkontrolle am nächsten Tag: Jetzt liegen die Bruchstücke aneinander, am Wadenbein kann man eine Verkürzung von 3—5 mm sehen. Bei einer Untersuchung nach 7 Monaten keine Beschwerden, der Unterschenkel klinisch gerade, nicht verdreht, freie Beweglichkeit aller Gelenke. Röntgen: Der Unterschenkelbruch mit Valgus von 5° knöchern geheilt.

979 Unterschenkel heilten achsengerecht oder hatten nur eine belanglose Knickung bis 5° (97%), nur 27 (2,6%) hatten eine Achsenknickung von 6—10° und nur 3 (0,4%) von 11—(28) 15°.

*Fall 2.* 30jähriger Rohrschlosser. Zusammenstoß beim Fußballspiel. Querer Unterschenkelbiegungsbruch Grenze mittleres peripheres Drittel mit Seitenverschiebung um Corticalisbreite nach medial und fast volle Breite nach vorne, Varus und Rekurvation. In Lokalanaesthesie Fersenbeinnagel, Reposition, Extension mit 2 kg für 20 Tage. Dann Oberschenkelgehgipsverband, Gesamtfixation für 12 Wochen. *Röntgen nach der Einrichtung* am Unfalltag: Keine Seitenverschiebung, keine Achsenknickung, keine Diastase. Bei der *Nachuntersuchung* nach 4 Jahren hat der Patient keine Beschwerden, der Gang ist unauffällig, alle Gelenke sind frei beweglich, keine Verdrehung, der Unterschenkel ist ohne Seitenverschiebung in achsengerechter Stellung knöchern geheilt.

*Fall 3.* 28jähriger Angestellter bekommt von einem Mitspieler einen Schlag gegen den rechten Unterschenkel beim Fußballspielen. Schräger Unterschenkelbiegungsbruch, Grenze proximales mittleres Drittel, mit Seitenverschiebung um Corticalisbreite nach außen und vorne, Valgus und Antekurvation. Fersenbeinnagelextension 3 kg, dann Oberschenkelgehgipsverband, Gesamtfixationsdauer 16 Wochen. Bei der *Nachuntersuchung* nach 5 Jahren hat er keine Schmerzen, der Gang ist unauffällig, alle Gelenke sind frei beweglich, der Unterschenkelbruch ist knöchern ohne wesentliche Seitenverschiebung achsengerecht geheilt.

*Fall 4.* 51jähriger Landwirt wird von einer Anhängervorrichtung am rechten Unterschenkel getroffen. Geschlossener Unterschenkelbiegungsbruch rechts, Grenze mittleres peripheres Drittel mit 2 großen Biegungskeilen und mehreren Biegungssplittern. Seitenverschiebung um Corticalisbreite nach außen, Valgus und Rekurvation. Fersenbeinnagelextension mit 3 kg für 24 Tage, dann Oberschenkelgehgipsverband, Gesamtfixationszeit 16 Wochen. Bei der *Nachuntersuchung* nach 4 Jahren keine Schmerzen, Gang normal, der Unterschenkel nicht verdreht, gerade. Das untere Sprunggelenk $^1/_3$ behindert, die übrigen Gelenke frei. Der Unterschenkelbruch in achsengerechter Stellung knöchern geheilt.

Tabelle 3. *Beschwerden bei 524 frischen geschlossenen Unterschenkelschaftbrüchen*

| | | |
|---|---|---|
| keine | 357 (68%) | 493 (94%) |
| geringe | 136 (26%) | |
| mittelstarke | 26 ( 5%) | 31 (6%) |
| starke | 5 ( 1%) | |
| Insgesamt | 524 100% | |

Bei einer Nachuntersuchung zwischen 2 und 26 Jahren nach dem Unfall waren 493 Patienten (94%) beschwerdefrei oder hatten nur geringe zeitweise Schmerzen. 31 (6%) klagten über mittelstarke oder starke Schmerzen. Ein deutlicher Unterschied zeigte sich bei den Schmerzangaben der versicherten Arbeitsunfälle und der nicht versicherten.

Die Zehen waren bei 97% der Nachuntersuchten frei beweglich, bei 18 Patienten = 3% behindert. Als die Hauptursache der Zehenbewegungseinschränkung fanden wir Durchblutungsstörungen, die wieder ihre Ursache meist in einer Distraktion hatten. Auch die 2 Fälle mit der Infektion der Bruchstelle nach Hautnekrosen zeigten Bewegungsbehinderung der Zehen.

Tabelle 4. *Beweglichkeit des unteren Sprunggelenkes*

| | | |
|---|---|---|
| frei | 323=61,6% | 393=75% (Durchschnitts-Alter 41 Jahre) |
| 1/4 behindert | 70=13,4% | |
| stärker behindert | 131=25% | 131=25% (Durchschnitts-Alter 53 Jahre) |

3/4 der Nachuntersuchten hatten ein freies unteres Sprunggelenk oder waren nur bis 1/4 behindert. Bei 1/4 aller Nachuntersuchten bestand eine stärkere Bewegungseinschränkung des unteren Sprunggelenkes. Der Einfluß des Alters ist in der Tabelle deutlich abzulesen. Das Durchschnittsalter der ersten Gruppe betrug 41 Jahre, bei der zweiten Gruppe 53 Jahre.

Tabelle 5. *Beweglichkeit des oberen Sprunggelenkes*

| | | |
|---|---|---|
| frei | 312=59,6% | 484=92% Durchschnitts-Alter 37 Jahre |
| bis 10° behindert | 172=32,8% | |
| über 10° behindert | 40= 7,6% | 40= 8% Durchschnitts-Alter 50 Jahre |
| Insgesamt | 524= 100% | |

Hier waren 92% der Nachuntersuchten mit einem Durchschnittsalter von 37 Jahren im oberen Sprunggelenk frei beweglich oder hatten nur eine Bewegungseinschränkung bis 10° und nur 8% mit einem Durchschnittsalter von 50 Jahren eine Bewegungseinschränkung über 10°.

Tabelle 6. *Beweglichkeit des Kniegelenkes*

| | |
|---|---|
| frei | 502=96% |
| leicht behindert | 22= 4% |
| Insgesamt | 524=100% |

Das Kniegelenk war bei 96% der Nachuntersuchten frei beweglich und nur bei 4% leicht behindert. Es betrug die Streckhemmung nie mehr als 5°, die maximale Beugehemmung betrug 20°.

Bei den 524 Nachuntersuchten hatten 489 = 93% keine *Verdrehung*, 53 = 7% zeigten eine Verdrehung. Meist handelt es sich dabei um eine Einwärtsrotation.

Diese Ergebnisse können nun noch durch die Auswertung der 480 auswärts behandelten und dadurch veraltet ins Unfallkrankenhaus gekommenen Fälle erhärtet werden. Man muß sich dabei aber im klaren sein, daß es sich bei diesen Patienten vor allem um eine negative Auslese handelt, bei denen während der Behandlung Schwierigkeiten auftraten oder auswärts ungünstige Ergebnisse erzielt wurden. Wir dürfen diese Resultate der konservativen Behandlung nur im Vergleich mit den auswärts behandelten operativen Fällen verwerten. Ich erwähne dies besonders, da diese Tabellen schon irrtümlich anders ausgelegt, als optimal zu erzielendes Ergebnis konservativer Behandlung gezeigt und eigenen operativen Fällen gegenübergestellt wurden.

Diese Zahlen sollen Ihnen aber vor allem noch eines vor Augen führen: Die konservative Behandlung ist *nicht so gefährlich*. Sie ist weiters in ihrem Verlauf nicht so endgültig und unabwendbar wie die operative. Ein verbogener oder verdrehter Unterschenkel kann bei entsprechender Kontrolle immer *ohne wesentliche Gefahr* für den Patienten korrigiert werden. Eine Diastase zwischen den Bruchstücken kann durch Verminderung des Extensionsgewichtes beseitigt werden. Die Korrektur einer schlechten Osteosynthese ist aber wesentlich gefahrvoller, aufwendiger und manchmal überhaupt nicht möglich. Die Infektion kann eine katastrophale Komplikation werden.

Tabelle 7. *Pseudarthrosen nach 480 alten geschlossenen Unterschenkelschaftbrüchen*

| | Geheilt | Pseudarthrosen | |
|---|---|---|---|
| konservative Behandlung | 406=94,8% | 22= 5,2% | 428=100% |
| operative Behandlung | 41=78,8% | 11=21,2% | 52=100% |
| Insgesamt | 447=93,1% | 33= 6,9% | 480=100% |

Hier lag bei den auswärts operativ behandelten Fällen die Zahl der Pseudarthrosen ungefähr 4mal höher als bei den konservativ behandelten.

Tabelle 8. *Infektionen nach 480 alten geschlossenen Unterschenkelschaftbrüchen*

| | Ohne Infektion | Mit Infektion | |
|---|---|---|---|
| konservative Behandlung | 424=99% | 4= 1% | 428=100% |
| operative Behandlung | 45=86,5% | 7=13,5% | 52=100% |
| Insgesamt | 469=97,7% | 11= 2,3% | 480=100% |

Hier zeigt sich ein *für den Patienten tragischer* Unterschied:

Die Operierten hatten eine 13mal so hohe Infektionsrate als die konservativ Behandelten. Soll man — und diese Ausführungen könnten dazu verleiten — auch heute prinzipiell und ausschließlich alle geschlossenen Unterschenkelschaftbrüche konservativ behandeln? Sicher nicht! Aber man sollte sich nach unserer Auffassung eine sehr *weise Zurückhaltung auferlegen* und nur Brüche operieren, bei denen die Operation bei genauer Berücksichtigung der Risiken erhebliche Vorteile für den Patienten bringt.

Es handelt sich um folgende *Bruchformen:*

1. manche halbe Drehbrüche,
2. unstabile Biegungsbrüche mit primär starker Seitenverschiebung und
3. Biegungsbrüche mit primärer Diastase und sogenannter „relativer" Distraktion.

*ad 1.* Man erkennt den halben Drehbruch am leichtesten im typischen Seitenbild. Die Schlußfraktur verläuft bei diesen Brüchen nicht in der Hinterfläche, sondern zum Teil auch in der medialen und lateralen Fläche und trifft hier auf den Schraubenbruch. Diese Brüche kann man so lange konservativ behandeln, als das ap Röntgenbild beim Außendrehbruch eine Verschiebung des peripheren Bruchstückes nach außen und beim Innendrehbruch nach innen zeigt. Ein Wandern dieses Bruchstückes beim Außendrehbruch nach innen und beim Innendrehbruch nach außen weist aber darauf hin, daß jetzt nicht mehr die Bruchflächen zueinander schauen, sondern voneinander weg und daß Corticalis an Corticalis liegt. Man muß bei Fortsetzung der konservativen Behandlung mit einer Pseudarthrose oder zumindest mit verzögerter Heilung rechnen.

*ad 2.* Beim unstabilen Biegungsbruch mit starker Seitenverschiebung kommt es trotz primärer Reposition in Extension häufig zu neuerlicher Dislokation. Es besteht dadurch die Gefahr einer Hautnekrose, verzögerter Heilungsbildung oder Pseudarthrose.

*Fall 5.* Beispiel für Operationsindikation bei unstabilem geschlossenen Unterschenkelschrägbruch. 54jähriger Automechaniker stürzt als Mopedfahrer, geschlossener Unterschenkelbiegungsschrägbruch rechts, Grenze proximales mittleres Drittel mit lateral vorderem Biegungskeil. Verschiebung um Drittelbreite nach außen und halbe Breite nach vorne, Valgus und Antekurvation. Am Unfalltag gedeckte Markdrahtung (2 Markdrähte). Das Röntgen zeigt Seitenverschiebung um Corticalisbreite nach hinten, Antekurvation von 5°, Verkürzung 5 mm. Nach 3 Wochen Anlegen eines Oberschenkelgehgipsverbandes, Gesamtfixation 12 Wochen. Röntgen nach $1^1/_2$ Jahren: Der Unterschenkelbruch ist ohne wesentliche Seitenverschiebung achsengerecht knöchern geheilt. Keine klinische Nachuntersuchung.

*ad 3.* Eine primäre Diastase mit Gesamtverlängerung des Schienbeins kommt dann zustande, wenn bei isolierten Schienbeinquerbrüchen Zacke auf Zacke steht. Von relativer Distraktion sprechen wir dann, wenn eine Diastase zwischen den Bruchstücken ohne Gesamtverlängerung des Schienbeins durch Verlagerung von Dreh- und Biegungskeilen nach proximal oder peripher entstanden ist.

*Fall 6.* Beispiel der Operationsindikation bei geschlossenem unstabilen Unterschenkelbiegungsbruch. 62jähriger Chauffeur wird am Weg von der Arbeit von einem PKW niedergestoßen. Geschlossener Unterschenkelschrägbruch rechts mit mehreren kleinen Biegungskeilen, Grenze mittleres peripheres Drittel mit Seitenverschiebung um Corticalisbreite nach medial und Drittelbreite nach hinten. Am Unfalltag Fersenbeinnagelextension mit 2 kg. Röntgen in Extension am nächsten Tag: Die Seitenverschiebung hat zugenommen und beträgt jetzt $^3/_4$ Schaftbreite nach medial und hinten. Deshalb gedeckte Markdrahtung und Belassen der Extension für 3 Wochen. Dann Oberschenkelgehgipsverband, Gesamtfixationsdauer 13 Wochen. *Röntgen* nach Anlegen des Gehgipsverbandes. Der Unterschenkel zeigt achsengerechte Stellung, 3 Markdrähte, Seitenverschiebung um Corticalisbreite nach medial, Verkürzung gemessen am Wadenbein 10 mm. Bei der Nachuntersuchung nach 2 Jahren keine Beschwerden, Gang normal. Geringe Schwellung, keine Verdrehung, Zehen frei, das untere Sprunggelenk halb behindert, oberes, Knie und Hüfte frei. Röntgen: Der Unterschenkelbruch ist mit Rekurvation von 3° knöchern geheilt.

Auch hier ist eine Operation zweckmäßig, und es kann bei Erzwingen der konservativen Behandlung zu stark verzögerter Heilung kommen. Wenn man mit dieser Indikationsstellung den geschlossenen Unterschenkelbruch operiert, wird man die „Problemfälle“ von der konservativen Behandlung ausschließen und so die Behandlungsergebnisse dieser Methode verbessern können.

Eine zu weite Indikationsstellung erhöht aber das Hauptrisiko der Behandlung unnötig. Dieses *Hauptrisiko* heißt aber auch heute noch *Infektion.* Es müßte doch zu denken geben, wenn man sich mancherorts schon mit dem Gedanken befaßt hat, eigene Behandlungsstätten für posttraumatische Osteomyelitis zu eröffnen. *Wir konnten die Gefahr der Infektion beim geschlossenen Unterschenkelbruch im Unfallkrankenhaus Wien XII bei den eigenen Fällen weitgehend vermeiden, weil wir sehr zurückhaltend die Operationsindikation gestellt haben.* (Es wurden nur ungefähr 10% der frischen geschlossenen Unterschenkelbrüche operiert.) Überlegen Sie bitte zum Abschluß noch folgende Zahlen:

In einer Sammelstatistik aus der Weltliteratur fanden wir bei 1089 Osteosynthesen von geschlossenen Unterschenkelschaftbrüchen 68 Infektionen (6%). Wir haben im Unfallkrankenhaus Meidling von 1957—1971 4094 geschlossene Unterschenkelschaftbrüche bei Erwachsenen zur Behandlung bekommen. Bei Operation aller dieser Brüche — und es besteht kein Zweifel darüber, daß man jeden geschlossenen Unterschenkelbruch operieren kann — hätten wir mit 245 Eiterungen rechnen müssen. Wir hätten unsere septische Abteilung, die 42 Betten hat, fast 6mal komplett belegen können. Diese Patienten wären monatelang stationär geblieben, sie wären zum Teil wie die Schwalben, nur nicht so glückbringend, alle Jahre wieder gekommen. So aber kennen wir die Eiterung nach geschlossenen Unterschenkelbrüchen bei eigenen Fällen fast nicht. Darüber sind wir, *vor allem aber unsere Patienten, glücklich.*

H. Hackstock, Linz

## Zur konservativen Behandlung von Unterschenkelbrüchen mit dem Sarmiento-Gips

*Technik, Ergebnisse*

Im Gegensatz zur stürmischen Entwicklung operativer Behandlungsmethoden hat die konservative Knochenbruchbehandlung von Unterschenkelbrüchen seit der von Lorenz Böhler geprägten klassischen Methode *keine neuen* Impulse erfahren.

Erst Augusto Sarmiento entwickelte ein neues Verfahren, das eine echte Alternative zur herkömmlichen Methode zu werden scheint. Er übertrug die bei der prothetischen Versorgung von Unterschenkelamputationen gewonnenen Erkenntnisse auf die Entwicklung eines funktionellen Gipsverbandes, der bei frei beweglichem Kniegelenk einen Unterschenkelbruch in gleicher Weise wie ein Oberschenkelgipsverband zu stabilisieren imstande ist.

Um die *Konstruktion* des Sarmiento-Gipses zu verstehen, zerlegen wir ihn geistig in 2 Teile. In einen peripheren Teil, der wie ein herkömmlicher Gehgipsverband mit Gehbügel gestaltet ist. Der proximale Anteil gleicht in seinem Aufbau einer PTB-Prothese. In ihm werden die Druckkräfte unter Umgehung der Fraktur auf die Tibia-Kondylen übertragen, wobei zusätzlich bei Bewegungen des Kniegelenkes und damit verbundener Anspannung des Lig. patellae und der Wadenmuskulatur eine zusätzliche Stabilität hinzukommt. *Die exakte Anmodellierung an den Tibia-Kondylen* gewährleistet einen festen Halt des proximalen Bruchfragmentes, welches durch die über die Oberschenkel-Kondylen hochgezogenen seitlichen Gipsflügel eine weitere Rotationssicherung erfährt.

Sarmiento veröffentlichte 1967 seine Methode zugleich mit den ersten Ergebnissen über 180 Fälle. Die wesentlichsten *Merkmale* sind:

Der frische Unterschenkelbruch wird in einem herkömmlichen Oberschenkelgipsverband bis zum Abschwellen ruhiggestellt. Auf eine Extension wird verzichtet. Am sitzenden Patienten wird rund $2^1/_2$ Wochen nach dem Unfall der — wie Sarmiento ihn nennt — below the knee total contact cast angelegt.

Sarmiento modelliert den Gips in 2 Teilen, wobei er zuerst den peripheren Anteil aushärten läßt. Damit erreicht er eine gewisse Extensionswirkung und verlängert dann den Gipsverband in der eingangs beschriebenen Weise bis zu den Oberschenkel-Kondylen hinauf. Eine Belastung des verletzten Beines wurde nach vollständigem Aushärten des Gipsverbandes erlaubt.

Sarmientos gute Ergebnisse bewogen uns, im Unfallkrankenhaus Linz im Rahmen eines Ärzteteams diese Methode zu erproben, wobei wir uns folgende Frage stellten:

Welche Vor- und Nachteile hat die Sarmiento-Methode gegenüber der bisher geübten konservativen Behandlung?

### *Zur Technik*

Wir haben Sarmientos Methode zwangsläufig etwas modifiziert, da wir mit Ausnahme der anatomisch reponierbaren und der nach Goetze operierten Brüche immer eine Fersenbeinnagelextension anlegten. *Nach* Abschwellen des Beines haben wir beim verschobenen Unterschenkelbruch den Sarmiento-Gips am liegenden Patienten bei 30° gebeugtem Kniegelenk unter Extension am Fersenbeinnagel anmodelliert. Das Kniegelenk kann, die Bruchstelle muß wegen der Verlängerung des Gipsverbandes mit einem Filmulinstreifen gepolstert werden. Wir modellieren zuerst den *proximalen* Anteil des Sarmiento-

Gipses mit einer vorderen und einer hinteren Gipslonguette und einer zusätzlichen queren Verstärkung über den Oberschenkel-Kondylen. Besonders *exakt* müssen die Konturen des Schienbeinkopfes der Oberschenkel-Kondylen und der Gastrognemius-Ansatz in der Kniekehle modelliert werden. Eine quere Delle verläuft über das Lig. patellae knapp oberhalb seines Ansatzes an der Tuberositas tibiae.

Nach Trocknen des proximalen Gipsteiles wird der Fußteil bei gleichzeitiger letzter Stellungskorrektur des Bruches angelegt. Anschließend wird der Gips im proximalen Anteil angezeichnet und so ausgeschnitten, daß der Patient noch am Gipstisch das Knie voll strecken und mindestens 20° über den rechten Winkel beugen kann. Der Extensionsnagel wird entfernt und ein Gehbügel angelegt. Nach Sarmientos Vorschlag haben wir unseren Patienten die Belastung des Beines ab sofort erlaubt, aber nicht erzwungen, und wie er festgestellt, daß die meisten Patienten nach 1—2 Wochen ohne Stockhilfe umhergingen.

Wir überblicken 101 mit dem Sarmiento-Gips behandelte Fälle, die bis Anfang September 1973 abgeschlossen waren. Von den 40 geschlossenen Unterschenkel-Brüchen waren 2 bimalleoläre Brüche und 6 distale Stauchungsbrüche, somit verbleiben dem Thema dieses Kongreßes gerecht werdend *32 geschlossene* Unterschenkel-Schaftbrüche Erwachsener. Unter diesen haben wir 12mal den Bruch primär anatomisch reponieren können und einen gespaltenen Oberschenkel-Gipsverband angelegt. Nach durchschnittlich 6,6 Tagen legten wir den Sarmiento-Gips an, der 11 Wochen getragen wurde. Die altersmäßig jüngste Gruppe zeigte auch die kürzeste Krankenstandsdauer.

14mal haben wir primär eine Fersenbeinextension angelegt und das Bein in herkömmlicher Weise auf einer Braunschen Schiene gelagert. 12,6 Wochen wurde der Gipsverband getragen, 5 Monate betrug die durchschnittliche Arbeitsunfähigkeit.

In 6 Fällen haben wir auch nach percutaner Drahtcerclage nach Goetze einen Sarmiento-Gips angelegt. Diese Patienten bekamen üblicherweise einen Oberschenkel-Gipsverband und durften erst nach 3 Wochen belasten. Hier konnten wir bereits nach 4,5 Tagen den Sarmiento-Gips anlegen, die Patienten nützten die Belastbarkeit weitgehend aus und waren im Durchschnitt nach 3,5 Monaten wieder arbeitsfähig. Der durchschnittliche Krankenhausaufenthalt betrug von oben nach unten 10, 15, 7 Tage.

Von den 32 hier beschriebenen geschlossenen Unterschenkel-Schaftbrüchen heilten 29 komplikationslos aus. In 3 Fällen kam es nicht zur erwarteten Heilung und diese 3 Fälle möchte ich Ihnen in Röntgen-Bildern demonstrieren:

16jähriger Schüler nach Mopedsturz: 14 Tage Fersenbeinnagelextension, 10 Wochen Sarmiento-Gips, Abschluß der Behandlung. 1 Monat später wegen Schmerzen wieder aufgenommen. Die gehaltenen Bilder beweisen den nicht konsolidierten Bruch. Fibula-Osteotomie, gedeckte autologe Spongiosaplastik und erneut Sarmiento-Gips für 3 Monate. Dann knöcherne Heilung des Bruches.

53jähriger Landwirt, Sturz vom Traktor: 7 Tage Fersenbeinextension, 20 Wochen Sarmiento-Gips. Zunächst Abschluß der Behandlung bei voller Arbeitsfähigkeit in dem auf der rechten Bildseite gezeigten Zustand. $^1/_2$ Jahr später, fast genau zum Zeitpunkt der geplanten Routine-Kontrolle Refraktur nach Bagatelltrauma mit praktisch gleichem Zustand wie zuvor.

17jähriger Schüler, Mopedsturz: Primär Reposition der Fraktur, Fersenbeinnagel-Extension und Oberschenkel-Gipsverband gespalten. Nach 23 Tagen Sarmiento-

Gips für 22 Wochen. Keine knöcherne Heilung. Fibula-Osteotomie und Phemister-Spanbeilage. Diese Fraktur benötigte weitere 4 Monate zur knöchernen Heilung.

Nach den schlechten Ergebnissen auch 2 gute Fälle:

23jähriger Monteur, Schisturz: 8 Tage Fersenbeinextension, 12 Wochen Sarmiento-Gips, $3^1/_2$ Monate später voll arbeitsfähig im alten Beruf. Das Bild rechts zeigt die Fraktur $^1/_2$ Jahr nach Abschluß der Behandlung.

30jähriger Landwirt, der sich bei der Waldarbeit diesen Bruch zuzog: 12 Tage Fersenbeinextension, 12 Wochen Sarmiento-Gips. Das Bild rechts zeigt den Zustand bei Abschluß der Behandlung. Am Tage der Röntgenaufnahme — mittleres Bild — wurde die folgende Aufnahme gemacht, die den reichlichen Gebrauch des Gipsverbandes bei diesem Landwirt dokumentiert.

*Zusammenfassend* stellen wir fest:

1. Die Stabilität eines Oberschenkel-Bruches ist mit dem Sarmiento-Gips genauso gewährleistet wie mit einem Oberschenkelgipsverband.

2. Nachteilig empfanden wir den höheren personellen Aufwand.

3. An Vorteilen bietet der Sarmiento-Gips eine schnellere Mobilisierung des Patienten durch die freie Kniebeweglichkeit, eine Verkürzung der Liege- bzw. Extensionszeit und ganz wesentlich: eine Verkürzung des stationären Krankenhausaufenthaltes.

H. Jahna, H. Lenz und E. Tipold, Wien

## Nachuntersuchungsergebnisse von 122 geschlossenen Unterschenkeldrehbrüchen mit Drehkeilen bei konservativer Behandlung

Lassen Sie uns jetzt über die Nachuntersuchungsergebnisse von 100 Unterschenkeldrehbrüchen mit einem oder mehreren Drehkeilen berichten, die nach unserer Meinung *nur konservativ* behandelt werden sollten.

Wir sind bei der Auswahl der Fälle so vorgegangen, daß wir von den geschlossenen Unterschenkelfrakturen, die ab 1966 im Unfallkrankenhaus Wien XII behandelt wurden, die Drehbrüche mit einem oder mehreren Drehkeilen heraussuchten. Es wurden von diesen Fällen lückenlos so lange Verletzte vorgeladen, bis 100 zur Nachuntersuchung erschienen waren. Dabei haben wir neben einer genauen klinischen Untersuchung und Normalröntgenbildern auch Orthogramme beider Unterschenkel gemacht. So konnte röntgenologisch genau die Verkürzung gemessen werden.

Es mußten 168 Patienten vorgeladen werden, bis wir 100 Nachuntersuchte hatten.

Man kann aus dieser Tabelle ersehen, daß Drehbrüche mit *einem* Keil überwiegen (74 Fälle) und daß die Hauptlokalisation bei den Brüchen mit einem und zwei Keilen das mittlere Unterschenkeldrittel ist, bei den Brüchen mit mehreren Keilen das distale Drittel.

### *Behandlungsart*

Nur 3 Verletzte mit Drehbrüchen und einem Keil ohne Seitenverschiebung wurden im Oberschenkelgipsverband allein behandelt, bei 97 Verletzten wurde

Tabelle 1. *Aufteilung-Bruchlokalisation 100 geschlossene Unterschenkeldrehbrüche mit Keilen*

| Bruchlokalisation | 1 Keil | 2 Keile | Mehr als 2 Keile | Zusammen |
|---|---|---|---|---|
| proximales Drittel | 1 | 1 | — | 2 |
| mittleres Drittel | 51 | 12 | 2 | 65 |
| distales Drittel | 22 | 5 | 6 | 33 |
| Insgesamt | 74 | 18 | 8 | 100 |

Tabelle 2. *Stationäre und ambulate Behandlungsdauer bei 100 geschlossenen Unterschenkeldrehbrüchen mit Keilen*

| | 74 Brüche mit 1 Keil | 18 Brüche mit 2 Keilen | 8 Brüche mit mehr als 2 Keilen | Durchschnittliche Dauer |
|---|---|---|---|---|
| stationär in Tagen | 22,0 | 23,3 | 27,5 | 22,6 |
| ambulant in Tagen | 116,1 | 123,9 | 184,6 | 120,6 |

Die durchschnittliche Behandlungsdauer der 100 Unterschenkelbrüche mit Drehkeilen betrug stationär 22,6 Tage, ambulant 120,6 Tage. Man kann an dieser Tabelle gut das Ansteigen der stationären und ambulanten Dauer von Fällen mit einem Keil bis zu den Fällen mit mehr als 2 Keilen ablesen.

Tabelle 3. *Festigungszeit in Wochen*[a] *bei 100 geschlossenen Unterschenkeldrehbrüchen mit Keilen*

| 74 Brüche mit 1 Keil | 18 Brüche mit 2 Keilen | 8 Brüche mit mehr als 2 Keilen | Durchschnittliche Dauer |
|---|---|---|---|
| 12,3 Wochen | 13,1 Wochen | 14,3 Wochen | 12,6 Wochen |

[a] Festigungszeit = Dauer der Extension und Dauer der Gipsfixation zusammen

eine Fersenbeinnagelextension (2—3 kg) für 3 Wochen und dann ein Oberschenkelgipsverband angelegt.

Es muß an dieser Stelle besonders darauf hingewiesen werden, daß die Bruchfestigkeit bei einem Drehbruch nicht nur nach dem Röntgenbild beurteilt werden darf, sondern daß die Beurteilung vor allem von einer genauen klinischen Untersuchung (Fehlen stärkerer Schwellung, Fehlen von Biegungs- und Druckschmerz der Bruchstelle) abhängig ist.

*Amputationen und Infektionen*

Von den Verletzten, die zur Nachuntersuchung vorgeladen wurden, hat niemand amputiert werden müssen. Da nicht operiert wurde, kam es auch zu keiner Infektion. Auch eine stärkere Infektion der Fersenbeinnageleinschlagstelle, die einen chirurgischen Eingriff notwendig gemacht hätte, wurde nicht beobachtet.

*Nachuntersuchungsergebnisse*

Die Nachuntersuchung erfolgte bei den 100 Verletzten im Durchschnitt 3,8 Jahre nach dem Unfall.

*Verzögerte Knochenheilung und Pseudarthrosen*

Eine sekundäre Operation wegen verzögerter Knochenbruchheilung oder Pseudarthrose war *nicht* notwendig. Nur bei einem Fall eines isolierten Schienbeinbruches im distalen Drittel mit einem Keil wurde wegen starker Varusstellung, die sich in Extension nicht ganz ausgleichen ließ, am 3. Tag nach dem Unfall vorbeugend eine Fibulaosteotomie durchgeführt. Bei 4 Fällen kann man von einer verzögerten Heilung sprechen, da 2 davon 20 Wochen und die beiden anderen 22 Wochen bis zur Heilung brauchten. Es ist interessant, daß alle 4 Verletzten bei der Nachuntersuchung beschwerdefrei waren und ein frei bewegliches oberes Sprunggelenk hatten, lediglich das untere Sprunggelenk war bei 3 von ihnen je $^{1}/_{3}$ behindert. (Die drei Verletzten waren zur Zeit des Unfalles 50, 45 und 34 Jahre alt.)

Tabelle 4. *Beschwerden bei den 100 geschlossenen Unterschenkeldrehbrüche mit Keilen*

| | 1 Keil | 2 Keile | Mehr als 2 Keile | Zusammen |
|---|---|---|---|---|
| keine | 65 (35,4) | 13 (34,7) | 7 (38,7) | 85 (35,6) |
| geringe | 9 (42,3) | 5 (45,2) | 1 (42) | 15 (43,2) |
| Insgesamt | 74 (36) | 18 (37,6) | 8 (39) | 100 (36,6) |

*Die Zahlen in Klammern geben das Durchschnittsalter beim Unfall an*

85 Verletzte waren völlig beschwerdefrei und nur 15 hatten zeitweise geringe Schmerzen (Wetterfühligkeit im Bereich des Bruches, Ziehen im Bruchbereich nach längerer Belastung etc.). Das Durchschnittsalter der Verletzten mit geringen Beschwerden lag beim Unfall mit 42 Jahren 7 Jahre über dem der Verletzten ohne Beschwerden (34,9 Jahre).

*Beweglichkeit*

Zehen, Knie und Hüfte waren bei allen 100 Nachuntersuchten frei beweglich. Bei 22 Verletzten war das untere Sprunggelenk $^{1}/_{3}$ bzw. $^{1}/_{2}$ behindert. Das Durchschnittsalter lag bei diesen Fällen um 10 Jahre höher (44 Jahre) als bei den Verletzten mit frei beweglichem unteren Sprunggelenk (34,4 Jahre). Es muß noch erwähnt werden, daß nur den wenigsten Verletzten diese Behinderung

Tabelle 5. *Beweglichkeit im unteren Sprunggelenk bei 100 geschlossenen Unterschenkeldrehbrüchen mit Drehkeilen. (Die Zahlen in Klammern geben das Durchschnittsalter zur Zeit des Unfalles an)*

| | 1 Keil | 2 Keile | mehr als 2 Keile | Zusammen |
|---|---|---|---|---|
| frei | 62 (34,3) | 13 (34,3) | 3 (36) | 78 (34,4) |
| $^{1}/_{3}$ behindert | 11 12 | 4 5 | 3 5 | 18 22 |
| $^{1}/_{2}$ behindert | 1 (45,1) | 1 (46,2) | 2 (41) | 4 (44,4) |
| Insgesamt | 74 (36) | 18 (37,6) | 8 (39,1) | 100 (36,6) |

bewußt war und sie nur bei der klinischen Untersuchung gefunden werden konnte.

*Beweglichkeit im oberen Sprunggelenk*

Nur bei einem 58jährigen mit einem Drehbruch mit 2 Keilen im mittleren Unterschenkeldrittel und einer ins obere Sprunggelenk reichenden Drehfissur war bei der Nachuntersuchung nach $4^{1}/_{2}$ Jahren das obere Sprunggelenk 20° behindert.

Bei allen anderen war das obere Sprunggelenk frei beweglich. Der Gang war unauffällig. Sie übten alle ihren alten Beruf aus und sind, wenn es sich um Schifahrer handelte, meist schon in der nächsten Schisaison wieder auf den Brettern gestanden. *Wir glauben, daß damit der Beweis erbracht ist, daß der Oberschenkelgipsverband keine dauernden Bewegungseinschränkungen verursacht.*

Tabelle 6. *Achsenknickung bei 100 geschlossenen Unterschenkeldrehbrüchen mit Keilen*

| | 1 Keil | 2 Keile | Mehr als 2 Keile | Zusammen |
|---|---|---|---|---|
| keine | 61 | 14 | 6 | 81 |
| bis 5° | 13 | 4 | 2 | 19 |
| Insgesamt | 74 | 18 | 8 | 100 |

Nur 19 Verletzte hatten bei der Nachuntersuchung im Röntgenbild eine Achsenknickung von 5°. 81 zeigten gerade Achse in beiden Ebenen. Da sich die geringe röntgenologische Abweichung von 5° klinisch *nicht* bemerkbar macht, waren auch alle mit ihren geraden Beinen sehr zufrieden.

*Verdrehungen*

Nur ein Verletzter hatte eine Einwärtsrotation von 10—15°. Alle übrigen 99 zeigten keine Verdrehung. Wir geben zu, daß die Vermeidung eines Drehfehlers beim Gipsen (besonders leicht kommt es zu einer Einwärtsrotation) nicht leicht ist und Übung und Erfahrung erfordert. Wir sind deshalb besonders stolz auf dieses Ergebnis und führen es darauf zurück, daß im Unfallkrankenhaus Meidling von 38 Ärzten 24 Fachärzte sind und daher ein Unterschenkelbruch nur von einem Arzt mit entsprechender Erfahrung versorgt wird.

Tabelle 7. *Seitenverschiebung bei 100 geschlossenen Unterschenkeldrehbrüchen mit Keil (Zahlen in Klammern sind Fälle mit primärer Seitenverschiebung)*

| | | |
|---|---|---|
| keine | 26 (9) | 81 (54) |
| Corticalisbreite | 55 (45) | |
| $^1/_2$ Schaftbreite | 18 (41) | 18 (41) |
| $^3/_4$ Schaftbreite | 1 ( 5) | 1 ( 5) |

81 Verletzte hatten somit im Röntgenbild bei der Nachuntersuchung keine oder nur eine Verschiebung um Corticalisbreite, 18 eine Seitenverschiebung bis halbe Schaftbreite und nur 1 Fall hatte eine Seitenverschiebung um $^3/_4$ Schaftbreite (50jährige Ledersteppeirin, Sturz beim Schifahren, Unterschenkelbruch links im mittleren Drittel mit einem Keil, bei der Nachuntersuchung keine Beschwerden, freie Beweglichkeit aller Gelenke).

Wenn auch in diesem Fall die bei der Nachuntersuchung 57jährige die leichte Vorwölbung in der Unterschenkelmitte nicht störte, so sollte man doch danach trachten, Seitenverschiebungen um *mehr* als halbe Schaftbreite zu vermeiden, da sie kosmetisch nicht gleichgültig sind.

Tabelle 8. *Verkürzung — Orthogramm bei 100 geschlossenen Unterschenkeldrehbrüchen mit Keilen*

| | 1 Keil | 2 Keile | Mehr als 2 Keile | zusammen |
|---|---|---|---|---|
| bis 5 mm | 41 | 6 | 4 | 51 |
| 6—10 mm | 27 | 11 | 3 | 41 |
| 11—15 mm | 6 | 1 | 1 | 8 |
| Insgesamt | 74 | 18 | 8 | 100 |

Bei 51 Verletzten war der Unterschenkel im Röntgenbild bis 5 mm verkürzt, 41 hatten eine Verkürzung bis 10 mm und nur 8 bis 15 mm (3 Fälle mit 15, 1× 14 und 1× 13 mm). Keiner der 8 Patienten gab bei der Nachuntersuchung Beschwerden an.

*Zusammenfassung*

In der Zusammenfassung die Ergebnisse noch einmal in einer kurzen Übersicht:

*Ergebnisse von 100 geschlossenen Unterschenkeldrehbrüchen mit Keilen*

| | |
|---|---|
| Infektionen (Knocheneiterungen) | 0 |
| Amputationen | 0 |

| | |
|---|---|
| durchschnittliche Dauer der stationären Behandlung | 3 Wochen |
| durchschnittliche Dauer der ambulanten Behandlung | 17,1 Wochen |
| Festigungszeit | 12,6 Wochen |
| Pseudarthrosen | 0 |
| Operationen wegen verzögerter Heilung | 0 |
| freie Kniegelenksbeweglichkeit | 100 |
| freie Beweglichkeit des oberen Sprunggelenkes | 99 |
| freie Beweglichkeit des unteren Sprunggelenkes | 78 |
| klinisch Unterschenkel gerade | 100 |
| Röntgen: 81 achsengerecht, | |
| 19 Knickung bis 5° | |
| keine Verdrehung | 99 |

Da diese Ergebnisse so günstig waren, werden wir im Unfallkrankenhaus Wien XII die geschlossenen Unterschenkelbrüche mit Keilen auch in Zukunft *konservativ* behandeln.

F. Koch und H. Krahl, Heidelberg

## Eine neuartige Behandlungsmöglichkeit von Unterschenkelbrüchen mit einem funktionellen Unterschenkelgipsverband

Das *Idealziel* jeder Frakturbehandlung würde ich wie folgt formulieren: Nach Abschluß der Knochenbruchheilung sollte die Beweglichkeit der angrenzenden Gelenke frei, die muskuläre Leistungsfähigkeit regelrecht sein. Dieses Idealziel wird bei der bislang geübten konservativen Frakturenbehandlung nur unvollkommen erreicht. Stets ist nach knöcherner Ausheilung der Fraktur ein gewisser Zeitraum krankengymnastischer und physikalischer Nachbehandlung vorbehalten, während dem die durch die meist vielwöchige Gipsruhigstellung teilversteiften Gelenke mobilisiert und die Muskeln auftrainiert werden müssen. Daraus aber resultiert eine oft mehrwöchige Verlängerung der Krankheitsdauer.

Auf der Suche nach einer Verkürzung der Behandlungszeit speziell bei den Unterschenkelfrakturen stießen wir vor einiger Zeit auf Arbeiten von Sarmiento, der erstmalig in den 60er Jahren ein neuartiges Vorgehen bei der Behandlung von Unterschenkelbrüchen einführte. Die von Sarmiento inaugurierte Methode basiert auf dem Prinzip der PTB-Prothese. In der PTB-Prothese wird das Körpergewicht, ohne die Stumpfspitze zu belasten, von der Patellasehne, von dem medialen und lateralen Tibiaplateau und von den Weichteilen in der Kniekehle voll getragen. Durch konsequentes Übertragen dieser Konstruktionsprinzipien auf die Verbandanordnung bei Unterschenkel-Brüchen gelang es, Unterschenkelfrakturen *ohne* Knieruhigstellung und *ohne* Liegezeit zur Ausheilung zu bringen. Die von Sarmiento mitgeteilten Ergebnisse ermutigten mich, eine Serie von Patienten in dieser Weise zu versorgen (Abb. 1).

Es ist unser Bestreben, den Gipsverband nach erfolgter Unterschenkelfraktur so früh wie möglich anzulegen, um einer voluminösen Anschwellung der Glied-

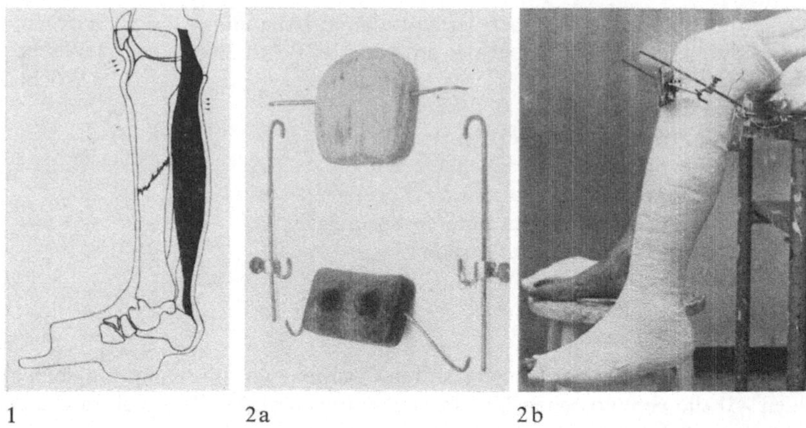

1 2a 2b

Abb. 1. Schema für einen PTB-Gips in Seitenansicht

Abb. 2a und b. Von uns konstruiertes Hilfsmittel zum Anlegen des Gipsverbandes. Auf Abb. 2b ist das Hilfsmittel in situ. Ventralseitig befindet sich das Brettchen mit den 2 Höckern zur Markierung der parapatellaren Gruben, in der Kniekehle das plane Brettchen

maße vorzubeugen. Eine Narkose ist nur in den seltensten Fällen erforderlich. In den meisten Fällen genügt eine Bruchspaltanaesthesie sowie die Verabreichung eines Tranquilizers, um die Fraktur zu reponieren und einzugipsen. Dazu setzen wir die Patienten auf den Gipstisch und lassen die frakturierte Extremität herunterhängen. Die eigene Schwere des Beines bedingt eine milde Extension. Nach etwa 20—30 min wird dann unter Bildwandlerkontrolle die Reposition vollzogen, nachdem zuvor ein Gazestrumpf über das Bein gezogen worden ist. Prominente Knochenpartien im Bereich des Tibiakopfes und an den Knöcheln werden dünn abgepolstert, anschließend wird der Gipsverband im Sitzen angelegt. Hierbei ist streng darauf zu achten, daß der Gips häufig glatt gestrichen und möglichst eng anmodelliert wird, um ein späteres Abweichen der Fragmente zu verhindern. Insbesondere das häufige Glattstreichen in Unterschenkellängsachse entlang der ventralen Tibiafläche ist von wesentlicher Bedeutung. Nach Anwickeln von 2—4 Cellonagipsbinden wird der entscheidende proximale Gipsanteil modelliert. Zur Erleichterung dieses Vorganges haben wir uns ein kleines Hilfsmittel konstruiert, das aus 2 Brettchen besteht, die mittels zweier Klemmen miteinander befestigt werden können. Im ventralen Brettchen finden sich für die neben der Patellasehne befindlichen parapatellaren Gruben 2 Vortreibungen, die natürlich exakt eingesetzt werden müssen, während wir dorsalseitig ein flaches Brettchen verwenden. Nach Anlegen dieser beiden Hilfsmittel werden sie mit 2 Schraubklemmen kräftig komprimiert. Hierdurch kommt es zu einer Abflachung der in der Kniekehle befindlichen Gipsanteile, wie wir dies auch von der PTB-Prothese kennen, während ventralseitig die Druckbänkchen für die spätere Belastung geformt werden. Der Vorteil dieser kleinen Hilfsmittel ist der, daß man praktisch *ohne* Hilfe einen solchen Gips anlegen kann (Abb. 2a und b).

Während der Abbindphase des Gipses wird nun mit den freien Händen am Tibiakopfmassiv modelliert, so daß auch hier der Gips eng anliegt. Nach erfolgter Röntgenkontrolle und Korrektur gegebenenfalls verbliebener Achsenfehler wird der Gips jetzt zu einem Gehgips komplettiert und entsprechend ausgeschnitten. Nach 24 Std wird dem Verletzten gestattet, aufzustehen und nach eigenem Belieben das verletzte Bein im Gipsverband zu belasten. Nach unseren Erfahrungen laufen praktisch alle Patienten nach etwa 14 Tagen bis spätestens 3 Wochen ohne Stockstützen und belasten das frakturierte Bein voll. Durch die beschriebene Verbandanordnung gelingt es, während der Standbeinphase den Belastungsdruck vom Boden auf das proximale Tibiaende zu übertragen unter weitgehender Umgehung der Fraktur. Die annähernd dreieckige Form des oberen Gipsendes in der Aufsicht sowie die über die Femurkondylen hochgezogenen seitlichen Gipsbacken verhindern eine Rotation sowie eine Verkürzung der Fragmente.

Über eine interessante Studie berichteten 1970 Sakurai u. Mitarb. Durch Druckmessungen innerhalb eines solchen PTB-Gipses konnten sie nachweisen, daß bei exakt modelliertem Gipsverband und voller Körperbelastung nur etwa 1—2% des Körpergewichtes im Bereich der Fußsohle gemessen wurden.

Wir haben nach dieser Methode bisher 88 Unterschenkelbrüche behandelt. Unter diesen befanden sich Quer-, Schräg-, Dreh-, Stück- sowie Trümmerbrüche in allen Höhen des Unterschenkels. Keine Berücksichtigung fanden die Tibiakopfbrüche und die subkapitalen Tibiafrakturen sowie die Sprunggelenksfrakturen. In 5 Fällen mußte die Behandlung abgebrochen werden: 3mal handelte es sich um sehr adipöse Patienten, bei denen es trotz lege artis angelegtem Gipsverband im Verlauf der Behandlung rezidivierend zu Achsenabweichungen kam, was darauf zurückzuführen ist, daß wegen des enormen Weichteilpolsters eine exakte Stabilisierung von außen nicht möglich war; in 2 Fällen kam es zu einer verzögerten Bruchheilung, in beiden Fällen mußte einmal nach 19, einmal nach 20 Wochen eine Fibulaosteotomie durchgeführt werden. Nach dieser Fibulaosteotomie kam es zum komplikationslosen Ausheilen des Bruches.

Gröbere Achsenabweichungen mußten wir in 2 Fällen beobachten, wobei die Achsenabweichung in einem Fall 10°, im anderen Fall 15° im Rekurvationssinne betrug.

75 Unterschenkelbrüche heilten achsengerecht, bei weiteren 6 kam es zu Achsenabweichungen bis 5°.

Eine nennenswerte Verkürzung der Heilungszeit wird durch dieses Vorgehen nicht erreicht. Die kürzeste Heilungszeit betrug 8, die längste 22 Wochen.

Die *Vorteile* dieser Behandlungsmethode gegenüber den sonst gängigen konservativen Behandlungsverfahren liegen auf der Hand: Durch die erhaltene Kniegelenksbeweglichkeit bleibt der M. quadriceps kräftig. Die sonst beobachtete Weichteilatrophie fehlt; die darüber hinaus immer wieder beobachtete Kalksalzminderung an Kniegelenk, Unterschenkel und Sprunggelenk war lange nicht so deutlich ausgeprägt. Alle diese Tatsachen weisen auf annähernd normale Stoffwechselverhältnisse im Bereich der verletzten Extremität hin, die ja zwanglos durch die frühzeitige Belastung erklärbar sind.

Abschließend und zusammenfassend ist festzustellen, daß das hier vorgetragene Behandlungsverfahren bei Unterschenkelbrüchen zwar keine schnellere Bruchheilung zeitigt, daß aber die unter konservativer Behandlung stets zu beobachtenden unangenehmen Folgeerscheinungen wie Gelenkkontrakturen, Muskelatrophien sowie dystrophische Veränderungen an der immobilisierten Gliedmaße vermieden werden können, ohne daß das Behandlungsergebnis im Vergleich zu den übrigen gängigen Verfahren gefährdet wäre.

T. Krezel, Krakau

**Eigene Modifikation einer konservativen Behandlung von geschlossenen Spiralfrakturen des Unterschenkelschaftes**

Die Mannigfaltigkeit der Behandlungsmethoden von geschlossenen Spiralfrakturen des Unterschenkelschaftes lassen dieses Problem weiterhin offen und aktuell.

Häufige Hinweise gegen eine operative Frakturbehandlung, sowie auch die oft beobachteten Komplikationen während des postoperativen Verlaufes haben mich bewogen, eine solche Art der konservativen Behandlung zu suchen, die gute Erfolge sowohl bezüglich anatomischer Stellung, als auch in funktioneller Hinsicht ergibt. Auf diese Beobachtungen gestützt, habe ich vom Jänner 1955—1970 an der Abteilung der Unfallklinik der Rettungstation in Kraków eine eigene Modifikation der konservativen Behandlung von geschlossenen Spiralfrakturen des Unterschenkelschaftes angewendet, welche eine sekundäre Verschiebung der Bruchstücke und Achsenknickungen verhindert, die notwendige Verkürzung bewahrt und den Kranken vor einem operativen Eingriff schützt.

Die Behandlung setzt sich aus 4 Phasen zusammen und sieht den Gipsverband als eine Serie von Verbänden an.

Die 1. Phase: Um die Einrichtung der Bruchstücke zu erleichtern und vor Rotationsverschiebungen zu sichern, werden Hüft-, Knie- und Sprunggelenke durch einen zweiteiligen Gipsverband ruhiggestellt. Der erste Teil des Gipsverbandes wird um das Kniegelenk, das auf 90° gebeugt ist, der zweite Teil um das Sprunggelenk, das in 105° steht, angelegt. Dadurch wird die Spannung der Streck- und die der kräftigen Beugemuskeln gelockert. Die Einrichtung und das Festhalten der Fraktur in einem anmodellierten, gepolsterten, zweiteiligen Gipsverband erfolgt durch Anlegen eines indirekten Zuges mit Hilfe einer Böhler-Schiene oder in der Sitzposition. Auf diese Weise reduzieren wir die 4 beweglichen Punkte: das Sprunggelenk, die frakturierte Stelle, das Knie- und das Hüftgelenk zu nur einem beweglichen Punkt, das ist die Bruchstelle. Eine solche Fixation ergibt die Möglichkeit, die Bruchstücke auf leichte und sichere Weise einzurichten. Nach dem Erhärten des Gipsverbandes verbleibt dieser 3—4 Wochen. Der Patient behält dabei volle Bewegungsfreiheit und kann sogar, auf Krücken gestützt, gehen.

In der 2. Phase lege ich einen anmodellierten Gipsverband, der bis zum Knie reicht, an und bringe das Kniegelenk in Streckstellung. Nach der Extension des

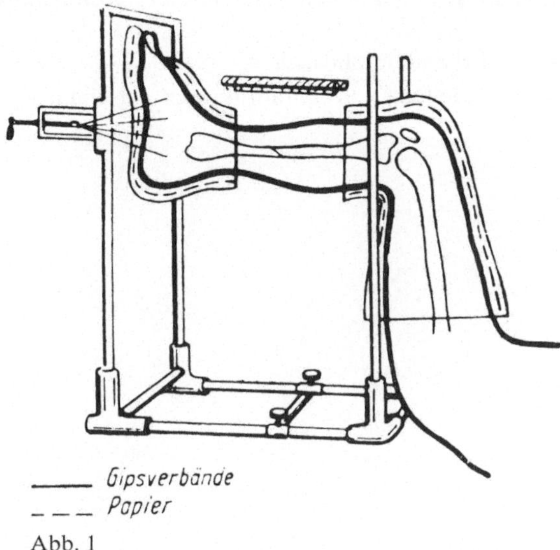


Abb. 1

Unterschenkels wird der Gipsverband bis zur Gesäßfalte verlängert und ein Gehbügel angelegt. Die Dauer der Ruhigstellung beträgt ungefähr 4—5 Wochen. Isometrische Übungen und Muskelbewegungen im Gipsverband werden durchgeführt.

In der 3. Phase wird der Oberschenkelgipsverband durch einen Unterschenkelgehgips für weitere 4 Wochen ersetzt.

In der 4. Phase, nach der Abnahme des Gehverbandes, setzt eine ergänzende Nachbehandlung ein.

Während 15 Jahren wurden an 900 Patienten klinische und radiologische Kontrollen durchgeführt, die folgende *Ergebnisse* zeigten:

Es waren 211 Frauen und 689 Männer im Alter von 8—73 Jahren, die alle Arten von Spiralfrakturen hatten. Die Ergebnisse waren sehr gut oder gut.

*Gruppe 1.* 835 Verletzte hatten eine volle Beweglichkeit der Gelenke, eine normale Gehleistung. Die Bruchheilung erfolgte in 3—5 Monaten. Das Röntgenbild ergab entweder eine anatomische Stellung oder eine minimale Parallelverschiebung bei achsengerechter Stellung und einer Verkürzung unter 10 mm.

*Gruppe 2.* 65 Verletzte mit den gleichen Ergebnissen nur mit einer 4—6 monatlichen Behandlungszeit und einer Verkürzung bis zu 15 mm, wobei die Verletzten jedoch keine orthopädischen Einlagen gebrauchten. Komplikationen wurden keine beobachtet.

Besondere *Vorteile* dieser Behandlungsmethode sind:

1. Ihre leichte und sichere Anwendungsmöglichkeit, die Rotationsverschiebungen vollkommen ausschließt.

2. Kein operativer Eingriff, somit keine Gefahr einer postoperativen Infektion und dadurch

3. Verringerung der Behandlungskosten.

4. Das Erreichen der Heilung von Spiralfrakturen auf einfache, konservative, chirurgische Art.

# *Halboffene Methoden*

H. Möseneder und D. Fink, Salzburg

## Die subcutane Drahtcerclage des Unterschenkels

Die subcutane Drahtumschlingung des Schienbeines wurde bereits 1933 von Goetze erstmals angegeben. Nach Einführung des Röntgenbildverstärkers in die Knochenbruchbehandlung fand die schon weitgehend in Vergessenheit geratene Methode wieder breiteren Raum. Es handelt sich dabei nach unblutiger Einrichtung des Schienbeines um eine Drahtumschlingung desselben *ohne breitere* Eröffnung des Bruchraumes. Jede Drahtschlinge wird von zwei bis 1 cm langen Stichincisionen um den Knochen geführt und mit dem Drahtspanndriller festgezurrt. Der Bruch erfordert zusätzlich eine Fixation des Beines im Oberschenkelgips. Eine nachträgliche Verschiebung der Fragmente bei richtiger Anwendung der Methode ist nicht möglich. Zweckmäßig wird die Operation in Allgemeinnarkose durchgeführt. Es kann aber auch in gegebenen Fällen in Lokalanaesthesie operiert werden. Wir führen den Eingriff als Notfalloperation sofort nach der stationären Aufnahme durch, da der zeitliche Abstand zwischen Unfall und Operation möglichst *kurz* gehalten werden soll. In einzelnen Fällen haben wir auch noch später, bis 8 Tage nach dem Unfall, operiert. Die subcutane Drahtumschlingung ist einfach und die Operationsdauer kurz. Beschriebene Komplikationen, wie Anschlingen der A. tibialis, haben wir nie gesehen. Bettruhe ist bis zur Abschwellung der Weichteile einzuhalten. Eine weitere Entlastung des Beines und somit Gehen mit Stützkrücken ist für weitere 3—4 Wochen zweckmäßig. Dabei haben wir nie ein Abreißen der Drahtschlingen gesehen. Anschließend kann das Gipsbein bis zur Bruchheilung voll belastet werden. 3 Monate nach der Operation sollen die Drahtschlingen wieder entfernt werden. Falls der Bruch zu dieser Zeit noch nicht geheilt ist, muß wieder ein Oberschenkelgips angelegt werden.

Als Haupt*indikation*sgebiet für die Goetzedrahtnaht gilt der Drehbruch mit und ohne Ausbruch von Drehkeilen. Weniger geeignet sind die Biegungs- und Trümmerbrüche. Als Faustregel könnte man die Forderung aufstellen, daß die Bruchlänge mindestens eineinhalb bis das Zweifache des Knochenquerschnittes betragen soll, um eine ausreichende Fixation mit den Drahtschlingen zu erreichen.

Nachweisliche Ernährungsstörungen des Knochens auf Grund der Cerclagen konnten wir nie sicher feststellen. Es war jedoch in 3 von 198 Fällen ein überschüssiger Callus vorhanden. Ob dies mit einer Unverträglichkeit des Drahtes zusammenhängt, es sich um eine ungenügende Fixation oder um infizierte Drähte handelt, konnte bisher nicht nachgewiesen werden. Nach Entfernung der Drähte ging die Bruchheilung glatt vor sich. In 6 Fällen war eine primäre Bruchheilung zu verzeichnen (Abb. 1 und 2).

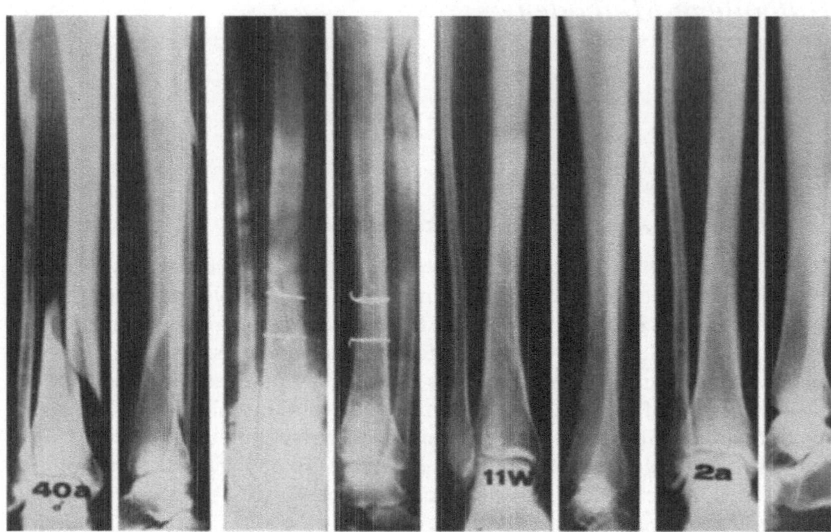


Abb. 1. E.F. 40a, Arbeitsunfall. Offene Impression des Stirnbeines und geschlossener Unterschenkel-Bruch. Am Unfalltag heben der Impression mit Duranaht etc. Goetzedrahtnaht. — 26 Tage stationär — 11 Wochen Oberschenkel-Gips. 5 Monate Krankenstand als Angestellter. — Nachuntersuchung nach 2 Jahren: Geringe subjektive Beschwerden bei freier Beweglichkeit der Beingelenke

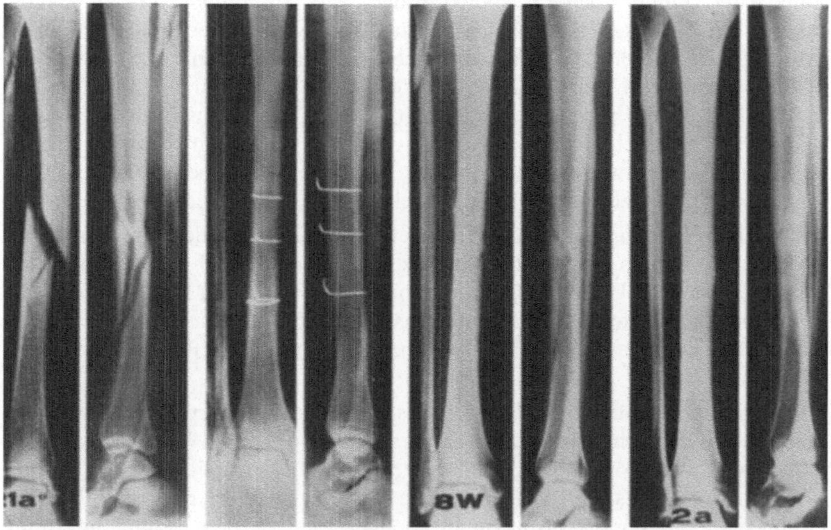


Abb. 2. A.E. 21a, Skiunfall. Am Unfalltag Goetzedrahtnaht. 6 Tage stationär. 8 Wochen Oberschenkel-Gips. 3 Monate Krankenstand als Friseuse. Nachuntersuchung nach 2 Jahren: Subjektiv beschwerdefrei und freie Gelenksbeweglichkeit

In den Jahren 1970/1971 wurden in 5 Unfallkrankenhäusern Österreichs insgesamt 198 Unterschenkelbrüche mit der Goetzedrahtnaht behandelt:

Die Behandlungsdauer betrug durchschnittlich 16,9 Tage stationär (einschließlich der Drahtentfernung) und 107,4 Tage ambulant. $^2/_3$ aller Fälle (132 Brüche) konnten klinisch und röntgenologisch nach durchschnittlich 31 Monaten nachuntersucht werden. Der Rest wurde auf Grund der vorhandenen Unterlagen ausgewertet.

Die Altersverteilung weist den breiten Gipfel bei den 20 — 50jährigen auf, handelt es sich doch überwiegend um Skiunfälle.

Die Geschlechtsverteilung zeigt 136 Fälle (69%) Männer und 62 Fälle (31%) Frauen. Es waren 195 Drehbrüche mit und ohne Drehkeile und 3 Biegungsbrüche.

In 4 Fällen war auf den primären Röntgenaufnahmen keine Seitenverschiebung, 81mal eine Seitenverschiebung um Corticalisbreite, 82mal bis eine halbe Schaftbreite und in 30 Fällen war die Verschiebung um Schaftbreite und darüber.

Die Lokalisation der Brüche am Schienbein war nur 2mal im oberen Drittel und je 98mal im mittleren und distalen Drittel zu verzeichnen.

In 195 Fällen (98,5%) war die Bruchheilung ungestört. Die durchschnittliche Gipsfixation betrug 13 Wochen. In einem Fall (0,5%) trat primär eine Infektion auf. Mit Entfernung der Drahtschlingen und anschließender Sequestrotomie kam es, allerdings beträchtlich verzögert, zur knöchernen Heilung. Eine sekundäre Infektion, wie sie Ahrer beschreibt, haben wir nie gesehen. Je ein Fall mußte wegen ausbleibender Bruchheilung markgenagelt bzw. verplattet werden um eine Restitutio zu erreichen. Beachtenswert ist, daß nur in einem Fall (0,5%) eine oberflächliche Thrombose am verletzten Bein auftrat. Sie heilte rasch folgenlos aus. Andere Komplikationen allgemeiner Art waren nicht zu verzeichnen.

Die Achsenabweichungen nach Bruchheilung zeigt Tabelle 1. Die Prozentsätze bis 5° sind relativ hoch. Die Abweichungen treten vorwiegend dann auf, wenn der Bruch

Tabelle 1. *Achsenabweichungen nach Bruchheilung bei 196 Unterschenkelbrüchen*

| | Bis 5° | Bis 10° |
|---|---|---|
| Varus | 9=4,5% | 3=1,5% |
| Valgus | 9=4,5% | 1=0,5% |
| Antekurvation | 8=4,0% | 1=0,5% |
| Rekurvation | 13=6,6% | 1=0,5% |

Tabelle 2. *Fallzahl und Intensität der Störungen bei 132 nachuntersuchten Unterschenkelbrüchen*

| Behinderung | Gering | Stark |
|---|---|---|
| Gang | 5= 3,9% | 3=2,3% |
| Schwellung | 36=27,7% | 4=3,1% |
| Beweglichkeit Zehen | 3= 2,3% | 2=1,5% |
| Beweglichkeit unteres Sprunggelenk | 9= 6,9% | 4=3,1% |
| Beweglichkeit oberes Sprunggelenk | 21=16,1% | 1=0,8% |
| Kniestreckung | keine | keine |
| Kniebeugung | 1= 0,8% | 1=0,8% |

vor der Cerclage *nicht* exakt eingerichtet wurde oder wenn die Fixation mit den Drahtschlingen zu gering war.

Das klinische Nachuntersuchungsergebnis (Tabelle 2) weist einen relativ hohen Prozentsatz bei den gering behinderten Fällen auf. Es wurden allerdings strenge Maßstäbe angenommen.

Der Gang ist bei diesen Fällen nur bei extremer Belastung, wie Bergabgehen, gestört. Auch treten die Schwellungen nur nach übermäßiger Anstrengung auf. Die Bewegungsbehinderungen der Zehen und des unteren Sprunggelenkes sind in dieser Gruppe bis zu $^1/_3$ und im oberen Sprunggelenk und im Kniegelenk bis 20° des normalen Ausmaßes eingereiht. Alle diese Verletzten bejahten jedoch, soweit sie zuvor Sport betrieben haben, die Frage der Sportfähigkeit. Bei den unter „stark behindert" eingereihten Fällen ist die normale Leistung deutlich gestört. Eine Stockhilfe ist jedoch in *keinem* Fall zu verzeichnen. Die Bewegungsbehinderung der Gelenke betrug maximal die Hälfte des normalen Umfanges.

Es ist zu bedenken, daß es sich hier um eine Sammelstatistik aus 5 Unfallkrankenhäusern handelt. Diese Methode wird jedoch nur in 3 Häusern routinemäßig angewendet. Wir sind überzeugt, daß sich die Ergebnisse mit zunehmender Erfahrung noch deutlich verbessern werden. Es hat sich nämlich gezeigt, daß das Haus mit der größten Zahl, es ist mit $^2/_3$ aller Fälle vertreten, bereits ein besseres Endergebnis hat, als die Gesamtstatistik aufweist.

Wir möchten mit anderen Autoren, wie Ahrer, Koch, Kretschmer, um nur einige zu nennen, die Ansicht vertreten, daß die subcutane Unterschenkelcerclage eine absolut *brauchbare Behandlungsmethode* für Unterschenkeldreh- und Spiralbrüche ist. Sie bringt gegenüber der konservativen Behandlung den enormen Vorteil der sofortigen und einmaligen Einrichtung, des kürzeren Krankenhausaufenthaltes und der problemloseren Nachbehandlung und gegenüber den offenen operativen Verfahren den Vorteil des geringeren Risikos.

G. Philadelphy und J. Oberhammer, Innsbruck

## Unsere Erfahrungen und Indikationsstellung zur percutanen Cerclage der Tibia

Schon zur 1. Tagung der Österreichischen Gesellschaft für Unfallchirurgie 1965 in Salzburg konnten wir gemeinsam mit Ahrer und Vogl über Erfahrungen berichten, die wir mit der seit März 1964 an unserem Hause geübten Goetze-Drahtnaht gemacht hatten. Einmal wegen der verhältnismäßig *guten* Ergebnisse, die mit dieser Methode in der Behandlung der Unterschenkeldrehbrüche erzielt werden konnten, nicht zuletzt aber auch wegen der überaus positiven Aufnahme, die diese Behandlungsart beim damaligen Präsidenten der Gesellschaft, Herrn Prof. Dr. Lorenz Böhler, gefunden hatte, wurde ihr eine rasche Anerkennung in den meisten Unfallkrankenhäusern und Unfallabteilungen Österreichs beschieden. Auch wir hatten die percutane Cerclage weiterhin zur Anwendung gebracht und konnten bereits 1969 über etwa 600 Fälle berichten, wovon 306 Verletzte einer Nachuntersuchung unterzogen werden konnten. Die damaligen Auswertungen haben uns gezeigt, daß die Ergebnisse im wesentlichen jenen einer rein konservativen Behandlungsart entsprachen. Lediglich die Gefahr der Ausbildung einer *Pseudarthrose* war höher, als bei einer exakt durchgeführten konservativen Knochenbruchbehandlung. So kam es nach damaliger Auswertung in 2,56% der Fälle zu einer verzögerten Callusbildung. Wir hatten diese Fehlergebnisse in erster Linie einer falschen Indikationsstellung zugeschrieben und erwartet, sie durch Verbesserung der Methode weitgehend vermeiden zu können.

Betrachten wir das Schrifttum der letzten Jahre, das sich teils berechtigt, teils unberechtigt gegen die Cerclage richtet, so erkennen wir, daß es ja gerade die Störung der Knochenbruchheilung im Sinne einer Verzögerung der Callusbildung ist, weshalb viele Autoren die Cerclage im allgemeinen ablehnen. Vollständigkeitshalber muß aber betont werden, daß dabei noch häufig die Cerclage als Osteosyntheseform nach offener Reposition verstanden wird, welche auch bei uns *Ablehnung* findet. Das vernichtende Urteil, welches Charnley der Verwendung von Drahtcerclagen gab, wird hinlänglich bekannt sein. Aus dem Zahlenmaterial der meisten Autoren geht hervor, daß nach operativer Versorgung eines Knochenbruches eine höhere Pseudarthrosenfrequenz auffällt, als nach konservativer Behandlung. Eine Übersicht über die Erfolgs- und Mißerfolgsbilanz verschiedenster Autoren zeigt die Gefahr der Pseudarthrose zwischen 1,6 und 17 Prozent. Nur die Statistiken, welche die Ergebnisse einer rein konservativen Behandlungsart beleuchten, berichten von einer geringeren Pseudarthrosenfrequenz. So fand Baumgartner bei 500 konservativ behandelten Unterschenkelbrüchen nur 1% Falschgelenksbildungen, während bei Lorenz Böhler die Gefahr jener Komplikation nur in 0,19% der Fälle angegeben wird. Auch Friedrich und Krone fanden bei Untersuchungen von 70 Pseudarthrosenfällen ein Überwiegen jener, bei denen eine operative Vorbehandlung durchgeführt wurde, in einem Verhältnis von 43:57%.

Es ginge wohl weit über den Rahmen meines Referates hinaus, über die Ätiologie der Falschgelenkbildungen zu sprechen, es sei mir aber gestattet, unter Bedachtnahme der Goetze-Drahtnaht 2 Faktoren aus vielen herauszugreifen, die, wie mir scheint, gerade für diese Methode von entscheidender Wichtigkeit sind.

### *Instabilität und lokale Durchblutungsstörung*

Die Methode selbst erlaubt es uns nicht, ohne konsequente äußere Fixation eine Instabilität zu verhindern. Wir vermeiden daher ganz bewußt die percutane Cerclage der Tibia als eine Osteosynthese zu bezeichnen, da die meisten Forderungen, die wir heute an eine Osteosynthese stellen, durch diese Methode nicht erfüllt werden. Wir sehen darin vielmehr ein Verfahren, welches uns gestattet, unter Vermeidung eines Extensionsverbandes durch im übrigen konservative Maßnahmen eine *knöcherne* Heilung der Fraktur zu erzielen. Dazu fühlen wir uns berechtigt, weil nach unseren bisherigen Erfahrungen die Gefahr einer intraoperativen Infektion dermaßen gering war, statistisch gesehen bei 0,17% lag. Die Forderung nach einer, bis zur knöchernen Heilung währenden, äußeren Fixation kann aber nicht genug betont werden, weil gerade darin bei der oft auswärtigen Weiterbehandlung die meisten Fehler gemacht und die daraus resultierenden Mißerfolge dann der Methode angelastet wurden.

Lokale Hypoxie durch druckbedingte Ernährungsstörungen mit nachfolgenden Nekrosen werden der Drahtcerclage angelastet. Auch wir glaubten, im Einzelfall dafür einen Beweis gefunden zu haben, welcher voll in die Behauptung etwa von Schink, Krompecher und anderer passen würde. Klinisch und röntgenologisch erschien es uns aber fast unmöglich, zwischen druck- und infektbedingter Durchblutungsstörung mit nachfolgender Osteolyse zu unterscheiden. Koch, Neurath und Schlosser konnten tierexperimentell zeigen, daß vor allem infizierte Drähte erhebliche Osteolysen setzten, während aseptisch angelegte Drahtschlingen an und für sich reaktionslos vertragen wurden. Nach epikritischer Begutachtung jener Fälle, die, nach dieser Methode behandelt, nicht zu dem gewünschten Erfolg geführt haben, hatten wir die *Operationsindikation eingeschränkt* und im Einzelfalle nach äußerst strengen Maßstäben gestellt:

*Wir führen ausschließlich Drehbrüche des mittleren Drittels der Tibia dieser Methode zu.* Es sollte kein oder höchstens ein Drehkeil ausgebrochen sein, so daß die Möglichkeit gegeben wird, die Hauptfragmente direkt oder über einen größeren Keil mit Cerclagen zu verbinden. Zur Fixation sollten mindestens 2, aber auch nicht mehr als 3 Drahtschlingen Verwendung finden. Die Reposition muß bereits vor Beginn der Operation anatomisch durchzuführen sein und darf nicht etwa mit einer Schlinge erzwungen werden.

Mit diesen Überlegungen glauben wir die Erfolgsquote noch wesentlich zu verbessern und die Gefahr einer Komplikation auf ein Mindestmaß zu beschränken — die Erfahrungen der letzten 4 Jahre haben uns darin bestätigt.

Wenn wir aber abschließend feststellen müssen, daß wir in einem Zeitraum von 14 Monaten des Jahres 1964/1965 bei 368 Brüchen des Unterschenkels 188 percutane Drahtumschlingungen vorgenommen hatten, während im selben Zeitabschnitt der Jahre 1972/1973 von 526 Unterschenkelfrakturen nur mehr 31 Fälle dieser Methode zugeführt wurden, so fühlen wir uns gerechterweise verpflichtet hinzuzufügen, daß dies nicht allein der strengeren Indikation, sondern in erster Linie auch der veränderten Frakturtypen durch den alpinen Skisport zuzuschreiben ist.

Trotz vieler Gegner halten wir auch heute noch die percutane Drahtnaht der Tibia nach Goetze für durchaus geeignet, bei *strenger Indikationsstellung* und Beherrschung der Operationstechnik und exakter Weiterbehandlung bis zur knöchernen Konsolidierung, mit kleinstem Eingriff beste Behandlungserfolge zu erzielen.

H. Kuderna, Wien

## Ergebnisse der gedeckten Unterschenkelmarknagelung in den Arbeitsunfallkrankenhäusern Österreichs

Im Berichtszeitraum von einem Jahr wurden insgesamt 91 Fälle frischer, geschlossener Unterschenkelfrakturen bzw. isolierter Tibiafrakturen in 3 Unfallbehandlungsstellen einer Schienbeinmarknagelung zugeführt. Darunter waren auffallend mehr Männer als Frauen, hinsichtlich der Seitenverteilung ergab sich kein nennenswerter Unterschied (Tabelle 1). Das durchschnittliche Alter betrug 37,54 Jahre, wobei in Linz etwas mehr ältere Patienten operiert

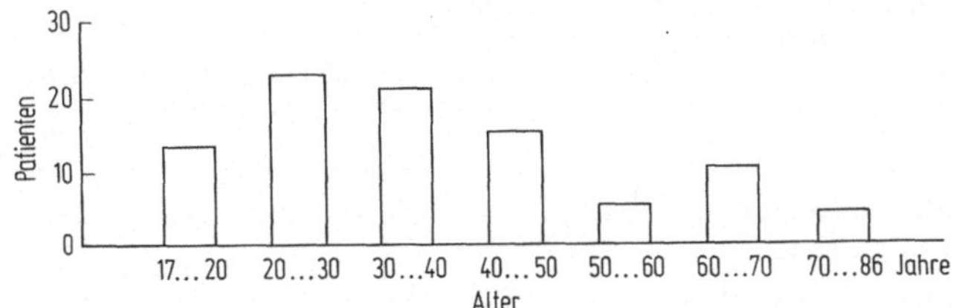


Abb. 1. Alter. Durchschnittliches Alter:

| | |
|---|---|
| UB | 35,65 Jahre |
| UL | 40,22 Jahre |
| US | 31,75 Jahre |
| (von allen Patienten) | 37,54 Jahre |
| Jüngster | 17 Jahre |
| Ältester | 86 Jahre |

worden waren als in den beiden anderen Unfallkrankenhäusern. Der jüngste Patient war 17, der älteste 86 Jahre alt, die größte Gruppe stellten die 20- bis 40jährigen (Abb. 1).

Die Marknagelung wurde nicht in allen beteiligten Behandlungsstellen zum gleichen *Zeitpunkt* durchgeführt. Während in Wien von 46 Patienten 26 primär genagelt wurden, legte man in Linz fast allen Patienten am Unfalltag zunächst eine Fersenbeinnagelextension an. Unter den insgesamt 55 vor der Marknagelung extendierten Patienten kam es in 2 Fällen zur Infektion am Fersenbeinnagel, die wieder zur Ausheilung gebracht werden konnte. Heute vormittag habe ich eine Stellungnahme Jahnas zu diesem Problem vermißt, kann mir aber nicht vorstellen, daß in seinem großen Krankengut konservativ behandelter Unterschenkelfrakturen keine Fersenbeinnagelinfektionen waren.

Zur *Operationstechnik:* Die Marknagelung erfolgte bei den beschriebenen Fällen von einem Hautschnitt über der Tuberositas tibiae aus, ohne Eröffnung der Haut über der Fraktur, unter Bildwandlerkontrolle und mit Lagerung des verletzten Beines auf dem Extensionsgerät von Wittmoser. Dieses ermöglicht die Distraktion der Fragmente und Rotationskorrektur mit Hilfe einer verstellbaren Sohlenplatte, sowie den Ausgleich einer Seitenverschiebung mit Hilfe von Röntgenstrahlen-durchlässigen Holzringen, die in 3 Ebenen verstellbar sind. Zur Nagelung selbst wurden A.O.-Schienbeinmarknägel unter Verwendung des zugehörigen Instrumentariums genommen. Auf die genaue Technik soll in diesem Rahmen nicht näher eingegangen werden.

Etwas unterschiedlich war die *Indikation* an den 3 Behandlungsstellen, wie aus einer Zusammenstellung der Bruchformen und Lokalisationen hervorgeht (Tabelle 2). In 81 der 91 Fälle handelte es sich um Kombinationen von Schien- und Wadenbeinbrüchen, in 10 Fällen um isolierte Schienbeinbrüche.

Das Hauptanwendungsgebiet des Scheinbeinmarknagels ist zweifellos die Fraktur im mittleren Unterschenkeldrittel, wie die Zahl von 65 Fällen zeigt. Im Unfallkrankenhaus Salzburg war diese sogar die alleinige Indikation. Die

Tabelle 1. *Gedeckte Schienbeinmarknagelung*

| Behandlungsstelle | Fälle | Geschlecht | | Seite | |
|---|---|---|---|---|---|
| | | ♂ | ♀ | rechts | links |
| UB: Unfallkrankenhaus Wien-Brigittenau | 46 | 35 | 11 | 26 | 20 |
| UL: Unfallkrankenhaus Linz | 41 | 32 | 9 | 20 | 21 |
| US: Unfallkrankenhaus Salzburg | 4 | 3 | 1 | 3 | 1 |
| Insgesamt | 91 | 70 | 21 | 49 | 42 |

Tabelle 2. *Bruchform — Lokalisation — Gipsfixation*

| Lokalisation | Tibiabruch | Unterschenkelbruch | Querbruch | Biegungsbruch | Mit Keil | Drehbruch | Mit Keil | Kombinationsbruch | Stückbruch | | Gips | Wochen |
|---|---|---|---|---|---|---|---|---|---|---|---|---|
| Oberes | 1 | 3 | 1 | | 2 | | | | 2 | UB | | |
| Drittel | | 2 | | 1 | 1 | | | | | UL | 1 | 4 |
| 6 | | | | | | | | | | US | | |
| Mittleres | 4 | 30 | 15 | 6 | 12 | 1 | | | | UB | 2 | 6 |
| Drittel | 2 | 24 | 9 | 8 | 7 | 2 | | | | UL | 11 | 8 |
| 64 | 1 | 3 | 2 | 1 | | 1 | | | | US | 3 | 8 |
| Unteres | 1 | 7 | 3 | | 2 | 2 | | | 2 | UB | 2 | 5 |
| Drittel | 1 | 12 | 3 | | 3 | 4 | 2 | 1 | | UL | 11 | 7 |
| 21 | | | | | | | | | | US | | |
| Insgesamt | 10 | 81 | 33 | 16 | 27 | 10 | 2 | 1 | 2 | | 30 | 7,2 |

meisten davon waren Biegungsbrüche, bei welchen wieder in mehr als der Hälfte der Fälle ein oder mehrere Biegungskeile ausgebrochen waren, bzw. Querbrüche, zumeist mit Ausbruch von weiteren kleinen Splittern zwischen den Hauptfragmenten. Weitaus seltener handelte es sich um Drehbrüche. Bei einem Großteil dieser 65 Fälle wurde nach Aufbohren des Nagelkanales die Nagellage für genügend stabil erachtet, daß man auf eine zusätzliche Gipsfixation verzichtete. In nur 16 Fällen wurde, vornehmlich wegen mangelnder Drehstabilität, zusätzlich ein Oberschenkelgipsverband für 6—8 Wochen angelegt. In Salzburg war dies in 3 von den 4 Fällen notwendig, weil dort aus prinzipiellen Gründen nicht aufgebohrt wird, während man sich in Wien sichtlich um stabile Nagellage bemüht hat.

Frakturen im distalen Unterschenkeldrittel waren in Linz 2mal häufiger als in Wien markgenagelt worden, doch zeigt der Umstand, daß 11 von 13 Fällen zusätzlich einen Gipsverband erhalten mußten, die Problematik der mit dem

Marknagel in diesem Bereich nicht ohne weiteres erreichbaren Drehstabilität auf, besonders auch im Hinblick auf die Mehrzahl der Drehbrüche in dieser Gruppe. Zur Verbesserung der Drehstabilität kann man sich der *Ausklinkdrähte* nach Herzog oder nach Aichner bedienen, die durch 2 Schlitze vor dem distalen Nagelende heraus in den Knochen geschlagen werden. Sie machen in manchen Fällen einen zusätzlichen Gipsverband überflüssig.

Bei Frakturen im proximalen Unterschenkeldrittel ist ebenfalls oft keine bündige Nagellage im Markraum zu erreichen. Mit einer durch den Nagelkopf geführten Spongiosaschraube verbessert man zwar die Drehstabilität, beschwört jedoch mit der Verhinderung zunehmender Antekurvation die Gefahr herauf, daß es zum Ermüdungsbruch des Marknagels kommt.

Im Unfallkrankenhaus Wien wurden in dieser Untersuchungsserie auch *2 Stückbrüche* genagelt, doch war bei beiden jeweils eine Fraktur unverschoben. Die Marknagelung von geschlossenen Stückbrüchen kann sich besonders bei stärkeren Verschiebungen zur Stellungskorrektur anbieten, doch sollten diese nicht aufgebohrt werden, da es dabei zum Verdrehen des intermediären Fragmentes und zu seiner Ablösung vom Periost mit nachfolgender Sequestration kommen kann.

Wie aus einer Zusammenstellung der Fälle mit *Seitenverschiebung* im primären Röntgen hervorgeht, zeigten 67 von 91 Frakturen Seitenverschiebungen von halber Schaftbreite und mehr, die erstens der Haut über der Frakturstelle gefährlich werden können, wenn sie nicht rechtzeitig behoben werden, zweitens aber auch schwerwiegende Folgen für das System der tiefen Unterschenkelvenen haben (Gaudernak).

Bei der *Nachuntersuchung* waren in 41 Fällen die Schienbeinmarknägel bereits entfernt, in 50 Fällen noch nicht. Für letztere ergab sich die *durchschnittliche Behandlungsdauer* mit 19 Tagen für den stationären Aufenthalt und 111 Tagen für die gesamte Behandlungszeit, wobei die Unterschiede der stationären Aufenthaltszeit in den einzelnen Häusern auch die Bettensituation zur Zeit der Untersuchung widerspiegelt. Von den 31 Fällen der Webergasse waren 13 sogar weniger als 10 Tage in stationärer Behandlung, 2 sogar nur 4 Tage. Einer davon hat nach 44 Tagen seine Arbeit wieder aufgenommen. Mit der Marknagelentfernung, also bis zum endgültigen Behandlungsabschluß, ergibt sich eine Verlängerung der stationären Behandlungsdauer von durchschnittlich 5 Tagen, der Gesamtbehandlungsdauer von 24 Tagen, eingerechnet auch alle Fälle mit Komplikationen, wie den mit 526 Tagen Gesamtbehandlungsdauer, der als Infektionsfall die Wiener Statistik belastet. Die Dauer von 24 Tagen stationärem Krankenhausaufenthalt und 135 Tagen Gesamtbehandlungszeit bis zum endgültigen Behandlungsabschluß stellt keinen Zeitgewinn gegenüber der konservativen Behandlung dar.

Zur *Nachuntersuchung* erschienen 72 von insgesamt 91 Patienten durchschnittlich 87 Wochen nach dem Unfall. Von den 91 Patienten, einschließlich der nicht nachuntersuchten, ist keiner verstorben, wurde keiner amputiert. Verwertbare Endbefunde bei Behandlungsabschluß zur ausreichenden Beurteilung des Verlaufes fanden sich bei 15 der 19 nicht zur Nachuntersuchung erschienenen Patienten.

Um die schwerwiegenden *Komplikationen* den durchwegs guten Ergebnissen vorwegzunehmen: außer den 2 vorhin genannten Fersenbeinnagelinfektionen ist es in weiteren 3 Fällen zur Infektion gekommen, ein Patient davon ist mit einer Fistel ausgeblieben. Bei einem weiteren Patienten handelte es sich um eine Hautnekrose nach Marknagelentfernung, die seit der Nachuntersuchung ausgeheilt ist. Der 3. Patient mit Infektion konnte wegen Nebenverletzungen erst am 4. Tag nach dem Unfall markgenagelt werden, wobei in der vorausgehenden Extension die primäre Seitenverschiebung nicht zeitgerecht beseitigt wurde. Wegen des dadurch aufgetretenen Weichteilschadens, gepaart mit dem Zeitpunkt der Operation in der „heißen" Phase, kam es zur Infektion. Nach Spülsaugdrainage und schließlich Marknagelentfernung mußte für lange Zeit, in die auch die Nachuntersuchung fiel, ein Oberschenkelgipsverband angelegt werden. Erst nach wiederholter Sequesterentfernung konnte schließlich die Infektion beherrscht und die Fraktur zur Ausheilung gebracht werden.

In einem Fall bestanden nach über einem Jahr noch Schmerzen in der Bruchstelle. Die Röntgenaufnahme zeigte Umbauzonen und in gehaltenen Aufnahmen konnte Instabilität nachgewiesen werden. Unter Aufbohren des Markraumes wurde der ursprünglich zu dünne Marknagel gegen einen dickeren gewechselt, über den die Fraktur inzwischen geheilt ist. Ein Fall von Ermüdungsbruch des Marknagels wurde bereits erwähnt. Bei einem weiteren Patienten wurde ein Tibialis Anterior-Syndrom als Peroneuslähmung verkannt und blieb daher unbehandelt.

Diese Komplikationen finden auch in der Angabe der *Beschwerden*, des *Leistungsabfalles* und der *Gangbehinderung* ihren Niederschlag (Tabelle 3). Für die 87 Fälle wurden auch die 15 verwertbaren Endbefunde herangezogen und finden sich eingeklammert in der Gruppe mit noch vorhandenem Marknagel. 2 davon hatten auffallend starke Beschwerden und zeigten starken Leistungsabfall und Gangbehinderung. Das Bein war in beiden Fällen — es handelte sich um junge Männer, 28 und 36 Jahre alt — nach Marknagelung, Gipsfixation und in einem Fall auch vorübergehender Entlastung bei Abschluß der Behandlung stark geschwollen und zeigte eine venöse Abflußbehinderung, ohne daß auch nur in einem einzigen der 91 Fälle mit Schienbeinmarknagelung eine oberflächliche oder tiefe Venenthrombose diagnostiziert worden wäre. Immerhin aber wurde bei der Nachuntersuchung in 21 Fällen eine einseitige, venös bedingte Schwellung auf der Verletzungsseite gefunden. Davon hat die Hälfte einen Gipsverband getragen, 14 weisen Seitenverschiebungen von über halber Schaftbreite im primären Röntgenbild auf. Während der Behandlung wurden die Thrombosen der tieferen Unterschenkelvenen mit ihren oft recht üblen Spätfolgen jedoch nicht zur Kenntnis genommen. Auch in dem Bericht über die konservativ behandelten Fälle war heute ein Hinweis auf dieses Problem zu vermissen.

*Kniebeschwerden* wurden in überwiegendem Maße von Patienten mit noch liegendem Marknagel angegeben. Auch hier findet sich wieder der bekannte Fall mit der abgelaufenen Infektion und der Marknagelbruch. Daneben waren bei einem Patienten Spongiosabröckel bei der Marknagelentfernung in das Lig. pat. propr. gelangt und *nicht* entfernt worden. Bei 3 Fällen fanden sich

Tabelle 3. *Schmerzen — Leistung — Gang*

| Grad | Fälle | Normal | Gering vermindert | Stark vermindert | Normal | Behindert | Stark | Mit Stock | Entlastet |
|---|---|---|---|---|---|---|---|---|---|
| *Marknagel noch vorhanden* | | | | | | | | | |
| Ø | 21 (2) | 21 | | | 19 | 1 | | 1 | |
| leicht | 21 (11) | 3 | 18 | | 13 | 7 | 1 | | |
| stark | 4 (2) | | 2 | 2 | 1 | 2 | | 1 | |
| Zusammen | 46 (15) | 24 | 20 | 2 | 33 | 10 | 1 | 2 | |
| *Marknagel entfernt* | | | | | | | | | |
| Ø | 18 | 15 | 3 | | 18 | | | | |
| leicht | 22 | 9 | 13 | | 15 | 7 | | | |
| stark | 1 | | 1 | | | 1 | | | |
| Zusammen | 41 | 14 | 17 | | 33 | 8 | | | |
| Insgesamt | 87 | 38 | 37 | 2 | 66 | 18 | 1 | 2 | |

Tabelle 3. *Bewegungseinschränkung (72 Fälle)*

| Fraktur im | proximalen /3 | | mittleren /3 | | distalen /3 | | Zusammen |
|---|---|---|---|---|---|---|---|
| post op. | ohne Gips | mit Gips | ohne Gips | mit Gips | ohne Gips | mit Gips | |
| Keine | | | | | | | 29 |
| Zehen | | | | | | 1 | 1 |
| Unteres Sprunggelenk | | | | | | | |
| bis $^1/_3$ | | | | | 1 | 5 | 6 |
| bis $^1/_2$ | | | 2 | 1 | | | 3 |
| Oberes Sprunggelenk | | | | | | | |
| bis 20° | | | 1 | 3 | 1 | 4 | 9 |
| über 20° | | | 1 | 2 | | | 3 |
| Streckung im Kniegelenk (überstreckt) | 1 | | (5) | | | | (6) |
| bis 10° | | 1 | 1 | | 1 | | 3 |
| Beugung im Kniegelenk | | | | | | | |
| bis 20° | 1 | 1 | 4 | | 1 | 1 | 8 |
| bis 40° | | 1 | 1 | 1 | | 1 | 4 |
| Ohne Gipsverband | 2 | | 15 | | 4 | | 21 |
| Mit Gipsverband | | 3 | | 7 | | 12 | 22 |

Tabelle 5. *Schlußröntgen (87 Fälle). Achsenfehler — Seitenverschiebung — Struktur*

| | Querbruch | Biegungsbruch | mit Keil | Drehbruch | Kombinationsbruch | Stückbruch | Zusammen |
|---|---|---|---|---|---|---|---|
| Röntgenologisch | | | | | | | |
| geheilt | 31 | 14 | 25 | 12 | 1 | 2 | 85 |
| nicht geheilt | 1 | 1 | | | | | 2 |
| Varus | | | | | | | |
| bis 5° | 3 | 1 | | | | | 4 |
| bis 10° | | | 1 | 1 | | 1 | 3 |
| Valgus | | | | | | | |
| bis 5° | 2 | 3 | 3 | 1 | | | 9 |
| bis 10° | | | | | | | |
| Antekurvation | | | | | | | |
| bis 5° | | | | | | | |
| bis 10° | | | | 1 | | | 1 |
| Rekurvation | | | | | | | |
| bis 5° | 5 | 6 | 3 | 2 | | | 16 |
| bis 10° | 3 | | | | | | 3 |
| Seitenverschiebung | | | | | | | |
| bis Corticalisbreite | 8 | 2 | 8 | 7 | | 2 | 27 |
| über Corticalisbreite | | | | 1 | | | 1 |
| Geringe Entkalkung | 1 | 3 | 1 | 2 | | | 7 |
| Resorptionszonen | | | | | | | |
| Nagel vorhanden | 1 | 1 | 1 | 1 | | | 4 |
| Nagel entfernt | 1 | 1 | 1 | | | | 3 |

*adhärente Operationsnarben* im Kniebereich, bei nur 4 Fällen, die Fisteln eingerechnet, störende Veränderungen im Frakturbereich.

In 29 von 72 Fällen war die *Beweglichkeit* bei der Nachuntersuchung uneingeschränkt. 43mal fanden sich Bewegungseinschränkungen geringen Ausmaßes, und zwar gleich oft ohne und mit postoperativer Gipsfixation (Tabelle 4). Die Tabelle zeigt recht anschaulich, daß die Bewegungseinschränkung *nicht* von der Gipsfixation, sondern vielmehr von der Mitbeteiligung des dem Bruch naheliegenden Gelenkes an der Verletzung abhängt. 11 von 87 Patienten zeigten *Verdrehungen*, nur 1 Fall eine Verkürzung des Beines von unter 10° über 1 cm. Im *Schlußröntgen* waren 85 von 87 Fällen knöchern geheilt. Bei den 2 nicht geheilten handelt es sich um den geschilderten Fall mit Infektion und den Fall mit Nagelwechsel, beide sind in der Zwischenzeit ebenfalls ausgeheilt. Der häufigste *Achsenfehler* ist die Rekurvation mit 19 von 87 Fällen, gefolgt von 9 Fällen mit Valgus. Eine Seitenverschiebung über Corticalisbreite gab es nur in einem Fall (Tabelle 5).

*Zusammenfassung.* Die Schienbeinmarknagelung ist eine besonders für die Unterschenkelfrakturen im mittleren Drittel geeignete Operationsmethode. Sie sollte notfallmäßig am Tag der Verletzung durchgeführt werden, um bestehende Seitenverschiebungen zeitgerecht zu korrigieren und das Schlagen eines Fersenbeinnagels zu vermeiden. Der Nagel sollte bündig im Markraum liegen, wozu häufig ein mäßiges Aufbohren notwendig ist. Das Schienbein soll nach der Marknagelung übungs- und belastungsstabil sein. Neben der Rotationskorrektur ist während der Operation auch auf das Vermeiden von Rekurvation und Valgus besonders zu achten. Eine nachfolgende Gipsfixation sollte nur dann erfolgen, wenn genügende Drehstabilität nicht mit anderen Mitteln (Einschränkung der Indikation, Aufbohren, Ausklinkdrähte, Spongiosaschraube durch den Nagelkopf) erreicht werden kann. Den Unterschenkelthrombosen sollte in Zukunft erhöhtes Augenmerk geschenkt werden.

J. Baltensweiler, Zürich

## Die geschlossene Marknagelung als Standardoperation bei Unterschenkelfrakturen

Aufgabe der Chirurgischen Universitätsklinik B in Zürich ist die globale Behandlung aller Unfallpatienten mit Einschluß von Verletzungen der Extremitäten, Gefäße, Körperhöhlen und Schädel-Hirn-Traumen. Das im Rahmen dieser Tagung interessierende Patientengut umfaßt 1809 Unterschenkelfrakturen, die im Dezennium 1963–1972 frisch in die Behandlung der Klinik kamen. Nicht bearbeitet wurden für die vorliegende Untersuchung Patienten, die nach *auswärts* eingeleiteter Therapie sekundär zu uns verlegt wurden. Von den 1809 Frakturen sind 1602 geschlossen und 207 offen. Aus der zahlenmäßigen Größe des Materials resultieren Behandlungsprinzipien, die über die Klinik hinaus Geltung haben dürften. Die *Analyse* der Behandlungsart ergibt, daß ein knappes Drittel (31 %) nach Böhler konservativ mit Extension und Gips behandelt worden ist. Unter den operativen Verfahren dominiert bei weitem die Marknagelung nach Küntscher mit 58 %. In einem Zehntel der Fälle (11 %) sind schließlich andere Operationen vorgenommen worden, nämlich Schrauben- oder Plattenosteosynthesen, Fixation mit äußeren Spannern und Spongiosaplastik. Die Marknagelung spiegelt damit in operativer Hinsicht die Schule der Klinik. Noch deutlicher wird dies, wenn man sich vergegenwärtigt, daß sie bezogen auf alle *operierten* Fälle in 84 % zur Anwendung gekommen ist.

Bei diesem hohen Anteil von Marknagelungen stellt sich natürlich die Frage nach dem *Indikations*bereich. Tatsächlich führen wir die Nagelung bei Frakturen vom 2.–4. Schaftfünftel aus *ungeachtet* der Anzahl von Fragmenten.

3 Komponenten begründen diese weite Indikationsstellung:

*1. Unser Verletzungsgut setzt sich zum großen Teil aus Frakturen durch direktes Trauma zusammen.* Die Haut ist hier oft kontusioniert, geschürft, subcutan abgehoben, die Muskulatur gequetscht oder partiell durchtrennt. Wegen Gefahr einer Wundheilungsstörung bei derart gelagerten Fällen ist der direkte Zugang zur Fraktur *riskant.* Hier liegt wohl ein Unterschied zum Patientengut in Spitälern des Alpenraums, wo vorwiegend Sportverletzungen mit indirektem Un-

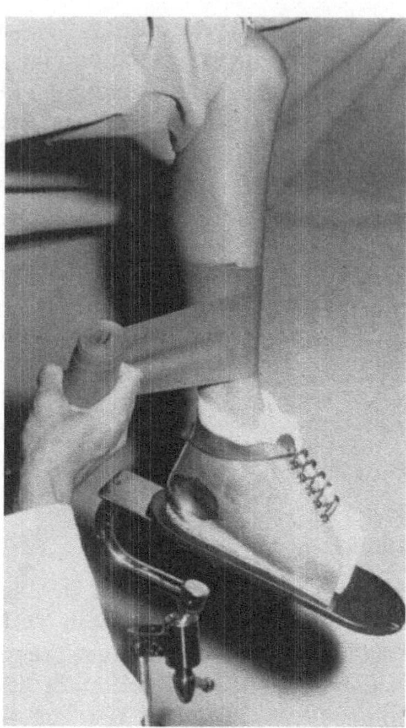

Abb. 1. Anziehen einer Esmarch-Binde über dem freien Fragment

fallmechanismus zur Behandlung kommen und sich das Weichteilproblem etwas weniger gebieterisch stellt.

2. *Wird gekümtschert, dann nageln wir grundsätzlich nach der geschlossenen Technik.* Die Fraktur selbst wird nicht eröffnet, sondern die einzige Hautincision liegt frakturferne über dem Lig. patellae, wo der Nagel eingebracht wird. Das geschlossene Verfahren bietet den Gewinn, daß die Weichteile und das Periost *keinem* operativem Trauma unterliegen. Im Hinblick auf die Frakturheilung behält das Periost daher seine volle reparative Potenz, über der Fraktur stellt sich keine Wundheilungsstörung ein und entsprechend gering (1 %) ist das Infektionsrisiko.

3. *Die 3. Komponente unserer Indikationsstellung beruht darauf, daß wir von der Marknagelung keine sofortige Übungsstabilität verlangen.* Wird in einem weiten Bereich genagelt, dann läßt sich offensichtlich in vielen Fällen keine Rotationsstabilität erreichen. Dies betrifft namentlich die Anwendung des Marknagels bei Trümmer- und Stückfrakturen, sowie bei Frakturen der proximalen und distalen Metaphyse, wo der Marknagel sich nicht im Corticalisrohr verklemmen kann. Er vermag zwar eine achsen- und längengerechte innere Schienung zu bieten, doch muß zum Schutz vor sekundären Rotationsfehlern post op. noch ein Oberschenkelgips angelegt werden. Dieser bleibt für die Dauer von 6 Wochen. Nach dieser Frist sind auch instabil genagelte Frakturen wenigstens übungsstabil, so daß Knie- und Sprunggelenke belastungsfrei mobilisiert wer-

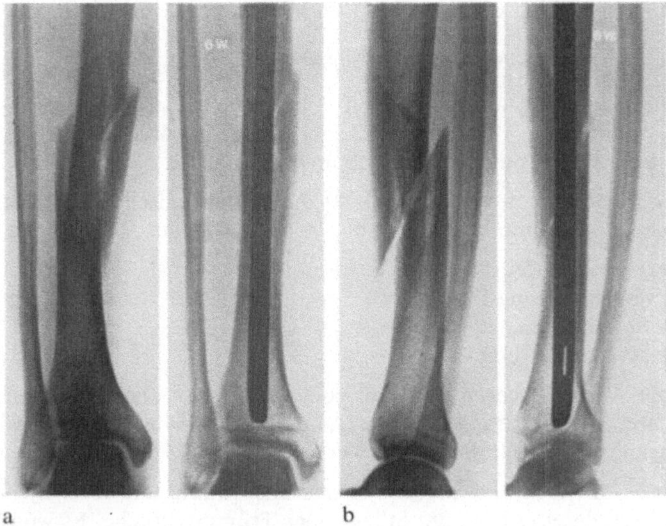

Abb. 2a u. b. Unterschenkeltorsionsfraktur rechts mit freiem Drehkeil, der durch die angezogene Binde eine ideale Einpassung erfährt

den können. Auf diese Weise gelingt es immer, bis zum Beginn der Belastbarkeit die vorübergehende Gelenksteife wieder zu beheben.

Einem oft diskutierten Einwand sei an dieser Stelle begegnet: Operation und nachfolgender Gips würden die Nachteile der operativen wie der konservativen Behandlung vereinen und zu Gelenkversteifungen führen. Genauso ist ja die umgekehrte Interpretation möglich, daß nämlich durch die Marknagelung mit nachfolgendem Gips eine Kombination der Vorteile beider Verfahren gegeben sei. *Vorteil der Operation* ist gegenüber dem konservativen Procedere der Zeitgewinn und das sichere Repositionsergebnis. Auch nach instabiler Nagelung kann der Patient nach 5–7 Tagen mit seinem Gips die Klinik verlassen. Der *Vorteil aus der Gipsbehandlung* besteht darin, daß diese erst das nach unserer Ansicht für die Weichteile schonendste Operationsverfahren ermöglicht, ein Vorteil, der vor allem bei direkten Frakturen ins Gewicht fällt.

Ein *technischer Hinweis* sei zum Schluß gegeben. Freie Bruchstücke lassen sich auf dem Extensionstisch oft von Hand leicht reponieren, dislozieren aber ohne dauernden Druck in vielen Fällen sofort wieder. Bei langen Schräg- oder Torsionsbrüchen erzielen wir eine gute Reposition mit einer Esmarch-Binde, die straff um die Frakturzone angezogen wird (Abb. 1). Die Ausbohrung erfolgt in üblicher Weise, und wenn dann nach Einschlagen des Marknagels die Esmarch-Binde entfernt wird, bleiben freie Fragmente ideal reponiert oder weichen nur um Millimeter von den Hauptfragmenten ab (Abb. 2a u. b). Als Kontraindikation für die Anwendung der Esmarch-Binde müssen *schlechte* Zirkulationsverhältnisse gelten, da für die Dauer der Operation Blutleere über und distal der Fraktur in Kauf genommen werden muß.

W. D. Schellmann, K. Klemm und H. P. Vittali, Frankfurt a.M.

**Die Verriegelungsnagelung des Unterschenkels**

Die intramedulläre Stabilisation von Schaftbrüchen großer Röhrenknochen mittels Marknagel wird seit über 3 Jahrzehnten praktiziert, bei geeigneten Fällen ist die Wertigkeit der Methode unumstritten.

Die *Indikationsbreite* des Marknagels ist durch anatomische und physikalische Gegebenheiten beschränkt.

Den *Vorteilen* der Methode
gewebsschonender Eingriff,
gedeckte Stabilisation,
frühe Belastungsstabilität

stehen als *Nachteile* gegenüber, daß von Ausnahmen abgesehen, nur Brüche im mittleren Schaftdrittel stabilisiert und Stück- sowie Trümmerbrüche mit dem Marknagel nur selten versorgt werden können.

Gerade am Unterschenkel handelt es sich aber häufig um Brüche jenseits der distalen Drittelgrenze bzw. um Stück- oder Trümmerbrüche. Es wundert deshalb auch nicht, daß die Plattenosteosynthese mit ihren optisch bestechenden Repositionsergebnissen und auch weitergehenden Möglichkeiten breiteste Anwendung fand. Es darf dabei aber nicht übersehen werden, daß bei ausgedehnter Freilegung der Bruchzone Devitalisierung bzw. Infektionen drohen und im *günstigsten* Fall Übungsstabilität erzielt werden kann. Die Entfernung des eingebrachten Fremdkörpers stellt einen weiteren, gefährdenden Eingriff dar.

Küntscher hat 1968 für den Oberschenkelbruch eine Erweiterung seiner Marknageltechnik beschrieben, die seiner Ansicht nach bei den meisten Brüchen langer Röhrenknochen Anwendung finden könnte. Er bezeichnete diese Methode als Trümmerbruch- oder Detensionsnagelung.

Im Prinzip geht es darum, der drohenden Instabilität beim Trümmerbruch durch das Einbringen von Querbolzen im proximalen und distalen Bruchstück vorzubeugen.

In der Unfallklinik Frankfurt a. Main wurden Technik und Instrumentarium erweitert, auf den Unterschenkel ausgedehnt und mit Einverständnis von Küntscher als *Verriegelungsnagelung* bezeichnet, dies, da nicht nur Trümmerbrüche so versorgt werden können (Abb. 1 und 2).

Für den Unterschenkel, aber natürlich auch für andere Röhrenknochen, können folgende *Indikationen* gelten:

1. Quer- oder Schrägbrüche in bisher nicht nagelfähigen Abschnitten des Knochens.
2. Stück- oder Trümmerbrüche.
3. Infizierte bzw. nicht infizierte Pseudarthrosen.
4. Defektpseudarthrosen.
5. Stabilisation nach Verlängerungs-, Verkürzungs- oder Rotationsosteotomie.

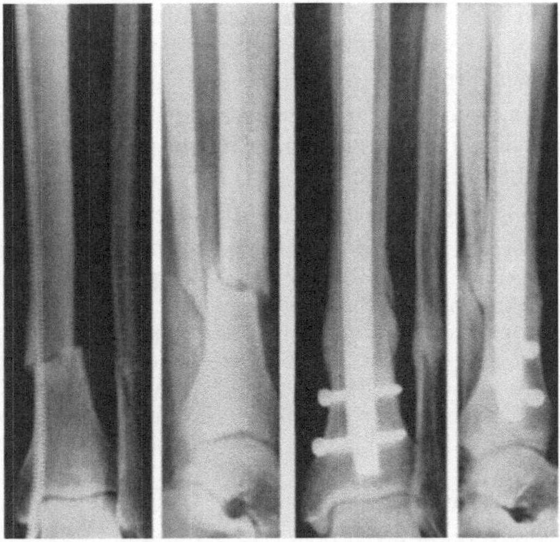

Abb. 1. 28jähriger Mann, sprunggelenknaher Unterschenkelquerbruch links, Versorgung mit Verriegelungsnagel, knöcherne Konsolidierung nach 4 Monaten

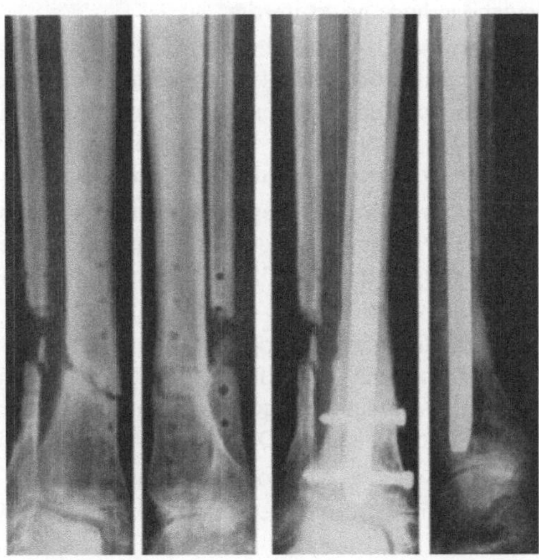

Abb. 2. 34jähriger Mann, Erstversorgung des sprunggelenknahen Unterschenkelbruches rechts durch Druckplatte, wegen Falschgelenk Plattenentfernung 1 Jahr nach Unfall. Stabilisierung des Falschgelenkes mit Verriegelungsnagel, knöcherne Konsolidierung nach 8 Monaten

Die Ergebnisse bei mehr als 100 Nagelungen, davon 52 am Unterschenkel, waren ausgezeichnet, wenn man dies von einer relativ kurzen Beobachtungszeit von $1^1/_2$ Jahren sagen kann.

Kurze Heilungszeiten und frühzeitige Belastbarkeit scheinen wesentlichste Vorteile der Methode, der Nagel kann dünner dimensioniert, es muß nicht immer unbedingt aufgebohrt werden.

Zur *Operationstechnik* seien folgende Ausführungen gestattet:

Lagerung auf dem Extensionstisch, Zugang und Auffädeln der Bruchstücke mittels Führungsspieß erfolgen in üblicher Technik. In Abhängigkeit von den Gegebenheiten bzw. dem Operationsziel kann Aufbohrung angestrebt werden. Beim Trümmer- bzw. Stückbruch ist natürlich Aufbohrung nur im intakten proximalen Abschnitt möglich. Der entweder vorher ausgemessene und bei der Herstellerfirma bestellte, oder aber aus einem Sortiment auszuwählende Nagel wird dann wie üblich eingebracht. Beim Trümmer- oder Stückbruch werden die Bruchstücke aufgefädelt, es bereitet dies selten Schwierigkeiten, der z.T. noch intakte Periostschlauch scheint eine zusätzlich ordnende Wirkung zu haben.

Der Nagel ist proximal mit einer, distal mit zwei Querbohrungen von 5 mm Durchmesser ausgestattet. Bei ordnungsgemäßer Lage des Nagels werden diese Querbohrungen nun unter Zuhilfenahme des Bildverstärkers in orthograden Strahlengang mit einer Bohrbuchse gebracht, die medial über Hautincision auf den Knochen eingeführt wurde. Unter Führung durch die Buchse wird die Corticalis dies- und jenseits mit einem 4 mm-Bohrer durchbohrt. Mit dem A.O.-Meßinstrument wird der Knochendurchmesser bestimmt und ein entsprechend langer Querbolzen mit selbstschneidendem Spitzengewinde und Imbuskopf eingedreht. Schon nach mehreren Übungen gelingt es in Minutenfrist, einen solchen Querbolzen einzubringen. Die nur anfängliche Schwierigkeit, mit dem Bildverstärker ein exaktes Zielen zu praktizieren, ist durch die offenkundigen Vorteile der Methode gerechtfertigt.

Zu unterscheiden ist zwischen statischer oder dynamischer Verriegelung, die in Abhängigkeit vom Stabilisationseffekt bzw. vom Operationsziel anzuwenden sind. Bei statischer Verriegelung werden distale und proximale Querbohrungen mit Bolzen bestückt, bei dynamischer Verriegelung nur die Querbohrung des Bruchstückes, welches Torsion, Distraktion, kurz Instabilität befürchten läßt.

Die *statische* Verriegelung wird bei Beginn knöcherner Konsolidierung, in der Regel etwa nach 6–8 Wochen, durch Entfernung eines Querbolzens in *dynamische* Verriegelung umgewandelt. Die Restbolzen werden bei Heilung zusammen mit dem Nagel entfernt.

Entscheidend für den Erfolg der Methode ist die gewährleistete, weitestgehende Immobilisation des Knochens, ein Effekt, der bei der Plattenosteosynthese, aber auch beim Kompressionsnagel nach Kaessmann nur durch ideale Adaptation der Bruchstücke und nur durch Druck erzielt werden kann.

Die wesentlichsten *Vorteile* der Methode seien noch einmal zusammengefaßt:

1. Der Eingriff ist wenig traumatisierend, Deperiostierung kann vermieden werden.
2. Es wird fast immer Belastungsstabilität erzielt.
3. Schnelle Knochenheilungszeiten sind gewährleistet.
4. Defekt- oder lange Trümmerbruchzonen können sicher stabilisierend überbrückt werden.
5. Die Entfernung des eingebrachten Metalles ist wenig traumatisierend.

Zum Abschluß sei die Demonstration einiger Fälle gestattet, die den Indikationsbereich des Verriegelungsnagels unterstreichen können (Darstellung von 5 Fällen): Trümmerbruch, Defektpseudarthrose, Bruch in distaler $^1/_3$-Grenze, Infektpseudarthrose, Rotationsosteotomie.

*Zusammenfassung.* Der Indikationsbereich des Marknagels ist durch die Einführung des sogenannten Verriegelungsnagels, eines Küntscher-Nagels mit Querbolzen im proximalen und distalen Abschnitt, erweitert worden. Stück- und Trümmerbrüche des Unterschenkels, Brüche jenseits der distalen $^1/_3$-Grenze, Defekt- und Infektpseudarthrosen, praktisch alle von Instabilität bedrohten Verletzungsfolgen am Schienbeinknochen können durch den Verriegelungsnagel sicher immobilisiert werden. Schnelle Knochenheilungszeiten und frühe Belastungsstabilität sind wesentliche Vorteile der Methode.

P. Stanković und H. Koch, Göttingen

## Über die Indikation für die intramedulläre axiale kompressive Osteosynthese des Unterschenkels nach Kaeßmann

Bei der Entscheidung, ob eine geschlossene Unterschenkelfraktur operativ oder konservativ zu versorgen ist, sollen auch die Möglichkeiten und die Vorteile der axialen kompressiven Osteosynthese in Betracht gezogen werden.

Der Drucknagel nach Kaeßmann stellt eine *Erweiterung* der Indikation für die operative Behandlung dar. Das Prinzip dieser Methode ist die axiale intramedulläre kompressive Verspannung der Fragmente.

Die *Vorteile* dieses Verfahrens sind:

1. Die Möglichkeit zur Stabilisierung von gelenknahen Frakturen,
2. das Erreichen einer Rotationsstabilität,
3. oft ein vollkommenes Verzichten auf das Aufbohren des Markraumes,
4. Übungsstabilität und frühzeitige Teilbelastbarkeit der Extremität.

Bei der Indikationsstellung für diese Osteosynthese muß man davon ausgehen, daß die guten Ergebnisse nur dort zu erwarten sind, wo es sich, wenn nicht um einen Ideal-, dann mindestens um einen geeigneten Fall handelt. Die besten Resultate zeigt diese Behandlungsmethode bei Schaftbrüchen, und zwar im Bereich zwischen ca. 10 cm unterhalb, bis ca. 7 cm oberhalb vom Spalt des oberen Sprunggelenkes.

Der Unterschenkelquerbruch am Übergang vom mittleren zum unteren Drittel, wie auch der kurze Schrägbruch im mittleren Drittel lassen sich sehr zuverlässig mit dem Kompressionsnagel versorgen. Ein Scheinbeinbruch in 2 Etagen, bei dem die volle Zirkumferenz erhalten geblieben ist, kann im Sinne der axialen Kompression fixiert werden.

Die *Voraussetzung* für die *stabile* Fixation ist die kritische Einschätzung der Möglichkeit für eine genaue Reposition. Die axialwirkenden Druckkräfte dürfen das Repositionsergebnis nicht beeinträchtigen — sie sollen es vielmehr sichern.

Läßt sich die Fraktur nicht gut reponieren, oder hält die bereits reponierte den Druck- und den Scherkräften nicht stand, so kann daraus eine Verkürzung des Schienbeines oder eine Fehlstellung der Fragmente resultieren.

Der Trümmer-, Stück- wie auch der lange Schrägbruch sind für dieses operative Verfahren *nicht* geeignet.

An Hand von einigen klinischen Fällen wird gezeigt, daß bei diesen bereits vor der Operation die Bedingungen für die axiale Kompression nicht gegeben waren, und daß die Mißerfolge auf einem Indikationsfehler beruhen. Ein anderes therapeutisches Verfahren hätte hier zweifellos zum besseren Resultat geführt.

Jede unsachgemäße Beurteilung der Indikation für die axiale Osteosynthese führt zwangsläufig zu unerwünschten Komplikationen, die dann der Methode zu Unrecht angelastet werden.

J. Riedeberger, Leipzig

**Die Küntschernagelung der geschlossenen Unterschenkelfraktur, Behandlungsergebnisse 1958–1972**

Wir haben die Krankengeschichten und Nachuntersuchungsergebnisse von 312 Patienten, die durch offene oder geschlossene *Marknagelung* eines Unterschenkelbruches behandelt wurden, nach verschiedenen Kriterien ausgewertet.

Sie sind ein Teil von 902 Patienten mit Unterschenkelfrakturen, die von 1958 bis 1972 an der Chirurgischen Klinik der Karl-Marx-Universität Leipzig stationär aufgenommen waren. Bei diesen 902 Frakturen sind knie- und sprunggelenksnahe Brüche nicht enthalten, es handelt sich also um 902 Frakturen, die die mittleren $^4/_6$ des Unterschenkels betrafen. Davon waren 225 (24,8%) offene Frakturen aller 3 Schweregrade. Bei der Auswertung der Operationstechnik, der Komplikationen und der Behandlungsergebnisse der 312 durch Küntschernagelung versorgten Patienten in einem Zeitraum von 15 Jahren ist es unvermeidlich, daß nach dem stürmischen Fortschritt der Unfallchirurgie in gerade den letzten Jahren etwas Historie mit anklingt. Vorausgesagt soll noch werden, daß unsere *Operationstechnik* nicht wesentlich von der von Küntscher angegebenen abweicht und daß uns seit 1963 ein Röntgenbildverstärker und die Aufbohrmöglichkeit mit flexiblen Markraumbohrern zur Verfügung stand. Während von 1958–1962 das Verhältnis der offenen zur geschlossenen Nagelung 2:1 betrug, hat es sich in den letzten 10 Jahren auf 1:1,6 zugunsten der geschlossenen Nagelung verschoben.

Mit der Möglichkeit der maschinellen Aufbohrung hat sich auch das Bild der verwendeten Nagelstärken erheblich verändert und zeigt die Tendenz zu den stärkeren Sorten. Nach unseren Untersuchungen läßt sich sagen, daß heute bevorzugt die Nagelstärken von 10–13 mm Anwendung finden und alle anderen nur Einzelfällen vorbehalten sind.

Trotz Verfeinerung der Operationstechnik, der Zunahme an Erfahrung der einzelnen Kliniken und Verwendung der bestmöglichen Metalle ist auch die

Tabelle 1. *Intraoperative Komplikationen bei 312 offenen oder geschlossenen Küntschernagelungen 1958–1972*

| | Offene | | | Geschlossene | | |
|---|---|---|---|---|---|---|
| | zusammen 145 | 1958 bis 1962 74 | 1963 bis 1972 71 | zusammen 167 | 1958 bis 1962 37 | 1963 bis 1972 130 |
| a) Diastase | 1 | 1 | 0 | 4 | 2 | 2 |
| b) Rekurvation | 3 | 3 | 0 | 6 | 4 | 2 |
| c) Steckenbleiben | 2 | 2 | 0 | 2 | 2 | 0 |
| d) Varusstellung | 6 | 6 | 0 | 8 | 7 | 1 |
| Nagelwechsel (Gesamt) | 12 | 12 | 0 | 20 | 15 | 5 |
| Längsspaltung der Tibia | 0 | 0 | 0 | 6 | 3 | 3 |
| Fragmentausbruch | 9 | 4 | 5 | 13 | 10 | 3 |
| Intraoperative Komplikationen | 21 | 16 | 5 | 39 | 28 | 11 |
| % | 14,5 | 24,3 | 7,0 | 23,3 | 75,6 | 8,5 |

Küntschernagelung des Unterschenkels mit intra- und postoperativen Komplikationen belastet (Tabelle 1 u. 2).

Es mußte 32mal intra op. ein Nagelwechsel wegen verschiedener Ursachen (Rekurvation, Fragmentdiastase, Steckenbleiben des Nagels und Varusstellung) vorgenommen werden.

Das betraf die offene Nagelung weniger als die geschlossene. Eine intraoperative Längsspaltung der Tibia betraf ausschließlich die geschlossene Nagelung und der Ausbruch und Dislokation eines 3. Fragmentes wiederum bevorzugt die geschlossene Nagelung.

Die Komplikationsrate ist doch erheblich durch die fehlenden technischen Hilfsmittel der Jahre 1958–1962 belastet, haben wir doch in diesen 5 Jahren bei den geschlossenen Nagelungen 75,6% intraoperative Komplikationen gefunden.

Jetzt halten sie sich mit 7% bei den offenen und 8,5% bei den geschlossenen Nagelungen ungefähr die Waage und sind einer großen Klinik mit vielen Operateuren unterschiedlicher Ausbildungsgrade durchaus angemessen.

Wir erlebten bei 312 Patienten 76 postoperative Komplikationen, die auch wieder größtenteils zu Lasten der Jahre 1958–1962 gehen.

Als schwerwiegende Komplikationen würden wir Osteomyelitis, Pseudarthrose, Rekurvation und Varusstellung über 10° und Nagelbruch ansehen. Das betraf 29 Patienten, wieder bevorzugt der Jahre 1958–1962.

In den letzten 10 Jahren lassen sich 4,1% schwere Komplikationen bei den offenen und 3,8% bei den geschlossenen Nagelungen errechnen. Wir konnten,

Tabelle 2. *Postoperative Komplikationen bei 312 offenen oder geschlossenen Küntschernagelungen (1958—1972)*

| Nagelungen | Offen | | | Geschlossen | | |
|---|---|---|---|---|---|---|
| | zusammen 145 | 1958 bis 1962 74 | 1963 bis 1972 71 | zusammen 167 | 1958 bis 1962 37 | 1963 bis 1972 130 |
| 1a Nageleinschlagstelle | 10 | 8 | 2 | 17 | 10 | 7 |
| 1b Ostitis | 6 | 4 | 2 | 3 | 2 | 1 |
| 1c Osteomyelitis | 4 | 2 | 2 | 4 | 1 | 3 |
| 1 Gesamtinfektion | 20 | 14 | 6 | 24 | 13 | 11 |
| 2 Aseptische Entzündung | 1 | 0 | 1 | 10 | 1 | 9 |
| 3 Pseudarthrosen | 4 | 4 | 0 | 3 | 1 | 2 |
| 4 Rekurvation > 10° | 3 | 3 | 0 | 4 | 4 | 0 |
| 5 Varusstellung > 10° | 3 | 2 | 1 | 1 | 1 | 0 |
| 6 Nagelbruch | 2 | 2 | 0 | 1 | 1 | 0 |
| | 33 | 25 | 8 | 43 | 21 | 22 |
| Schwere Komplikationen | 16 | 13 | 3 | 13 | 8 | 5 |
| 1c, 3, 4, 5, 6 | 11,0% | 17,5% | 4,1% | 7,8% | 21,7% | 3,8% |

auch bei den Infektionen, keinen signifikanten Unterschied zwischen beiden Techniken finden.

Hinsichtlich der Durchschnittszeiten bis zur freien Belastbarkeit und der durchschnittlichen Arbeitsunfähigkeitsdauer wurden insgesamt 677 Patienten ausgewertet, die unterschiedlich (konservativ, Küntschernagelung, Rush-pin-Osteosynthese und A.O.-Technik) behandelt wurden (Tabelle 3).

Hier zeigt sich, daß die Vorteile der Küntschernagelung in dieser Hinsicht in den Jahren 1963—1972 signifikant sind.

Die Zeit bis zur freien Belastbarkeit mit 1,6 Monaten und die durchschnittliche AU-Dauer von 3 Monaten zeigen die Vorteile der Küntschernagelung gegenüber den anderen Verfahren. Auch hier ist wieder zu erkennen, daß eine Nagelung ohne die entsprechende instrumentelle und apparative Voraussetzung (1958—1962) keine wesentlichen Vorzüge hat.

Bei 450 Patienten, die ebenfalls durch unterschiedliche Verfahren behandelt wurden, haben wir die Dauerrenten ermittelt.

Es läßt sich erkennen, daß *keine* grundlegenden Unterschiede zwischen konservativer Behandlung, A.O.-Technik und Küntschernagelung bestehen.

Auffallend ist die hohe Zahl von 45% bei den Rush-pin-Osteosynthesen.

Noch ein Wort zu den *Nagelentfernungen.* Bei der Auswertung von 24 Patienten zeigte sich, daß auch dieser Teil der Küntschernagelung mit Komplikationen belastet ist.

Tabelle 3. *Durchschnittszeiten bis zur freien Belastbarkeit, durchschnittliche Arbeitsunfähigkeitsdauer bei 677 geschlossenen Unterschenkelfrakturen (1958—1972)*

| Behandlungsart | Jahre | Zahl | Monate | |
|---|---|---|---|---|
| | | | Belastung | Arbeitsunfähigkeit |
| Konservativ | 1958—1972 | 262 | 4,1 | 6,7 |
| Küntscher | 1958—1962 | 111 | 3,4 | 5,7 |
| Küntscher | 1963—1972 | 201 | 1,6 | 3,0 |
| Rush-Pin | 1961—1968 | 22 | 3,5 | 6,0 |
| A.O.-Technik | 1968—1972 | 81 | 3,0 | 4,7 |
| Insgesamt | | 677 | | |

Es ist uns in 3 Fällen (1 × 11, 2 × 12 mm) nicht gelungen, trotz Einsatzes von verschiedenen Ausschlaginstrumenten den Nagel wieder zu entfernen, 9mal gelang uns das erst nach einer Längsosteotomie der Tibia. Hier nicht aufgeführt sind die zerschlagenen Ausschlaginstrumente und die vielen abgebrochenen Ausschlaghaken.

Wir glauben, aus unseren Untersuchungen folgende *Schlußfolgerungen* zur Diskussion stellen zu können:

1. Die Komplikationsraten intra- und post op. bei geschlossener und offener Küntschernagelung des Unterschenkels sind bei guter instrumenteller und apparativer Ausstattung, auch im Hinblick auf die Infektion, annähernd gleich.
2. Unter gleichen Voraussetzungen liegen die Nagelstärken fast ausschließlich zwischen 10 und 13 mm.
3. Unter optimalen technischen Voraussetzungen zur Küntschernagelung liegt die Zeit bis zur freien Belastbarkeit und die Dauer der Arbeitsunfähigkeit *erheblich* unter denen der mit anderen Methoden behandelten Patienten.
4. Die Dauerrenten zeigen im Vergleich zur konservativen Behandlung und zur A.O.-Technik *keine* erheblichen Unterschiede.
5. Auf die Komplikationsmöglichkeiten bei der Nagelentfernung wird hingewiesen, sie sollte in jedem Fall stationär erfolgen.

M. G. Giebel, Kassel

## „Kombinierte Verfahren" bei der Behandlung von Unterschenkelfrakturen

Das zentrale Problem der praktischen Medizin ist die Wahl des besten Behandlungsverfahrens. Das gilt besonders für die Chirurgie. Häufig gibt es jedoch mehrere sachlich begründet konkurrierende Möglichkeiten. Die Autoren von Methoden tendieren dazu, sie rein, unvermischt mit anderen als Optimum zu entwickeln, darzustellen und durchzusetzen. Das ist für die Forschung und Entwicklung nützlich. In der Praxis kann jedoch die Kombination verschiedener

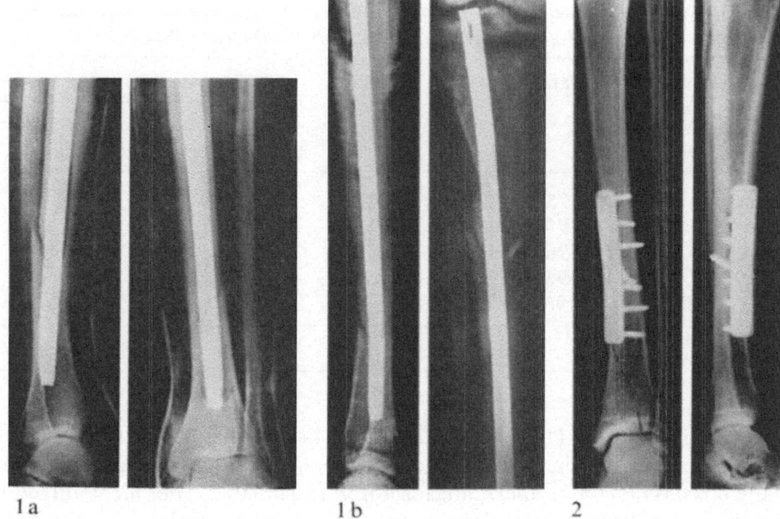


Abb. 1a u. b. Der Marknagel allein stabilisiert. a Brüche ab der Grenze des distalen Drittels (kurzes Bruchstück, weiter Markraum). b Trümmer-Stückbrüche nicht belastungsfähig, daher zusätzlicher Gips

Abb. 2. Schrauben und Platten allein erlauben Belastung erst nach 8 und mehr Wochen, mit Gips früher. (Hier zusätzliche Fissur im Sprunggelenk)

Behandlungsverfahren, auch bewußtes Abweichen von den Gesetzen einzelner Methoden die Pflege, besonders aber die Frühbelastbarkeit bei Frakturen verbessern.

Zwangsläufige Verfahrenswechsel wegen primär schlechter Methodenwahl oder durch aufgetretene Komplikationen, wie Infektionen bei Osteosynthesen sollen hier nur am Rande erwähnt werden.

Die ergänzende Kombination der allein nicht voll stabilisierenden *Drahtumschlingung* bei Unterschenkeldrehbrüchen mit einem *Oberschenkelgipsverband* ist aus mehreren Kliniken hier schon behandelt worden.

Die ideale *Marknagelung* vereinigt die Fragmente belastungsstabil, gestattet daher sofortige Belastung, selbstverständlich freie Gelenkbeweglichkeit, ist am Unterschenkel aber nur im mittleren Schaftteil möglich. Die überwiegenden Brüche an der Grenze des distalen Drittels sind wegen des kurzen distalen Fragmentes und dessen weiten Markraumes mit dem normalen Marknagel nicht voll zu stabilisieren. — Ähnliches gilt für die subkapitalen, besonders Trümmer- sowie Splitter-, Stück-, Drehbrüche mit langem Keil. Sie lassen sich „markgestiftet“ leichter pflegen, sicherer eine achsengerechte Heilung erwarten als rein konservativ behandelte. — Bei Verkürzungsgefahr kann man anfangs zusätzlich extendieren, jedoch kürzer als bei alleiniger Extension und Lagerung, früher bewegen lassen als ohne Stiftung.

Die *Kombination* einer Stiftung oder *Nagelung* mit einem *Gipsverband* kann die durch die intramedulläre Fixation allein ungenügende Stabilisierung der ungünstigen Bruchformen (lange Dreh-, Splitterbrüche und gelenknahe Brüche mit kurzem Bruchstück und weitem Markraum) zur Belastungsfähigkeit erhöhen (Abb. 1a und b).

Im Einzelfall kann man dann abwägen, ob man die Verletzten nur mit dem Nagel bewegen, aber nicht belasten oder mit zusätzlichem Gips belasten, die Gelenke dafür aber nur eingeschränkt und später bewegen läßt.

Andererseits erlaubt der Nagel eine frühere Belastung ohne Gips als nach rein konservativem Vorgehen (nach 6, statt 12 Wochen).

Grundsätzlich ähnliches gilt auch für andere Osteosyntheseverfahren. *Schrauben und Platten* lassen eine Belastung von Unterschenkelfrakturen erst nach frühestens 6, eher nach 8, 10 oder 12 Wochen zu (Abb. 2). Wohl wesentlich deshalb wurde auf dem vorjährigen Nordwestdeutschen Chirurgenkongreß „der Unterschenkelbruch als Domäne der konservativen Behandlung" bezeichnet und betrachtet das „Manual der Osteosynthese" die operative Indikation bei Schienbeinschaftbrüchen im Hinblick auf die „guten bis sehr guten Ergebnisse" der Böhler-Schule als „relativ". Mit *zusätzlichem Gips* haben wir solche Unterschenkelbrüche schon nach 1—2 Wochen belastet, die Ruhigstellung des Knie- und Sprunggelenkes dafür in Kauf genommen, die Verletzten nach 6—8 Wochen ohne Gips gehen lassen, so gegenüber reiner Extensions- und Gipsbehandlung, andererseits alleiniger Platten-Schraubenanwendung sofort belasten und aufstehen lassen, die Ruhigstellung der Gelenke gegenüber rein konservativer Behandlung auf die Hälfte vermindert, keine Schwierigkeiten in der Erlangung freier Gelenkbeweglichkeit gesehen.

Die Meinungen über solche Kombinationen und Regelabweichungen können naturgemäß entsprechend den — auch im Arzt gelegenen — Einzelfaktoren unterschiedlich sein. Sorgfältig abgewogen und angepaßt können sie jedoch dem Verletzten nützen.

Solche Verfahrenskombinationen bewähren sich auch bei anderen Brüchen.

H. Schiestel, Graz

**Markraumschienung**

Wir geben im Arbeitsunfallkrankenhaus Graz im allgemeinen der *nahezu risikolosen, konservativen Behandlung* der Unterschenkelbrüche *den Vorzug*. Den operativen Verfahren räumen wir nur bei Querbrüchen, kurzen Schrägbrüchen, aber auch bei anderen Bruchformen, wenn die Reposition im Streckverband auf Schwierigkeiten stößt, oder es aus pflegetechnischen Gründen erforderlich ist, den Vorrang ein.

Wenn wir uns zur Operation entschließen, steht natürlich der Wunsch nach sofortiger Belastungsstabilität bei geringstem Operationsrisiko an 1. Stelle. Aus dieser Sicht haben wir uns vor allen Dingen mit der Markschienung befaßt und die meisten erprobten Methoden im Laufe der letzten Jahrzehnte angewandt. Zu erwähnen wären Kirschnerdrähte, der Rush-pin, die Methode nach Hackethal, der Küntschernagel ohne und mit Aufbohren.

Den Rushpin haben wir sehr bald wieder verlassen, da eine ausreichende Stabilisierung *nicht* so häufig gelang, als es wünschenswert gewesen wäre und eventuelle Fehlstellungen später kaum zu korrigieren waren. Auch die Methode nach Hackethal konnte sich bei uns auf die Dauer nicht durchsetzen, was wir später noch begründen werden. Beim Marknagel erwuchsen die Probleme vor allem aus der Anatomie des Markraumes. Die Dicke des Nagels wird durch die *engste* Stelle des Markraumes bestimmt und ein dünner Nagel ist zur Stabilisierung selten geeignet. Eine Lösung dieses Problems brachte das Aufbohren vor dem Nageln. Nun nahm aber das Risiko beträchtlich zu, denn besonders beim Frischverletzten kann es zu starken Schwellungen und Blutungen kommen. Außerdem liegt die Infektionsrate viermal so hoch wie bei der Markdrahtung. Meines Wissens neigte auch Küntscher selbst nicht dazu, am Unfallstage aufzubohren und zu nageln. So stellten wir uns die Frage, ob es zweckmäßig sei, eine stabile Osteosynthese um diesen Preis zu erzwingen, oder ob es nicht sinnvoller wäre, durch gleichzeitige innere und äußere Schienung, bei einem wesentlich geringeren Risiko, die sofortige Belastungsstabilität zu erreichen. Also kehrten wir wieder zu den Kirschnerdrähten zurück, obwohl die Ergebnisse früher unzureichend waren, da ein Kirschnerdraht die Querverschiebung nicht beheben konnte und mehrere Drähte oft zur Korrosion Anlaß gaben. Erst nach Lösung der metallurgischen Probleme hat sich die *Bündeldrahtung* mit Kirschnerdrähten in den letzten Jahren sehr gut bewährt. Das *Verfahren* ist denkbar einfach:

Der Verletzte wird, wie bei der Marknagelung, auf dem Maquet-Tisch, bei rechtwinkelig gebeugtem Knie, so gelagert, daß der Bildwandler zu Hilfe genommen werden kann. Der Hautschnitt unmittelbar oberhalb der Schienbeinrauhigkeit angelegt, das Lig. proprium patellae — wie bei der Marknagelung nach Küntscher — gespalten und der Markraum mit dem Pfriem eröffnet. Der von Hackethal und anderen Autoren angegebene Zugang mit einem Fenster in die Corticalis des Schienbeinkopfes hat sich nicht annähernd so gut bewährt, da die Drähte in den Markraum gleiten können. Auch die Scheu mancher Operateure, das Lig. proprium patellae zu spalten, ist unbegründet. Irritationen des Kniegelenkes haben wir nie beobachtet. Sollten sich die Bruchstücke nicht schon bei der Lagerung von selbst eingestellt haben, können sie durch einen an der Spitze angebogenen Führungsspieß, wie bereits Küntscher beschrieb, von innen reponiert werden. Natürlich kann die Reposition auch gleichzeitig eine Assistenz von außen unterstützen. Wir haben überraschenderweise kaum Schwierigkeiten mit der Reposition gehabt und konnten bisher getrost auf die bereits angeschafften Repositionsgeräte verzichten. Selbst wenn solche Schwierigkeiten auftreten sollten, würden wir mechanische Repositionsgeräte grundsätzlich ablehnen, da wir bei anderen Knochenbrüchen, z.B. am Oberschenkel, *schwere Weichteilschäden* nach derartigen Repositionsversuchen beobachten mußten. In einem solchen Falle wäre es sicher schonender, auf die gedeckte Vorgangsweise zu verzichten und offen zu reponieren. (Anfänglich verwendeten wir maximal 3 Drähte. Um den Markraum nicht unnötig zu traumatisieren, schoben wir sie bis in die Spongiosa des körperfernen Schienbeindrittels vor, um den Bruch auf diese Weise besser zu stabilisieren. Die geringe Anzahl von Markdrähten wirkte sich jedoch nachteilig aus, da die unzureichende Ruhigstellung die Infektionsgefahr erhöht und die Mikrobewegungen der Drähte gegeneinander die Korrosion förderten. Die langen Drähte, die in Schienbeinkopf und Tibiaepiphyse verankert waren, sperrten außerdem und verhinderten eine evtl. notwendige Korrektur beim Umgipsen oder führten zu einer verzögerten Callusbildung.)

Es werden nun einige Kirschnerdrähte vorgeschoben, die ebenfalls im Bedarfsfalle an der Spitze anzubiegen sind, der Führungsspieß wird entfernt, und mit weiteren Drähten aufgefüllt bis die Querverschiebung zur Gänze behoben ist oder deren Anzahl durch die engste Stelle des Markraumes eine Grenze gesetzt wird. Sie werden über der Schienbeinrauhigkeit umgebogen, abgezwickt und mit einem Stopfer versenkt. Nekrosen des Kniescheibenbandes sind *nie* aufgetreten, da das Kniegelenk in Streckstellung ruhiggestellt wird. Nach der Hautnaht Anlegen eines Unterschenkelgipsverbandes unter Beachtung der anatomischen Achse, der zu einem Oberschenkelgips verlängert und dann gespalten wird. Nach 10—12 Tagen wird der Patient gehfähig (Oberschenkelgehgips für 12 Wochen) entlassen. Bei der Gipsabnahme werden im allgemeinen auch die Markdrähte entfernt.

Als Alternative zu dieser kombinierten operativ-konservativen Behandlung bietet sich die Marknagelung nach Küntscher mit Aufbohren an. Die Operation kann *ab der 3. Woche* unter günstigsten Bedingungen durchgeführt werden. Die Bruchstücke sind bereits ideal reponiert, das in Organisation befindliche Bruchhämatom verhindert eine Blutung in die umgebenden Weichteile.

Wir haben aus organisatorischen Gründen die laufenden Fälle der Jahrgänge 1970/1971 nachuntersucht, die alle nach der eben beschriebenen Methode versorgt wurden und bei 35 Bündeldrahtungen, von denen 5 nach Küntscher markgenagelt wurden, weder eine Pseudarthrose noch eine Infektion beobachtet. Natürlich stützt sich unsere Erfahrung nicht allein auf diese beiden Jahrgänge, sondern annähernd auf die letzten 10 Jahre, vor allem aber auf über 300 offene Unterschenkelbrüche, die in gleicher Weise behandelt wurden, aber nicht Gegenstand dieses Kongresses sein können.

Wir glauben daher, daß diese Methode in geeigneten Fällen durchaus angebracht ist, sind im übrigen aber der Meinung, daß es *keine* Methode gibt, die jedem Falle in gleicher Weise gerecht werden kann und daß sich der moderne Unfallchirurg die Vielseitigkeit bewahren sollte, die es ihm ermöglicht, ein Optimum durch individuelle Behandlung zu erreichen.

H. Wenninger, Reutte

## Goetzedrähte und gedeckte Marknagelung bei Unterschenkeldrehbrüchen Erwachsener

Wir haben an der Unfallabteilung Reutte in der Zeit vom September 1971 bis April 1973 in 100 Fällen bei 99 Verletzten die kombinierte percutane Drahtumschlingung nach Goetze und anschließende gedeckte Marknagelung des Schienbeines durchgeführt. Wir konnten durch die Kombination dieser beiden gedeckten Methoden die Indikation der gedeckten Marknagelung wesentlich erweitern, die vorläufigen Ergebnisse scheinen erfolgversprechend und das Operationsrisiko in vertretbaren Grenzen.

Unsere Patienten waren zwischen 17 und 65 Jahre alt, 57 Männer und 42 Frauen.

Es waren: 85 Schiunfälle, 8 sonstige Sportunfälle, 3 Arbeitsunfälle, 3 Verkehrsunfälle.
Es fanden sich folgende *Bruchformen:*
11 einfache Drehbrüche (davon 2 „Halbe Drehbrüche")
26 Brüche mit einem Drehkeil
34 Brüche mit zwei Drehkeilen
15 Brüche mit drei Drehkeilen
8 Brüche mit vier Drehkeilen und
6 Brüche mit fünf Drehkeilen

*Zur Technik.* Bei der Aufnahme schlagen wir in der üblichen Art einen Fersenbeinnagel und lagern das Bein im Streckverband auf einer Unterschenkelschiene. Die Operation wird als Programmoperation durchgeführt. Bei der Drahtumschlingung streben wir eine *ideale* Reposition und ausreichende Stabilität an. Es kann aber auch eine geringe Verschiebung belassen werden, wenn man beim Aufbohren vorsichtig vorgeht. Nach der Drahtung lagern wir den Verletzten um, ziehen den Fersenbeinnagel, wechseln die Abdeckung und das Instrumentarium, die Operationsmannschaft kleidet sich um.

Aufbohren des Markraumes unter Kontrolle mit dem Bildverstärker am hängenden Bein. Wir bohren nur soweit auf, daß der Marknagel im peripheren Bruchstück ausreichend Halt findet und bemühen uns überhaupt, schonend zu operieren, um keine Durchblutungsstörung zu erzeugen. Sodann wird ein entsprechender Nagel möglichst weit nach distal in den Markraum eingeschlagen. Wir legen eine Redondrainage für 2 Tage in den Markraum, eine Drainage an der Bruchstelle scheint uns nicht nötig zu sein. Am 12.—14. Tag entfernen wir die Hautnähte, Brüche ohne Drehkeil oder stabile Brüche mit einem Drehkeil können belasten, bei Brüchen mit mehreren Drehkeilen haben wir einen Unterschenkelgehgipsverband für 6—8 Wochen angelegt. Man könnte auch daran denken, diese Verletzten mit Krücken gehen zu lassen, das schien uns aber wegen der mangelnden Kontrolle nicht ratsam. Wir haben zunächst die Drahtumschlingungen nach 6—8 Wochen entfernt, um Durchblutungsstörungen und verzögerte Bruchheilungen zu vermeiden. Entfernung des Marknagels wie üblich nach knöcherner Bruchheilung.

Ich darf Ihnen nun über unsere *vorläufigen Behandlungsergebnisse* berichten: Wir haben 3 Verletzte wegen dringender Heimreise vor dem 10. Tag nach der Verletzung mit Liegegips entlassen. 94 Verletzte waren zwischen 11 und 18 Tage ab Unfall stationär, das ist eine durchschnittliche stationäre Behandlungsdauer von 14,53 Tagen. Ein Verletzter mit beiderseitigem Unterschenkelbruch wurde am 28. Tag, bzw. am 18. Tag nach der Operation der zweiten Seite entlassen und ein Verletzter mit einer Infektion am 56. Tag.

Außer den 3 vorzeitig Entlassenen waren alle Verletzten bei der Entlassung gehfähig, 25 mit Zinkleimverband belastungsfähig, 64 Verletzte bekamen einen Unterschenkelgehgipsverband für 6 Wochen und 7 einen solchen für 8 Wochen ab Operation.

Da es sich bei unserem Krankengut vorwiegend um Ausländer handelt, können wir leider nicht über vollständige Nachuntersuchungsergebnisse berichten.

Wir haben nur 14 echte Einheimische, die wir bis zum Abschluß der Behandlung beobachten konnten, 56 insgesamt kamen zum Entfernen der Implantate zu uns, 6 schickten uns Röntgenbilder oder schriftliche Berichte, so daß wir über insgesamt 62 Fälle berichten können.

Bei der Drahtentfernung in 56 Fällen waren alle Brüche klinisch fest, gerade und belastbar, röntgenologisch bestanden keine Zeichen einer Durchblutungsstörung.

Nach der Nagelentfernung in 36 Fällen waren alle Brüche in anatomischer Stellung geheilt, es bestanden keine Zeichen einer verzögerten Bruchheilung, die Gangleistung war gut, die Beweglichkeit der Kniegelenke und Sprunggelenke war frei, in 8 Fällen bestand eine geringe Störung des Hautgefühles an der Vorderseite des Unterschenkels.

Über die Dauer der Krankenstände kann ich Ihnen ebenfalls nur teilweise berichten: Wir haben 3 Fälle, die zwischen dem 12. und 19. Tag nach dem Unfall bei sitzendem Beruf arbeitsfähig waren. Zwei Industriearbeiter waren nach 5 Wochen, alle anderen uns bekannten Verletzten vor der 10. Woche, nur einer nach 12 Wochen arbeitsfähig.

*Komplikationen*

Wir haben keine tiefen Wundinfektionen gesehen. Nur in einem Fall trat ein infiziertes Hämatom im Bereich einer Drahtschlinge auf. Es wurden unter massiven Gaben von Antibiotica am 3. Tag die Hautnähte, am 8. Tag die eine Drahtschlinge, nach 4 Wochen die restlichen Drähte entfernt, der Verletzte konnte nach 8 Wochen ohne Gipsverband entlassen werden. Er war nach Abheilung der Fisteleiterung 12 Wochen nach dem Unfall arbeitsfähig. Der Bruch heilte ohne weitere Komplikationen, der Marknagel ist inzwischen entfernt.

*Sekundäre Verschiebung*. In einem Fall eines kombinierten Unterschenkeldrehbruches mit 3 Drehkeilen und supramalleolaren Querbruches haben wir nach 6 Wochen die Drahtumschlingungen entfernt. Bei der nächsten Röntgenkontrolle nach 2 Wochen war eine Seitenverschiebung eines Keiles um Corticalisbreite und im weiteren Verlauf eine Verkürzung um 1 cm aufgetreten. Dabei hatte der Verletzte keine wesentlichen Schmerzen, konnte 2 Wochen nach der Drahtentfernung ohne Stock gehen und ist ab dem 19. Tag nach dem Unfall — mit 3 Tagen Unterbrechung zur Drahtentfernung — arbeitsfähig. Die letzte Röntgenkontrolle — 7 Monate nach dem Unfall — zeigt, daß sich der Bruch langsam durchbaut, klinisch besteht noch leichte Ermüdbarkeit bei längerem Gehen, eine leichte Beinschwellung und geringe Einschränkung der Beweglichkeit des Sprunggelenkes. Da es durchaus möglich ist, daß auch in anderen Fällen, die wir nicht mehr gesehen haben, eine solche Verschiebung aufgetreten ist, und da wir gesehen haben, daß eine gleichzeitige Fixation mit Goetzedrähten *und* Marknagel durch 6—8 Wochen keine Störungen verursacht, haben wir daraus die Konsequenz gezogen und bisher in 3 Fällen bei Brüchen mit mehreren Drehkeilen die Drähte 12 Wochen belassen.

Es handelt sich um einen 38jährigen Mann, Schisturz, Unterschenkeldrehbruch mit 4 Drehkeilen. Es gelang nicht, den kleinen Keil zu reponieren, er wurde deshalb bei der Gipsabnahme nach 6 Wochen entfernt, anschließend Belassen der Drähte für 12 Wochen. Das letzte Röntgenbild nach der Drahtentfernung zeigt keine Zeichen einer Störung durch die gleichzeitige Verwendung von 5 Drahtumschlingungen und einem Marknagel.

Wir werden daher in Zukunft bei Brüchen mit mehreren Drehkeilen die Drähte entsprechend länger belassen und hoffen, dadurch unsere Ergebnisse weiter verbessern zu können.

*Zusammenfassend* erlaube ich mir zu sagen, daß wir durch die Kombination der percutanen Drahtumschlingung nach Goetze *und* der gedeckten Marknagelung die Indikation zur Nagelung von Unterschenkeldrehbrüchen, auch mit mehreren Drehkeilen, wesentlich erweitern konnten, daß die Methode nur ein geringes Infektionsrisiko hat und daß die gleichzeitige Verwendung einer inneren und äußeren Fixation zu *keiner* Durchblutungsstörung und verzögerter Bruchheilung führt. Das dürfte darauf zurückzuführen sein, daß bei der percutanen Methode nach Goetze zur Reposition das Periost nicht abgeschoben wird und die Drähte nicht subperiostal, wie es bei der früher geübten und verpönten offenen Drahtumschlingung der Fall war, sondern epiperiostal liegen. Außerdem bringt die angegebene Behandlungsmethode gegenüber der konservativen Behandlung eine wesentliche Verkürzung sowohl der stationären wie der ambulanten Behandlungsdauer und des Krankenstandes.

## Diskussion

L. Schweiberer, Homburg

Ich habe nichts gegen die Goetzedrahtnaht. Ich will nur sagen, es sollte etwas mehr herausgearbeitet werden, daß die Indikation für die Goetzedrahtnaht von der Bruchform abhängt. Je länger der Drehbruch ist, desto mehr eignet er sich für diese Methode.

Präsident

Ich glaube, es wurde erwähnt, daß die Länge des Bruches mindestens die anderthalbfache Schaftbreite betragen soll. Nach unseren Erfahrungen ist dies zu wenig. Wir haben als Richtlinie die doppelte Schaftbreite, sonst kann man nicht eine ausreichende Stabilität erzielen. Wir hatten vor Jahren eine Tagung unserer Gesellschaft, wo gesagt wurde, daß die Instabilität gegeben ist, wenn der Bruch zu kurz ist.

H. Aichner, Brixen

Ich war sehr überrascht, von Herrn Kuderna zu hören, daß er die gedeckte Marknagelung eines Unterschenkelbruches als *Notfallsoperation* ansieht. Ich glaube doch, daß man erst den Patienten sich vom Trauma erholen läßt. Es ist an sich keine dringende Operation; man kann sie als Programmoperation ansetzen. Ich glaube auch, daß sich eventuell Komplikationen, wie Fettembolien, ergeben können und man diese nicht der eigentlichen Methode zur Last legen kann sondern als Unfallsursache auffaßt.

H. Kuderna, Wien

Ob es zu einer Fettembolie kommt, ist eine Frage der Anaesthesie. Wir machen die Operation auch nur notfallmäßig, wenn das Schockgeschehen beherrscht ist. Wir haben auch Frakturen mit anderen Nebenverletzungen, wo wir begreiflicherweise nicht am ersten Tag marknageln konnten. Auf der anderen Seite möchte ich nochmals darauf hinweisen, daß es gar nicht so ungefährlich ist, einen Fersenbeinnagel zu schlagen. Wie sollte man aber das Bein bis zum Tag der Operation stabilisieren? Es ist auch nicht ungefährlich, größere Seitenverschiebungen zu belassen. Wie soll ich eine Seitenverschiebung anders reponieren, als in Narkose oder in Lokalanaesthesie.

Präsident

Ich möchte mich der Meinung von Herrn Kuderna anschließen.

Die Gefahr der Fettembolien ist vor allem bei multiplen Frakturen gegeben. Wenn multiple Frakturen, dann nicht sofort operieren, sondern eine äußere Ruhigstellung anwenden und zuwarten. Beim isolierten Unterschenkelbruch machen wir routinemäßig die primäre Marknagelung und sehen dadurch *keine* Komplikationen.

H. Jahna, Wien

Ich habe im 2. Vortrag auch dazu Stellung genommen. Wir haben bei diesen 100 Drehbrüchen keine Komplikationen gehabt, die einen chirurgischen Eingriff notwendig gemacht hätten. Aber die Gefahr besteht, das ist vollkommen richtig. Wenn man aber entsprechend kontrolliert und es nicht bagatellisiert und den Nagel rechtzeitig entfernt, dann kann man schwere Komplikationen in der Regel vermeiden.

Die Gefahr ist besonders dann gegeben, wenn sich der Nagel im Knochen dreht. Die Gefahr ist noch größer, wenn ich auf den Böhlerbügel Pelotten gebe, Tupfer darüber lege und nicht 2× pro Tag bei der Visite genau kontrolliere. Aber ich glaube, daß man daraus nicht die Indikation zur primären Marknagelung stellen kann.

Präsident

Ich glaube, Sie haben Herrn Kuderna mißverstanden. Nachdem er aus meinem Hause kommt, kann ich an seiner Stelle sagen, daß er sicherlich nicht meint, daß dies die *Indikation* zur primären Nagelung ist. Man darf den Extensionsnagel nicht bagatellisieren. Vor allem, wenn er nicht an richtiger Stelle geschlagen wird, kenne ich Fälle, wo die Sehnenscheide des Tibialis posterior eröffnet war und es dann zu einer Infektion gekommen ist, mit Nekrose der Sehne, eine schwerwiegende Komplikation. Wenn es nicht notwendig ist, den Nagel zu schlagen, dann kann man ohne weiteres schon am ersten Tag operieren. Eine nur äußere Ruhigstellung mit der Schaumstoffschiene wäre sicherlich möglich, wenn keine Verschiebungen da sind. Aber gerade unsere phlebographischen Untersuchungen haben gezeigt, daß die primäre Verschiebung einen ganz wesentlichen Anteil an einem Venenverschluß hat. Das ist auch ein Grund, daß man möglichst rasch exakt reponieren sollte.

H. Mittelmeier, Homburg/Saar

Zuerst eine Frage an Herrn Jahna:

Er hat uns mit seiner ausgezeichneten Statistik einen Markstein gesetzt, an dem wir auch alle unsere operativen Verfahren messen können. Natürlich kommt es nicht nur auf das Endergebnis an, sondern es spielen andere Fragen auch eine Rolle. Wir haben das vorhin von Herrn Wenninger gehört: Die Bettenkapazität z.B. unter anderem. Was mich interessieren würde, wie lange liegt der Patient bei Ihnen mit der klassischen konservativen Behandlung — zunächst Extension und dann Gipsverband — im Spital?

Und die 2. Frage an Herrn Jahna wäre, wie viele Röntgenaufnahmen sind für eine einwandfreie Behandlungsführung bei der konservativen Therapie bis zum Behandlungsabschluß erforderlich; weiterhin die Frage: werden die Kontrollaufnahmen der Extension im Bett des Patienten durchgeführt? Wie schaut es dabei mit dem Strahlenschutz für die Bettnachbarn aus? Wir haben jetzt in der BRD ein neues Strahlenschutzgesetz, das ungeheuer hart ist. Es müssen praktisch für jede Durchleuchtung und für jede Aufnahme die Daten festgelegt werden und es kann sein, daß wir Reglements bekommen, die es uns einmal erschweren können, überhaupt noch eine konservative Behandlungsweise durchzuführen. Ich würde doch Herrn Jahna bitten, sich dazu zu äußern.

Und darf ich noch zur biomechanischen Stabilität der Marknagelung etwas sagen. Der Nagel ist sicher ein sehr stabiles Implantat. Die A.O. fordert Stabilität, die aber eine Mikrostabilität ist. Wir haben an unserer Klinik biomechanische Untersuchungen bezüglich der Stabilität des Marknagels auch nach Aufbohrung durchgeführt und sind zu der Feststellung gekommen, daß der Marknagel *keine*, im strengen Sinne, Stabilität zu schaffen vermag. Wenn man Biegungskräfte auf einen lege artis aufgebohrten Knochen legt, in der Größenordnung dessen, was so ein Knochen aushalten muß, daß sich die Fragmente, weil der Nagel selbst federt, auseinanderschieben. In der Praxis ist es natürlich etwas anders. Da kommen die Muskelkontraktionskräfte dazu, die die Frakturen zusammenschieben. Aber wir haben außerdem gesehen, daß die Rotationsstabilität an einem isolierten Nagel in vitro lege artis fast gleich Null ist. Wir haben auch die biomechanische Stabilität des Kompressionsnagels nach Kaeßmann geprüft und haben gesehen, daß der anfängliche Druck von etwa 60—90 kp beim Wegnehmen des Spanngerätes um etwa $^{2}/_{3}$ herunterfällt. Die longitudinale Kompressionskraft zwischen den Fragmenten sinkt auf 20 kp herunter. Da die Rotationsstabilität von 20 kp/cm ist, würde das bedeuten, daß an der Zehenspitze mit 1 kg gezogen, sich die Fraktur schon wegdreht. Sie dreht sich nicht grob weg, weil die Schraube ganz unten sichert. Ob man dieses Verfahren anwenden soll, wo doch unten die biomechanische Stabilität so gering ist?

E. May, Detmold

Mir ist aufgefallen, daß bei den Nagelungen ein relativ dünner Nagel genommen wird. Und ich war eigentlich beruhigt, daß Herr Riedeberger und Herr Wehner sich mit zunehmender Erfahrung für einen dickeren Nagel entschlossen haben. Sie haben Dicken zwischen 10 und 13 mm Durchmesser genommen. Ich meine auch zu den Dingen, die Herr Mittelmeier gesagt hat, daß sicher eine entscheidende Achsenstabilität zu erzielen ist. Wir kennen ja aus den Jahren um 1950, wo wir die Aufbohrmöglichkeiten noch nicht hatten, die Nagelfrakturen.

P. Stanković, Göttingen

Ich möchte nur ein paar Worte zur Rotationsstabilität beim Kaeßmann-Nagel sagen. Wir benutzen den Kompressionsnagel nach Kaeßmann schon seit 1967.

Wir haben bis jetzt keinen einzigen Fall gesehen, wo es post op. zu einem Rotationsfehler gekommen ist. Der Rotationsfehler kann nur intra op. entstehen.

W. Krösl, Wien

Es wurden bisher nur die operativen Methoden diskutiert. Ich möchte aber trotzdem auch auf einen Vortrag von vormittag zurückkommen, auf den von Hackstock mit dem Sarmientogips.

Ich habe vor 14 Tagen in der Volksrepublik China eine Behandlungsmethode in einem sogenannten traditionellen Spital gesehen, die unseren bisher geübten Prinzipien völlig widerspricht. Eine Behandlungsmethode, bei der die benachbarten Gelenke freigelassen werden und der Bruch selbst, in dem Fall der Unterschenkel, mit kurzen zirkulär angebrachten Holzschienen fixiert wird. Nach 3 Wochen etwa beginnt man zu belasten. Ich habe an die Möglichkeit, daß man damit gute Ergebnisse erzielen kann, nicht geglaubt. Ich wurde durch die gezeigten Fälle eines Besseren belehrt. Es ist nicht an der Zeit, diese für uns eigenartige Behandlungsmethode zu propagieren.

Beim Sarmientogips wird das Kniegelenk freigelassen. Es besteht aber der Reflex, Unterschenkelbruch ist gleich Oberschenkelgipsverband. Von diesem Reflex sollte man sich lösen und je nach Fall entscheiden. Es geht ja nicht darum, daß man die Versteifung des Kniegelenkes fürchtet, sondern es ist für den Patienten ein großer Unterschied, ob er einen Oberschenkelgips tragen muß oder nur einen Unterschenkelgipsverband. Ein Unterschenkelgips ist für den Patienten wesentlich angenehmer und dies sollte in vielen Fällen berücksichtigt werden, besonders bei denen, wo man eine Marknagelung durchgeführt hat oder eine Drahtnaht. Denn hier hat man gesehen, daß manchmal *trotz* einer Marknagelung noch ein Oberschenkelgips gegeben wird.

# *Offene Methoden*

D. Licen, Wien

**Offene Marknagelung bei frischen geschlossenen Unterschenkelbrüchen**

An der Lehrkanzel für Unfallchirurgie I in Wien wurden in der Zeit zwischen dem 1. 5. 1971 und 31. 1. 1973 insgesamt 25 frische geschlossene Unterschenkelbrüche markgenagelt, davon 17 offen. Von den offen markgenagelten konnten 15 nachuntersucht werden.

Die *Indikation* für eine offene Marknagelung stellen wir, wie auch W. Just und W. Kurz, bei 1. Stückbrüchen, 2. Biegungsbrüchen mit (inkomplettem) Keil, 3. Komplikationen bei der gedeckten Marknagelung und 4. pathologischen Brüchen.

Für eine offene Marknagelung bei den angeführten Indikationen spricht, daß sich die Brüche exakter reponieren lassen und daß man die Festigkeit nach der Nagelung in offener Wunde besser prüfen kann. Außerdem kann man das Bohrmehl nach der Markraumspülung von der Bruchfläche besser entfernen. Das Bruchhämatom kann gut abgesaugt und drainiert werden, was auch von der A.O. empfohlen wird. Die oft vorhandene Interposition von gequetschten Weichteilen wird beseitigt. Das Infektionsrisiko ist dadurch, unserer Auffassung nach, nicht größer als bei der gedeckten Marknagelung.

Als *Kontraindikation* sehen wir jene Fälle an, wo die Haut stark gequetscht ist und wo Blutzirkulationsstörungen vorliegen (varicöser Symptomenkomplex). Der Zeitpunkt der Operation richtet sich nach dem allgemeinen Zustand des Patienten, wobei wir trachten, den Patienten so rasch wie möglich zu operieren.

Zusätzlich zur Marknagelung wurden bei 5 Unterschenkelbrüchen Drahtumschlingungen angelegt und wenn notwendig, auch eine äußere Fixation mit Gips, vor allem in jenen Fällen, wo eine Rotationsinstabilität vorhanden war.

An Komplikationen war zu beobachten:

Tabelle 1. *Komplikationen*

| Komplikation | Stückbruch | Biegungsbruch mit Keil | Pathologischer Bruch |
|---|---|---|---|
| Keine | 1 | 7 | — |
| Wundheilungsstörung | — | 3 | 1 |
| Osteomyelitis | — | 1 | — |
| Pseudoarthrose | — | — | — |
| Instabilität (Achsenabweichung) | 1× 10° Varus<br>1× 5° Valgus mit 5° Re. | 1× 15° Innen-Rotation | 1× 5° Valgus |

*Ergebnisse*

Die 15 nachuntersuchten Unterschenkelbrüche gliedern sich der Bruchform nach in: 3 Stückbrüche, 11 Biegungsbrüche mit Keil und eine pathologische Bruchform. Es handelt sich bei dieser um eine 83jährige Frau mit einer Metastase von Ca colli uteri. Folgende Ergebnisse der Beweglichkeit wurden festgestellt:

Tabelle 2. *Bewegungseinschränkung*

| Form des Bruches | Kniegelenk | | | Sprunggelenk | | |
|---|---|---|---|---|---|---|
| | keine Hemmung | Beuge- | Streck- | keine Hemmung | Beuge- | Streck- |
| Stückbrüche | 3 | — | — | 2 | — | 1—10° |
| Biegungsbrüche mit Keil | 8 | 2—10° | — | 6 | — | 2—10° |
| | | 1—20° | —10° | | 3—10° | —10° |
| Pathologische Brüche | — | 1—30° | — | — | — | 1—10° |

Die 4 Wundheilungsstörungen betreffen nur die Weichteile. Die Osteomyelitis entstand bei einem 17jährigen Debilen, der post op. ausgeprägt unruhig war und den Verband mehrmals herunterriß.

Als Folge der offenen Marknagelung konnte man bei 3 Patienten eine Muskelhernie feststellen, wobei nur einer über brennende Schmerzen in diesem Bereich klagte.

Eine Ernährungsstörung des Knochens durch gestörte Blutzirkulation, vor der R. Judet warnte, konnten wir nicht beobachten.

Unserer Meinung nach ist die offene Marknagelung bei geschlossenen Unterschenkelbrüchen eine gute Methode bei gegebenen Indikationen.

F. Povacz und W. Hager, Linz

## A.O.-Methoden (Platten und Schrauben) bei frischen geschlossenen Unterschenkelbrüchen

In den österreichischen Unfallkrankenhäusern wurden in den Jahren 1970 und 1971 2049 geschlossene Schaftbrüche des Unterschenkels behandelt.

636 (31 %) dieser Verletzten wurden operiert.

Siebenmal wurde die Osteosynthese allein mit Schrauben, zwanzigmal mit Schrauben und Platte durchgeführt, insgesamt also nur in 1,3 % der Fälle. Das heißt, die Indikation zur Osteosynthese mit Schrauben und Platte wurde nur selten gestellt. In Österreich dürfte es dafür einen spezifischen Grund geben: die weitverbreitete Anwendung der gedeckten Drahtcerclage in der Behandlung der Unterschenkelbrüche. Andernorts wird mancher Bruch, der bei uns mit Cerclagen versorgt wird, mit einer Platte gut versorgt sein.

Die Leistungsfähigkeit der Osteosynthese mit Schrauben und Platte steht bei richtiger Anwendung außer Frage. Deshalb einige Worte zur *Indikation.*

Im „Manual der Osteosynthese" aus dem Jahre 1969 ist dazu dem Abschnitt über die Unterschenkelfrakturen folgende Einleitung vorangestellt:

„Die Operationsindikation ist zwingend bei irreponiblen Gelenkfrakturen. Sonst muß sie als relativ betrachtet werden, denn mit einer konservativen Behandlung der Schaftfrakturen nach den von Böhler entwickelten Grundsätzen lassen sich meist gute bis sehr gute Ergebnisse erzielen, allerdings mit wesentlich längeren Spitalsaufenthalten."

Allgemein formuliert, sollte nur dann operiert werden, wenn mit der Operation ein wesentlich *besseres* Ergebnis zu erwarten ist als bei konservativer Behandlung, wobei die Faktoren, Bruchform und Weichteilverhältnisse sowie Alter, Beruf, Vorerkrankungen, soziale Gesichtspunkte und Einstellung des Verletzten zur Operation zu beachten sind.

Vor diesen Erwägungen sollten noch drei Voraussetzungen erfüllt sein:

1. Der Operateur sollte die Technik beherrschen.
2. Vorhandensein eines geeigneten Instrumentariums.
3. Die Sterilität der Operationsräumlichkeiten sollte den Anforderungen für Knochenoperationen genügen.

*Zur Technik*

Die Art des operativen Eingriffes richtet sich nach der Form und Lokalisation des Bruches. Das Schema zeigt das Vorgehen, wie es von der A.O. empfohlen wird.

1. Querbrüche, kurze Schräg- und Drehbrüche (Abb. 1a): Im proximalen und distalen Drittel ist die Plattenosteosynthese angezeigt.

2. Drehbrüche und Mehrfachfragmentbrüche (Abb. 1b):

a) Reine Drehbrüche können unter Kompression verschraubt werden, wenn die Frakturfläche mindestens doppelte Länge der Schaftbreite aufweist.

b) Mehrfachfragmentbrüche werden verschraubt und erhalten zusätzlich eine Neutralisationsplatte.

Je mehr Fragmente vorhanden sind, desto eher ist ein *konservatives* Vorgehen zu empfehlen. Die bei uns angewandte Technik hält sich nicht ganz an dieses Schema. Doppelplatten werden nicht verwendet.

Es bestehen hier zwei Bedenken:

Erstens die Gefahr der Spongiosierung, zweitens eine gewisse Angst vor Refrakturen, weil wir von der Spanentnahme her wissen, daß der vordere Pfeiler des Schienbeines nicht unterbrochen werden soll. Diese Bedenken sind also begründet, wenngleich wir — glücklicherweise — über keine eigenen diesbezüglichen Erfahrungen verfügen.

Es wurden gelegentlich im proximalen Drittel eine T-Platte verwendet, sonst fast ausschließlich die schmale Platte. In der postoperativen Behandlung wurde nur bei 6 Verletzten auf eine äußere Fixation verzichtet und sofort mit der Übungsbehandlung begonnen. Die Schraubenosteosynthesen wurden alle mit einem Oberschenkelgips für 10—12 Wochen ruhiggestellt. Die restlichen Plattenfälle hatten einen Oberschenkelgips für 6—14 Wochen.

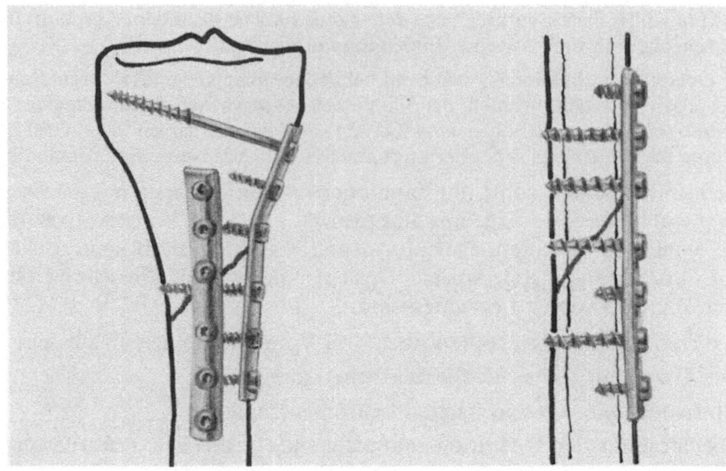

a

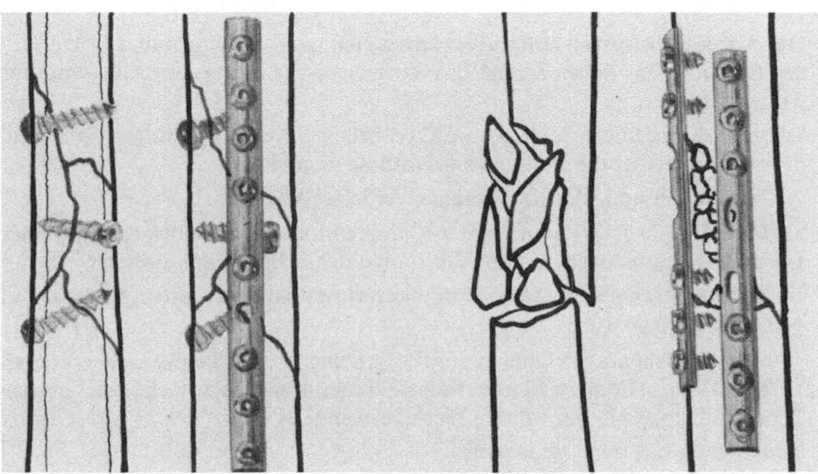

b

Abb. 1. a A.O.-Technik bei kurzen Schräg- oder Querbrüchen, links proximal der Markenge, rechts distal der Markenge. b A.O.-Technik bei Mehrfragmentbrüchen. Links Drehkeilfrakturen, interfragmentäre Kompression und Neutralisationsplatte. Rechts kurze Trümmerbrüche, Doppelplatte und Spongiosaplastik (je eine Rinnenplatte)

*Eigenes Krankengut*

*Schraubenosteosynthesen.* Anzahl: 7. Alter: ∅ 42 Jahre (19—64 Jahre). Bruchform: 6 Drehbrüche, 1 Biegungsbruch. Lokalisation: distales Drittel 6, mittleres Drittel 1.

Es gab keine Komplikationen, keine Infektion. Alle Brüche heilten in der operativ erreichten Stellung, 5 mit, 2 ohne sichtbaren Callus. Behandlungsdauer: Stationär ∅ 18 Tage (16—26 Tage), ambulant ∅ 127 Tage (69—325 Tage).

Zur *Nachuntersuchung* erschienen 6 Verletzte. 2 klagten über Schmerzen und Behinderung. Sie hatten beide eine Beweglichkeitseinschränkung des unteren Sprunggelenkes von $^{1}/_{3}$—$^{1}/_{2}$ des Bewegungsumfanges, einer zusätzlich eine Bewegungseinschränkung des oberen Sprunggelenkes von 30° mit Muskelatrophie von 2 cm. Die übrigen sind ohne bleibenden Schaden geheilt.

*Plattenosteosynthesen.* Anzahl: 20 (14 Männer, 6 Frauen). Alter: ∅ 46$^{1}/_{2}$ Jahre (17 bis 71 Jahre). Bruchform: 3 Querbrüche, 4 Drehbrüche, 8 Biegungsbrüche, 5 Stückbrüche. Lokalisation: Proximales Drittel 5, mittleres 6, distales Drittel 7, ausgedehnte Bruchzone 2. Behandlungsdauer: Stationär ∅ 53 Tage (10—445 Tage), ambulant ∅ 145 Tage (55—506 Tage).

*Komplikationen.* 1 Plattenbruch, 2 Infektionen. Die Infektionen bedingen auch die langen Behandlungszeiten. Bei den 17 Verletzten ohne Komplikationen heilte die Fraktur nach der Osteosynthese in annähernd anatomischer Stellung ohne Verkürzung, zweimal ohne sichtbaren Callus, sonst mit Callusbildung.

*Nachuntersuchung.* Beschwerden: Keine 7, leichte 10. Gang: Unauffällig 11, leichtes Hinken 5, mit Stock 1 (62 Jahre). Muskelatrophie von 1—2 cm am Oberschenkel: 8. Geringe Schwellneigung am Unterschenkel: 12.

Beweglichkeit: Zehen immer frei, unteres Sprunggelenk bis $^{1}/_{3}$ behindert 3, oberes Sprunggelenk bis 20° behindert 3, Knie immer frei.

Das Tibialis-anterior-Syndrom, die Peronaeuslähmung und die Muskelhernie kamen nicht vor. Ein Verletzter hatte eine adhärente Narbe, die übrigen Narben waren zart. Es wurde also, wenn keine Komplikationen eintraten, mit der Platte ein ausgezeichnetes Ergebnis erzielt.

*Komplikationen.* 1. Plattenbruch. Pat. B.S. 40 Jahre w. Unfall: 5. 7. 1971 Autozusammenstoß. Diagnose: Fractura cruris dextra. Biegungsbruch des Unterschenkels, Grenze mittleres-proximales Drittel mit 7 cm langem, lateralen Biegungskeil.

Therapie: Zunächst konservativ, am 9. 7. Osteosynthese mit 8-Lochplatte. Zwei Schrauben im Bereich des Biegungskeiles wurden als Zugschrauben angelegt. Es erfolgte keine axiale Kompression der Hauptfragmente. Nach der Osteosynthese klaffte, trotz Vorbiegens der Platte, medial der Bruchspalt. Es wurden hier Spongiosaspäne aus dem Schienbeinkopf beigelegt. Post op. Oberschenkelgipsverband bzw. Oberschenkelgehgipsverband für 6 Wochen. Bei Gipsabnahme war die Fraktur abnorm beweglich. Es zeigte sich, daß die Platte im Gehgips gebrochen war. Die Platte wurde entfernt, gedeckte Marknagelung mit zusätzlicher Schraube durch den Nagelschlitz in das proximale Fragment. Weiterbehandlung ohne äußere Fixation. Knöcherne Heilung ohne weitere Komplikation.

*Infektionen.* Pat. L.L. 42 Jahre m. Unfall: Am 22. 7. 1972 ca. $^{3}/_{4}$ m abgestürzt. Diagnose: Fractura cruris sinistra. Biegungsbruch im proximalen Drittel mit unvollständig ausgebrochenem, 9 cm langen Biegungskeil.

Therapie: Am Unfalltag offene Reposition und T-Platte, Oberschenkelgipsverband für 6 Wochen. Bei Gipsabnahme 2 Fisteln an der Operationsnarbe, röntgenologisch Schraubenlockerung im proximalen Fragment. Weiterbehandlung ohne Gips, entlastendes Gehen mit Stützkrücken, Bewegungsübungen. Nach 7$^{1}/_{2}$ Monaten ist der Bruch fest. Es werden die Platte und ein Sequester entfernt, Spül- und Saugdrainage, weiter Stützkrücken. Refraktur 10 Wochen später bei neuem Sturz, weitere Gipsfixation für 6 Wochen. Behandlungsabschluß 14 Monate nach Unfall. Der Bruch ist fest, an der Fistelstelle besteht noch eine Kruste von 10:5 mm. Wegen eines Defektes im Bereich der vorderen Schienbeinkante, bekommt der Patient einen Stützapparat, er geht mit Stock. Behandlungsdauer: Stationär 22 Tage, ambulant 506 Tage.

Pat. B.L. 71 Jahre m. Unfall: Am 27. 7. 1971 von einem Motorrad niedergestoßen worden. Diagnose: Fractura duplex cruris sinistra (Commotio cerebri, VLc. occipitale). Stückbruch mit ca. 7 cm langem, intermediären Fragment im mittleren Drittel.

Therapie: Am Unfalltag offene Reposition, Osteosynthese mit Zugschrauben und 5-Lochplatte, zusätzlich Oberschenkelgipsverband. Beim Umgipsen nach einer Woche erweist sich die Fraktur als beweglich, weiter Gipsfixation. Nach 2 Wochen Hautnekrose mit nachfolgender Infektion durch Druck eines Fragmentes von innen. In der Folge wurden wegen der anhaltenden Eiterung noch 5 Operationen durchgeführt. 16 Monate nach Unfall besteht ein ausgedehnter Defekt im mittleren Schienbeindrittel mit einer Fistel. Der Verletzte ist mit einem Stützapparat versorgt. Behandlungsdauer: Stationär 445 Tage, ambulant 78 Tage.

Als Ursache des Mißerfolges erweist sich beim Plattenbruch und beim Stückbruch eine technisch fehlerhafte Osteosynthese. Beim dritten Verletzten zeigen die Röntgenbilder, daß die Schrauben weder das proximale noch das distale Fragment ausreichend fassen. Es ist auch trotz Gips zu einer Schraubenlockerung proximal gekommen. Ob diese Lockerung für das Entstehen der Infektion eine Rolle gespielt hat, läßt sich nicht sicher entscheiden. Die Platte war jedenfalls stabil genug, um eine Verschiebung der Bruchstücke zu verhindern.

Die Auswertung unserer Verletzten ergibt einerseits, daß bei *einwandfreier* Technik mit dieser Methode gute bis sehr gute Ergebnisse zu erwarten sind. Die Mißerfolge andererseits sind eine deutliche Mahnung, sowohl in der Indikationsstellung als auch in der Ausführung größte Sorgfalt walten zu lassen.

E. Sander und W. Wehner, Halle/Saale und Magdeburg

## Zur corticalen Osteosynthese geschlossener Tibiaschaftfrakturen

Die corticale Osteosynthese an frischen geschlossenen Schienbeinschaftbrüchen wird im allgemeinen recht unterschiedlich beurteilt, da die Indikation zu diesem Verfahren hier nur als *relativ* anzusehen ist. Aus diesem Grunde sollte sehr sorgfältig geprüft werden, ob man sich für diese Behandlung entscheidet, da trotz überzeugender Vorteile der Schrauben-Platten-Osteosynthese eine geschlossene Fraktur in eine offene umgewandelt und somit das Infektionsrisiko einbezogen werden muß.

Hinzu kommt ein gewisser Schwierigkeitsgrad beim Anlegen der Platten, insbesondere bei Mehrfragment- oder Trümmerbrüchen. Erfahrungsgemäß ist die Zugseite von der Druckseite nicht immer sicher abzugrenzen! Außerdem verlangen die unterschiedlichen Frakturformen ein besonders individuelles, den Gegebenheiten angepaßtes Vorgehen, für das nach wie vor die Möglichkeiten und die Leistungsfähigkeit der konservativen Behandlung Maßstäbe setzen sollte!

Um die Erfolge der Schrauben-Plattenosteosynthese zu überprüfen, wurden alle geschlossenen diaphysären Tibiafrakturen aus der zentralen Dokumentation der Arbeitsgemeinschaft für operative Knochenbruchbehandlung in der

DDR überprüft. Es konnten aus den Jahren 1969 bis Ende 1972 431 Frakturen ausgewertet werden. Bei dieser Zahl bitte ich zu berücksichtigen, daß die operierten Fälle auf 23 Kliniken verteilt sind.

Bei den 431 Fällen handelt es sich ausschließlich um Frakturen an Patienten über 18 Jahre. Der überwiegende Teil wurde nach vergeblichen konservativen Bemühungen operativ behandelt — erst dann, wenn eine ordentliche Reposition und Retention sich auf unblutigem Wege *nicht* erreichen ließ.

Für gewöhnlich erfolgte die Operation innerhalb der ersten 14 Tage nach dem Trauma, nur in seltenen Fällen direkt am Unfalltag (bei Mehrfachfrakturen).

Mit Zugschrauben wurden 22 Torsionsfrakturen versorgt, alle übrigen Fälle mit der Plattenosteosynthese nach den Prinzipien der A.O. In den letzten Jahren waren es überwiegend Neutralisationsplatten.

Die *Nachuntersuchungen* ergaben außer bei ausgedehnten Trümmerbrüchen keine verzögerte Konsolidierung — aber auch keine Beschleunigung der Frakturheilungszeit. Im Durchschnitt betrug die Arbeitsunfähigkeit — abgesehen von 12 Fällen mit Komplikationen, auf die noch näher eingegangen wird — 3—5 Monate, wobei zu bedenken ist, daß die Gesundschreibung nicht allein von klinischen und röntgenologischen Befunden, sondern auch von Begleitverletzungen, oft ebenfalls von subjektiven oder versicherungsrechtlichen Aspekten des Verunfallten abhängig ist.

Wesentliche Achsenfehlstellungen, besonders Rotationsfehlstellungen, fallen — wie immer bei der Plattenosteosynthese — weg. Jedenfalls konnten keinerlei Achsenabweichungen über 5° weder im Varus-, Valgus- noch im Antekurvationssinne festgestellt werden. Der Klinikaufenthalt dauerte durchschnittlich 18,5 Tage.

In keinem Fall wurde eine Gelenkversteifung registriert, ebenso kein Sudecksches Syndrom. Trotz der breiten Freilegung der frischen Knochenbrüche lassen die Röntgenverlaufsserien auf einen störungsfreien Heilverlauf schließen. Es gab auch keine Gefäßverletzungen, wie sie hin und wieder nach Anlegen von Drahtcerclagen beschrieben werden.

Bei 8 % der Patienten fällt eine leichte Bildung von Fixationscallus im Röntgenbild auf, die jedoch nicht unbedingt mit einer ungenügenden Übungsstabilität, sondern wahrscheinlich eher mit einer gewissen Unachtsamkeit und fehlenden Einsicht der Patienten während der Nachbehandlung zusammenhängt. Ich denke da an eine verfrühte Vollbelastung. Trotzdem gab es auch bei diesen Fällen keine Verlängerung der Arbeitsunfähigkeit!

Bei Mehrfragmentbrüchen kam es vereinzelt zur verzögerten Konsolidierung. Hier handelte es sich meistens um Polytraumatisierte, deren primär devitalisierte Kleinfragmente durch autologe Spongiosa ersetzt werden sollten.

Ernste *Komplikationen* waren 5 Osteomyelitiden nach Splitterbrüchen, wozu auch eine Spätinfektion zu zählen ist. Sodann müssen 6 Plattenbrüche erwähnt werden. Einer davon trat nach einer Doppelverplattung auf, die in falscher Indikation und nicht im Sinne der A.O. angelegt wurde. Eine Refraktur ist noch zu nennen, die auf eine zu frühe Plattenentfernung zurückzuführen ist.

Insgesamt kamen all diese 12 Fälle durch Zweitosteosynthese — auch wieder durch Plattenosteosynthesen — zur Ausheilung. Spätkomplikationen durch Änderung der mechanischen Eigenschaften des Knochens nach Plattenentfernung sind — bis auf die genannte Refraktur — in der Kartei nicht vermerkt worden.

Dieser kurze Bericht soll darauf hinweisen, daß die Verplattung und Verschraubung bei sorgfältiger Konzeption und technisch einwandfreier Durchführung auch bei frischen geschlossenen Tibiaschaftfrakturen gute funktionell-anatomische Endresultate haben, wenngleich für die operative Therapie meistens Fälle mit ungünstigerer Ausgangssituation in Frage kommen. Die Komplikationsrate von 2,8% (wobei 1,2% Infektionen mit inbegriffen sind) ist unter diesem Blickwinkel durchaus vertretbar, obwohl man auch darauf gerne verzichten möchte.

# *Isolierter Schienbeinbruch*

E. Beck und W. Hort, Wien

**Verhalten des proximalen und distalen Fibulargelenkes bei isolierten Tibiaschaftbrüchen und ihre therapeutischen Konsequenzen**

Der isolierte Schienbeinschaftbruch ist die typische Verletzung des Unterschenkels im Kindesalter. Das Wadenbein bricht beim Kind fast nur beim Querbruch, bei dem viel häufigeren Drehbruch des Schienbeins selten. Beim Erwachsenen ist der Bruch beider Unterschenkelknochen die Regel, der *isolierte* Schienbeinbruch die Ausnahme. Aber auch hier werden vorwiegend jüngere Erwachsene betroffen. Es soll heute zu der Frage Stellung genommen werden, ob es vom therapeutischen Standpunkt her berechtigt ist, den isolierten Schienbeinschaftbruch des Erwachsenen vom kompletten Bruch beider Unterschenkelknochen abzugrenzen. Von besonderem Interesse sind hier nur die Brüche mit gleichzeitiger Parallelverschiebung und Verkürzung, während uns die unverschobenen Brüche vor keine Probleme stellen (Abb. 1).

Isolierte Schienbeinschaftbrüche können auch beim Erwachsenen sowohl als Dreh- wie auch als Biegungsbrüche beobachtet werden. Beim Außendrehbruch setzt sich die Kraft, die zum Bruch des Schienbeines geführt hat, über die Membrana interossea, in das proximale Fibulargelenk fort, wobei dieses zerreißt und das Wadenbeinköpfchen nach hinten oben und außen subluxiert oder luxiert. Beim Innendrehbruch zerreißt in Fortsetzung der Bruchstelle am Schienbein die Membrana interossea nach distal, sowie die distale tibio-fibulare Syndesmose. Aber auch beim langen Außendrehbruch kann es in Fortsetzung der Bruchstelle am Schienbein zu einer Zerreißung der distalen tibio-fibularen Syndesmose kommen, eine Verletzung, auf die besonders Poigenfürst hingewiesen hat. Beim Innendrehbruch wäre in Fortsetzung der Kraft nach cranial eine Zerreißung der Membrana interossea und des proximalen Fibulargelenkes denkbar. In beiden Fällen kann sich das Schienbein verkürzen, das relativ verlängerte Wadenbein ist aber im proximalen oder distalen Fibulargelenk subluxiert. Beim Querbruch ist ein isolierter Schienbeinbruch nur bei Einwirken der Kraft von medial her denkbar. Bei der dabei eintretenden Biegung gelangt der mediale Anteil des Schienbeins in die Druck-, der laterale Anteil und das Wadenbein in die Zugzone. Nach Bruch des Schienbeins und Zerreißung der Bandverbindungen im proximalen Fibulargelenk kann das Wadenbeinköpfchen luxieren, wenn es nicht durch einen Gegenhalt festgehalten wird. Das distale Wadenbeinende ist häufiger fixiert, so daß Verrenkungen hier viel seltener sind. Überdies sind die Bandverbindungen im distalen Fibulargelenk viel kräftiger als im proximalen.

Bei Kindern ist das Wadenbein so elastisch, daß es diese Kräfte wie eine Gerte aufnehmen kann, *ohne* zu brechen. Auch beim jüngeren Erwachsenen dürfte

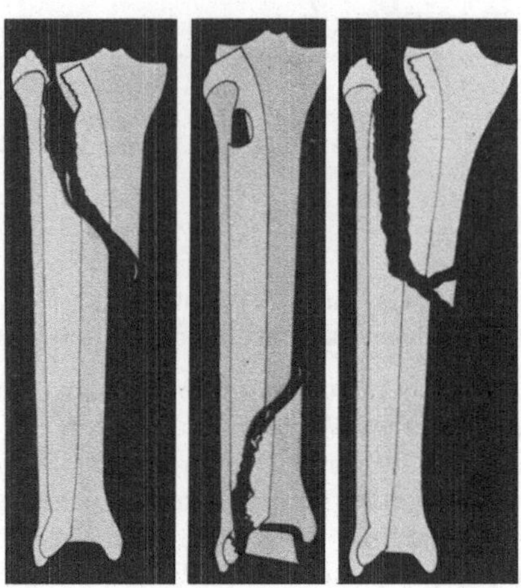

Abb. 1

dies der Fall sein, während der sprödere Knochen des Wadenbeins älterer Menschen *immer* bricht. Die wesentliche Schlußfolgerung daraus ist, daß es beim Erwachsenen einen isolierten Schienbeinbruch mit Verkürzung nicht geben kann. Immer muß eine Subluxation im proximalen oder distalen Fibulargelenk bestehen. Es muß daher gefordert werden, daß bei jedem isolierten Schienbeinschaftbruch des Erwachsenen, je nach Bruchtyp das proximale oder distale Fibulargelenk röntgenologisch dargestellt wird.

Welche *therapeutischen* Konsequenzen im Vergleich zum isolierten kindlichen Schienbeinbruch ergeben sich daraus? Beim kindlichen Schienbeinbruch hat das beim Unfall verbogene Wadenbein die Tendenz, sich wieder zu begradigen, eine stärkere Verkürzung des Schienbeins wird damit verhindert. Heilt das Schienbein nur mit geringer Verkürzung, so kann die Längendifferenz gegenüber dem Wadenbein durch beschleunigtes Längenwachstum ausgeglichen werden. Beim Erwachsenen wird die Verkürzung des Schienbeins durch Subluxation des Wadenbeins in einem der beiden Fibulargelenken ausgeglichen.

Schon geringe Verkürzungen des Schienbeins bei einem Drehbruch führen, wenn sie belassen werden, zu einer Subluxation im proximalen Fibulargelenk. Aber auch bei Querbrüchen kann die geringe Verkürzung, wie sie bei Heilung mit Verschiebung um mehr als Corticalisbreite entstehen, zu dieser Subluxation des Wadenbeinköpfchens führen.

Unser *Behandlungsziel* muß es daher sein, die Verkürzung des Schienbeinbruches zu beheben. Bei reinen Querbrüchen gelingt es manchmal im Schraubenzug nach Böhler einzurichten, den Bruch aufeinanderzustellen und im Oberschenkelgipsverband zu halten. Will man auch bei den anderen unstabilen isolierten Schienbeinschaftbrüchen mit Verkürzung konservativ behandeln, muß unbedingt eine Extension angelegt werden, bis die Subluxation im Fibulargelenk ausgeglichen ist. Zum Unterschied der geringen, bei konservativer Behandlung erwünschten Verkürzung beim kompletten Unterschenkelbruch, sollte diese hier vermieden werden. Da hier Bänder heilen müssen, kann es bei vorzeitiger Belastung neuerlich zu einer Verkürzung kommen, die wiederum zu einer Subluxation in einem der beiden Fibulargelenken führt. Wenn primär eine stärkere Verschiebung mit Subluxation des Wadenbeinköpfchens bestanden hatte, ist die Gefahr der verzögerten Bruchheilung, wie sie manchmal bei unverschobenen isolierten Schienbeinbrüchen infolge der Sperrwirkung des Wadenbeines gesehen wird, nicht zu erwarten.

Die Längendifferenz zwischen Schien- und Wadenbein bei isoliertem Schienbeinbruch kann aber auch *operativ* ausgeglichen werden. Die einfachste Möglichkeit ist die Wadenbeinosteotomie. Damit wird der isolierte Schienbeinbruch in einen kompletten Unterschenkelbruch umgewandelt. Die Subluxation im Fibulargelenk kann allerdings weiterbestehen bleiben.

Die operativen Eingriffe am Schienbein können die Längendifferenz am sichersten beheben. Der Drehbruch kann entweder gedeckt mit Drahtumschlingungen nach Goetze oder durch offene Verschraubung und Neutralisationsplatte versorgt werden. Die Marknagelung ist hier wegen der fehlenden Möglichkeit, die Verkürzung auszugleichen, nicht zu empfehlen, es sei denn, man verwendet einen Spreiznagel.

Bei Querbrüchen dürfte aber die gedeckte Marknagelung des Schienbeins die zweckmäßigste Behandlung sein. Mit ihr kann man Parallelverschiebungen und Verkürzungen und damit auch Subluxationen des Wadenbeinköpfchens sicher vermeiden. Im proximalen und distalen Viertel können diese mit der Marknagelung nicht sicher behoben werden. Besteht trotz Nagelung eine Luxation im proximalen Fibulargelenk, sollte die Fibulaosteotomie angeschlossen werden, die aber auch nur bei frischen Fällen wirkungsvoll ist. Bei alten Fällen, wo es schon zum Teil zu Verkalkungen in den Bandverbindungen gekommen ist, bringt sie keinen Erfolg mehr und kann daher unterlassen werden.

*Zusammenfassend* kann gesagt werden: Wenn man beim isolierten Schienbeinbruch *mit* Verkürzung die Längendifferenz ausgleicht, kann man Subluxationen in den Fibulargelenken beheben, die besonders im distalen Fibulargelenk durch die Inkongruenz im Sprunggelenk und das Aufstehen der Fibularspitze auf dem Fersenbein beträchtliche Beschwerden verursachen können, wohingegen Subluxationen im proximalen Fibulargelenk zu geringeren Beschwerden führen.

W. Hort und E. Beck, Dudweiler

## Behandlungsergebnisse der isolierten Schienbeinschaftbrüche

In den Jahren 1960 bis 1965 wurden im Unfallkrankenhaus Linz bei 98 Patienten über 18 Jahren 100 isolierte Schienbeinschaftbrüche behandelt. Im Jahre 1971 konnten wir eine *Nachuntersuchung* von 68 Patienten mit 70 isolierten Schienbeinschaftbrüchen durchführen. Es handelte sich um 50 männliche und 18 weibliche Patienten.

Das *Durchschnittsalter* der nachuntersuchten Patienten betrug 31 Jahre. Das relativ niedrige Durchschnittsalter erklärt sich durch die Häufigkeit der beim Skisport aufgetretenen Frakturen. Als Unfallursache wurde angegeben:

*Unfallhergang*

| | |
|---|---|
| Skisport | 28 Frakturen |
| Fußball | 7 „ |
| Auffallen von Gegenständen | 9 „ |
| Sturz | 11 „ |
| Verkehrsunfälle | 15 „ |
| | 70 Frakturen |

43mal war das rechte Schienbein und 27mal das linke Schienbein betroffen. Es handelte sich um 4 infrakondyläre Schaftfrakturen, 60 diaphysäre Schaftfrakturen und 6 supramalleoläre Schaftfrakturen.

*Bruchformen*

*1.* Wir fanden 21 *Querbrüche* ohne Verschiebung und ohne Verkürzung (davon 2 offene Frakturen); 17 Querbrüche mit Verschiebung bis Schaftbreite, davon 3 mit Biegungskeilen und 2 mit Verkürzung bis zu 5 mm.

*2. Außendrehbrüche.* Wir fanden 16 Außendrehbrüche ohne Verschiebung und Verkürzung, 16 Außendrehbrüche mit Verschiebung, davon 8 mit Verkürzung bis zu 5 mm.

*3. Innendrehbrüche* konnten wir in dem untersuchten Krankengut nicht feststellen.

*Behandlung*

*Allein mit Gipsverband* wurden 13 Frakturen ohne jegliche Verschiebung behandelt.

Mit Fersenbeindrahtextension bis zum Abschwellen und anschließendem Oberschenkelgehgipsverband nach 8—10 Tagen für etwa 8—10 Wochen wurden 38 Frakturen versorgt. Mit einem Unterschenkelmarknagel nach primärer Fersenbeindrahtextension wurden 19 Schienbeinfrakturen stabilisiert.

*Komplikationen*

In einem Falle wurde eine Marknagelung wegen verzögerter Knochenheilung bei primärer Markdrahtung eines offenen Schienbeinbruches nach 3 Monaten durchgeführt. Als weitere Komplikation ist bei einer Marknagelentfernung eine infrakondyläre Fraktur zu erwähnen, die mit einem Oberschenkelgehgipsverband behandelt wurde. Bei einer Schaftfraktur wurde nach 8wöchiger konservativer Behandlung wegen Abrutschens des Außendrehbruches eine Unterschenkelmarknagelung durchgeführt.

*Beurteilung der Röntgenbilder nach Abschluß der Behandlung*

| | |
|---|---|
| Knöcherne Heilung ohne Fehlstellung | 44 Frakturen |
| Knöcherne Heilung mit Verschiebung, Achsenknickung und Verkürzung | 26 Frakturen |

Tabelle 1. *Nachuntersuchungsergebnisse von 70 Schienbeinschaftfrakturen aus den Jahren 1960—1965 (Unfallkrankenhaus Linz 1971). Röntgenkontrollen mit Vergleich der Gegenseite und eingestellten Aufnahmen für beide Tibio-Fibulargelenke*

| *Subjektiv:* | Patienten |
|---|---|
| gelegentlich Schmerzen an der Bruchstelle | 10 |
| Kniebeschwerden (Narbe und Tuberositas) | 8 |
| Sprunggelenksbeschwerden | 8 |
| keine Beschwerden | 42 |
| Insgesamt | 68 |
| *Objektiv:* | Frakturen |
| Anatomische Heilung | 44 |
| Pseudarthrose | 0 |
| Osteomyelitis | 0 |
| Rotationsfehler | 0 |
| Knöcherne Heilung bei geringer Fehlstellung ohne Sekundärarthrosen | 8 |
| mit *Sekundärarthrosen* | |
| Knie | 0 |
| proximales Tibio-Fibulargelenk | 12 |
| Sprunggelenk | 6 |
| davon distales Tibio-Fibulargelenk | 4 |
| Insgesamt | 70 |

Die Verschiebung betrug nie mehr als Corticalisbreite. Die Achsenknickung bestand fast immer in Rekurvation und Varusstellung bis zu 10°. Mit Verkürzung waren 5 Frakturen bis zu 5 mm ausgeheilt.

*Nachuntersuchungsergebnisse:* Die durchschnittliche knöcherne Ausheilungszeit betrug 9—10 Wochen. Von den 12 veränderten Sekundärarthrosen im proximalen Tibiofibulargelenk waren 4 noch subluxiert auf dem Boden einer nicht ausgeglichenen Verkürzung, meist mit Verschiebung und Achsenknickung. Außenbandinsuffizienzen aufgrund einer Proximalverschiebung des Fibulaköpfchens waren *nicht* feststellbar.

Die Beschwerden im Kniegelenk gingen ohne Bewegungseinschränkung einher. Die Sprunggelenksarthrosen jedoch machten sich durch geringe Bewegungseinschränkungen bemerkbar.

*Zusammenfassend* möchte ich auf die unproblematische Behandlungsweise des isolierten Schienbeinschaftbruches in geübter Hand hinweisen. Sowohl die konservative Behandlung als auch die Osteosyntheseverfahren haben bei geeigneter Indikationsstellung nebeneinander Platz zur Anwendung. Besonders zu beachten ist, daß bei Frakturen mit Verkürzung das proximale oder distale Tibiofibulargelenk mit verletzt sein kann und durch Reposition der Verkürzung behoben werden soll.

J. Poigenfürst, Wien

## Die relativ verlängerte Fibula

Es wurde bereits von Beck u. Hort darauf hingewiesen, daß beim isolierten Schienbeinschaftbruch eine Verkürzung nur dann möglich ist, wenn sich entweder die Fibula biegt oder wenn eines der Tibiofibulargelenke zerreißt und die Fibula subluxiert. Das heißt, daß es in den Altersstufen mit geringerer Elastizität des Knochens einen isolierten Schienbeinschaftbruch nur *selten* gibt. Regele hat diesen Zusammenhang schon 1934 erkannt und auch Lorenz Böhler erwähnt ihn in seinem Buch. Nach meiner Erfahrung kann es in jedem Alter und auch bei jeder Bruchform des Schienbeinschaftes zur zusätzlichen Zerreißung der distalen tibiofibularen Syndesmose kommen, am häufigsten sind aber natürlich jüngere Erwachsene betroffen. Durch die Syndesmosenzerreißung kann sich die Tibia verkürzen, der Talus folgt dieser Bewegung nach cranial und das Wadenbein wird *relativ zu lang*. Die Folgen hängen vom Ausmaß der Verkürzung ab. Man findet: 1. Inkongruenz des Fibulotalargelenkes, 2. Einklemmung der Peronaeussehnen, 3. Fehlstellung des Talus im Sinne der Supination und 4. Anstehen des Außenknöchels auf dem Fersenbein mit Sperre des unteren Sprunggelenkes. Alle vier Veränderungen führen zu beträchtlichen Beschwerden und verlangen therapeutisches Einschreiten. Je nach Allgemeinzustand des Verletzten und dem Alter der Fraktur stehen 3 Methoden zur Verfügung: 1. Blutige Reposition des Schienbeins zum Ausgleich der Verkürzung. 2. Osteotomie des Wadenbeines zum Ausgleich der relativen Verlängerung. 3. Resektion der Spitze des Außenknöchels. Dafür werden einige Beispiele gezeigt.

*Fall 1.* 14 Jahre alter Knabe, 16 Tage alter Schienbeinbruch im Gipsverband. Relative Verlängerung des Wadenbeines 4 mm. Behandlung: blutige Reposition, Verschraubung. Heilung mit richtigen Längenverhältnissen.

*Fall 2.* 67 Jahre alter Mann, frischer Schienbeinbruch mit relativer Verlängerung der Fibula um 5 mm. Wegen des schlechten Allgemeinzustandes und wegen ungünstiger Hautverhältnisse Fibulaosteotomie nach 7 Tagen. Heilung im Gipsverband mit richtigen Längenverhältnissen.

*Fall 3.* 25 Jahre alter Mann, mehrfacher Schienbeinstückbruch mit relativer Verlängerung des Wadenbeins um etwa 10 mm. Die Verkürzung wurde im erstbehandelnden Krankenhaus nicht erkannt und dürfte im Gipsverband noch zugenommen haben. Beträchtliche Beschwerden und Bewegungseinschränkung des unteren Sprunggelenkes. In diesem Fall wurde nur die Knöchelspitze reseziert, die Peronaeussehnen wurden befreit und die Syndesmose hat sich durch Wegfall der Keilwirkung des Talus und des Fersenbeines wieder geschlossen. Bei einer Nachuntersuchung nach 5 Jahren war der Mann beschwerdefrei, sportfähig und mit dem Ergebnis zufrieden. Die Resektionsfläche hat sich der Funktion entsprechend umgeformt. Das einzige, was diesen jungen Mann störte, war die bleibende Beinverkürzung von fast $1^1/_2$ cm.

Aus diesem Grund ist natürlich die *rechtzeitige* Erkennung der relativen Verlängerung der Fibula anzustreben. Das gelingt am besten durch eine Vergleichsaufnahme der beiden oberen Sprunggelenke mit genau eingestelltem Zentralstrahl in der ap-Richtung. Diese Aufnahme sollte man bei Vorliegen eines sogenannten isolierten Schienbeinschaftbruches immer anordnen.

**Diskussion**

H. Jahna, Wien

Ich möchte hier auf Anfragen von gestern zurückkommen. Zuerst zur Fersenbeinnagel*infektion*. Es tut mir leid, daß ich nicht auf die Gefahr hingewiesen habe. Ich habe jetzt noch einmal genau die Zahlen durchgesehen aus der Arbeit mit Ender u. Krotscheck. Wir hatten in der damaligen Serie von 1130 Fällen 1,79% Fersenbeinnagelinfektionen. Wir hatten das Glück, daß *keine* Sequestrotomie oder ein chirurgischer Eingriff notwendig war. Diese Fälle konnten durch rechtzeitige Entfernung des Nagels und Gipsfixation zum Abklingen gebracht werden. Aber es muß mit allem Nachdruck unterstrichen werden, daß man da gar nicht scharf genug mit der Kontrolle sein kann. Wenn man nicht kontrolliert, hätte man am nächsten Tag eine starke Infektion gehabt. Zur zweiten Frage: Die größte Schwierigkeit bei der konservativen Behandlung ist die *Distraktion*. Die weitere Gefahr ist, daß man beim Gipsen einen Rotationsfehler erzeugt oder einen bestehenden nicht ausgleicht. Das ist nicht zu unterschätzen. Wenn man gipst, kann der Fuß einwärtsrotieren und daher muß man ganz genau aufpassen.

Ich habe darauf hingewiesen, daß man korrigieren kann. Dazu bedarf es einer sehr genauen Kontrolle. Ich muß Wenninger vollkommen recht geben. Wenn ich einen Patienten, weil er Ausländer ist, nach wenigen Tagen entlassen muß, dann besteht die Gefahr, daß die konservative Behandlung daneben geht. Die Gefahr ist größer, als wenn ich ihn operiere.

Zur *stationären* Dauer: Bei einem Drehbruch ist der stationäre Aufenthalt zwischen 22 und 23 Tagen, beim Biegungsbruch muß man mit 4 Wochen rechnen. Die Röntgenkontrollen machen mitunter bei der stationären Behandlung Schwierigkeiten: Je eine Röntgenkontrolle bei der Aufnahme, am nächsten Tag und wenn Verschiebungen bestehen Kontrollen in wöchentlichen Abständen. Wenn keine Verschiebung war, nur eine Kontrolle beim Gipsen. Wenn der Verletzte z.B. noch 9 Wochen in ambulanter Behandlung bleibt, sind noch 2 Röntgenkontrollen erforderlich. Wenn keine Verschiebung besteht, dann ist keine Röntgenkontrolle mehr notwendig. Nun zu den verschärften Röntgenschutzbestimmungen: Es ist schon eine Vergewaltigung, daß wir jetzt nicht mehr auf der Abteilung Röntgenkontrollen durchführen können, weil angeblich die Patienten gefährdet werden. Wenn das tatsächlich so wäre, müßten sämtliche Unfallchirurgen, die konservativ behandeln, schon längst unter der Erde sein. Wir müssen uns zur Wehr setzen, wenn solche Bestimmungen herauskommen würden. Dann bin ich noch dankbar für folgenden Hinweis: Wie oft sind Unterschenkel bei der konservativen Behandlung geschwollen? Wir haben bei 12% der Nachuntersuchungen Schwellungen gefunden. Das wäre noch interessant bei unseren Nachuntersuchungen bezüglich der Phlebographien. Da ist ein Hinweis auf diese versteckten Thrombosen gegeben. Ob diese bei operativer Behandlung geringer sind, kann ich nicht sagen, aber es würde mich interessieren.

P. Stanković, Göttingen

Ich möchte Herrn Jahna eine Frage stellen, und zwar zur Infektion des Fersenbeines. Wir haben in den letzten 10 Jahren den Kirschnerdraht, den wir zur Extension benützen, mit dem Hammer eingeschlagen. Wenn man den Kirschnerdraht mit einem Motorbohrer durch das Fersenbein bohrt, kann es öfter zu Infektionen kommen. Und man hat mir gesagt, daß durch die Hitze Knochenmehl erzeugt wird, das angeblich wesentlich anfälliger ist. Wenn man den Kirschnerdraht mit dem Hammer einschlägt, wird der Knochen eigentlich nur gespalten und nicht in seiner Substanz geschädigt. Wir haben in diesen 10 Jahren nur eine einzige Infektion erlebt.

H. Jahna

Ich glaube, daß diese klinische Beobachtung richtig ist, nur verwenden wir nach wie vor beim Unterschenkelbruch nicht den Kirschnerdraht, sondern den Böhlernagel. Er wird auch durchgeschlagen und der Bügel so angebracht, daß er sich dreht. Es kommt daher zu keiner Rotation des Nagels im Knochen. Beim distalen Unterschenkelbruch verwenden wir allerdings einen Draht, weil wir gezielt bohren wollen. Man sieht da sicherlich manchmal eine Entzündung. Man muß hinweisen, daß es immer eine Frage der ganz strengen Kontrolle ist. Es muß also ein Unterschenkelbruch, der in Extension liegt, 2mal am Tag kontrolliert werden.

Präsident

Der Böhlernagel hat sicher einen besseren Halt und an die Hitzeschädigung glaube ich nicht so, weil das Fersenbein weich ist. Die Hitzesequester sieht man an der Corticalis. Der gebohrte Draht hat sicherlich weniger Festigkeit als der geschlagene, und das dürfte der Grund sein.

D. Hohmann, Erlangen

Es ist vorhin der Rotationsfehler diskutiert worden, den man immer wieder beobachtet. Es ist sehr schwierig, den Rotationsfehler zu schätzen. Wenn man sich unsicher ist, kann man sich einer einfachen Meßmethode der Unterschenkeltorsion bedienen. Unter dem Bildwandler wird das Bein so weit rotiert, daß sich die Femurkondylen im Seitenbild decken, dann fährt man mit dem Bildwandler zu den Knöcheln, macht eine genaue seitliche und eine genau senkrechte Aufnahme und kann sich einer Formel bedienen, die in einer Ausgabe der Zeitschrift für Orthopädie veröffentlicht ist. Man kann bis auf einen Grad Genauigkeit die Rotation ausrechnen.

H. Aichner, Brixen

Ich glaube, es besteht kein Zweifel, daß die konservative Methode bei der Behandlung von geschlossenen Unterschenkelbrüchen die Methode der Wahl ist. Es wurde etwas zu wenig hervorgehoben, und das ist die relative Indikation zur operativen Behandlung. Ich glaube, es sind einige unter uns, und dazu zähle auch ich, die den Platz haben, alle Schaftbrüche konservativ zu behandeln. Dann gibt es auch Patienten, die nicht die Zeit haben, sich 3 Wochen ins Bett zu legen und dann gegipst zu werden. Diese Patienten sind sehr froh, wenn man eine der operativen Methoden anwenden kann. Es ist eine Ermessensfrage, welche operative Methode man anwendet.

H. Regele, Bozen

Warum haben wir früher und jetzt noch so viele Brüche extendiert. Es war vielleicht eine falsche Vorstellung, die Verkürzungsangst. Diese Verkürzungsangst müssen wir zurückstellen. Der Streckverband ist wegen der Thrombose eine sehr gefährliche Sache. Wir haben auffallend viele junge Skifahrer mit Lungeninfarkten gehabt. Das ist weggefallen, seitdem wir *keinen* Streckverband mehr machen.

Präsident

Die Untersuchungen durch Herrn Jahna haben gezeigt, daß die Gefahr des Streckverbandes nicht so groß ist. Andererseits wissen wir, daß es bei einer Reihe von Unterschenkelbrüchen, die im Gips behandelt werden, es nicht zu einer Verkürzung kommt. Eine Verkürzung bis zu 1 cm kann noch toleriert werden. Über die Emboliehäufigkeit und über die Thrombose bei der Extension, ob diese größer ist, kann ich nicht urteilen. Wir werden vielleicht in den nächsten Vorträgen darüber hören. Nach unseren Erfahrungen können wir mit der prophylaktischen Hypocoagulation die tödliche Pulmonalembolie, aber nicht die Lokalthrombose verhindern. Die lokale Thrombose scheint in erster Linie durch das Unfallgeschehen ausgelöst zu werden.

H. Regele

Nach 48 Std muß der Patient das Bett verlassen und mit Krücken herumgehen. Er muß im relativen Spitzfuß eingegipst werden und nicht im rechten Winkel wie beim Sarmientogips, denn dann kann man die Rekurvation nicht beherrschen.

Präsident

Sicherlich ist das Gipsen in Spitzfußstellung gut. Die Technik des Gipsens soll so sein, daß der Patient sitzt und der herabhängende Fuß gegipst wird. Da stellt sich der Bruch gerade ein. Die Extensionswirkung bekommt er durch das Aufstehen, was sicher die beste Embolieprophylaxe ist.

E. Trojan, Wien

Nun zur Subluxation im proximalen Tibiofibulargelenk. Herr Beck hat Bilder mit schweren Arthrosen und Verknöcherungen gezeigt. In der Nachuntersuchung waren immerhin 12 mit Subluxationen. Wieviele hatten tatsächlich Beschwerden von dieser Subluxation? Das ist nicht gut herausgekommen.

E. Beck, Wien

Es ist tatsächlich so, daß nicht jede Subluxation im proximalen Tibiofibulargelenk Beschwerden macht. Wir hatten Patienten, die wohl eine Subluxation hatten, aber weitgehend beschwerdefrei waren. Die genaue Zahl kann Herr Hort sagen.

W. Hort, Dudweiler

Über besondere Beschwerden haben keine Patienten geklagt.

Präsident

Es ist klar herausgekommen, daß die Subluxation im proximalen Tibiofibulargelenk keine wesentlichen Beschwerden macht. Das Hauptproblem liegt im distalen Tibiofibulargelenk.

*Thrombose*

T. Gaudernak, E. Beck und F. Olbert, Wien

**Phlebographische Verlaufskontrollen bei frischen geschlossenen Unterschenkelbrüchen unter Hypocoagulation**

Häufig treten nach Unterschenkelbrüchen Schwellungen der Unterschenkel- und Knöchelregion auf. Das Auftreten dieser Schwellneigung wird einem gestörten, venösen Blutabfluß zugeschrieben und einige Autoren konnten auch an einem kleinen Patientengut Veränderungen an den tiefen Unterschenkelvenen, insbesondere *Thrombosen* feststellen.

Inwieweit nun ein Knochenbruch zu einer Schädigung des Venensystems mit folgender Thrombose führen kann, sollte durch phlebographische Verlaufskontrollen untersucht werden. Im letzten halben Jahr wurden im Lorenz-Böhler-Krankenhaus alle frischen, geschlossenen Unterschenkelbrüche der Erwachsenen in regelmäßigen Zeitabständen phlebographiert, und zwar innerhalb der ersten 24 Std nach dem Unfall, am 5. Tag, weiters am 12.–14. Tag und nach der Gipsabnahme. Bei konservativ behandelten Unterschenkelfrakturen zusätzlich eine Zwischenkontrolle in der 4. Woche. Wurde bei einem Patienten eine Thrombose festgestellt, so wurde nach 6 Monaten nochmals kontrolliert.

Alle Patienten wurden, wie bei uns üblich, hypocoaguliert; anfangs mit 2× 7500 I.E. Heparin und Weiterbehandlung mit Sintrom.

Zur Durchführung der Phlebographie schien uns eine Technik bei liegenden Patienten am ehesten zumutbar. Zuerst wird am Oberschenkel mit diastolischem Druck durch eine pneumatische Manschette komprimiert. Anschließend werden 40 ml 45%iges Kontrastmittel in eine Vene am Großzehenrücken oder am Fußrücken injiziert und nach einem festgelegten Programm mit dem AOT-Wechsler 6 Aufnahmen gemacht. Insgesamt werden am Unterschenkel 3, am Knie 2, und am Oberschenkel 1 Aufnahme exponiert. Beim Venengesunden erhält man auf diese Weise eine sehr gute Darstellung oberflächlicher und tiefer Venen, außerdem auch im Gipsverband beurteilbare Bilder.

In Anlehnung an May und Nissl wurde eine *Thrombose dann diagnostiziert*, wenn:

1. die Venenwand wie mit Bleistift nachgezogen erscheint (Konturenzeichen),
2. sichtbare Thromben im Venenlumen erkennbar sind,
3. beim sogenannten „Radiergummi-Phänomen" die Vene nur schummrig angefärbt erscheint, während das übrige Venensystem gut zur Darstellung kommt. Gleichzeitig muß ein überbrückender Kollateralkreislauf zu erkennen sein;
4. ein Füllungsdefekt auf mindestens 2 Bildern zur Darstellung kommt mit gleichzeitiger Ausbildung eines Kollateralkreislaufes,
5. bei Zeichen der Rekanalisation mit wandständigen Thromben und defekten Klappen (Abb. 1a u. b).

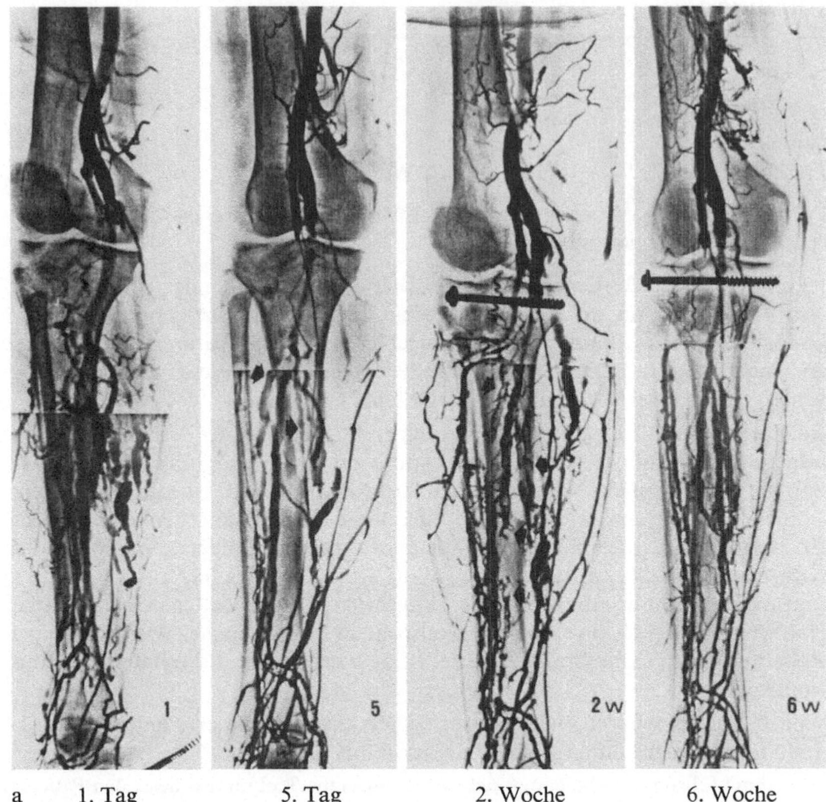


a 1. Tag 5. Tag 2. Woche 6. Woche

Abb. 1. a Phlebographische Serie bei einem Schienbeinkopf- und Schaftbruch. Die Serie zeigt das tiefe Venensystem streckenweise nur „schummrig“ dargestellt; am 5. Tag die tiefen Venen im Frakturbereich wie ausradiert. In der 2. Woche deutlich sichtbare Thromben und Füllungsdefekte. In der 6. Woche postthrombotisches Syndrom mit Rekanalisation und Kollateralkreislauf. b Vergrößerungsbild aus der 3. Serie (2. Woche). Konturenzeichen (oben), sichtbarer Thrombus (Bildmitte), Füllungsdefekt (unten) aus Kriterien der frischen Venenthrombose

Die Feststellung einer frischen Venenthrombose kann auch röntgenologisch *schwierig* sein, wird aber durch die Serienphlebographie wesentlich erleichtert.

Vorläufig soll über die ersten 51 Patienten, die wir phlebographierten, berichtet werden. Das Durchschnittsalter der 37 männlichen Patienten war 37 Jahre. Das Durchschnittsalter der 14 weiblichen Patienten mit 59 Jahren war wesentlich höher als bei den Männern. Die Thromboserate war jedoch bei beiden Geschlechtern annähernd gleich hoch.

Bei den 51 Patienten konnten wir 23mal Thrombosen im tiefen Venensystem feststellen, das entspricht 45%. Wesentliche Unterschiede der Thrombosehäufigkeit zeigen

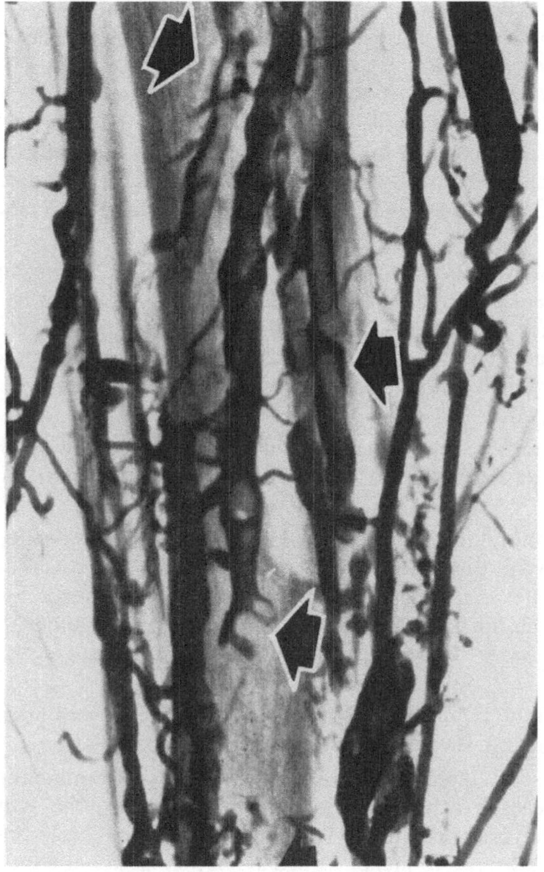

Abb. 1b

sich im Hinblick auf die Bruchform. 23 Patienten (19 Männer, 4 Frauen), das sind 69% der verschobenen Unterschenkelbrüche, hatten Thrombosen im tiefen Venensystem.

Bei den 15 Patienten mit nicht oder nur wenig verschobenen Unterschenkelbrüchen konnten wir nur einmal eine Thrombose feststellen, das entspricht etwa 7%. Unter den 15 Patienten waren 11 Männer und 4 Frauen.

Bei den bimalleolären Brüchen waren 7 Männer und 6 Frauen, und von diesen 13 Patienten wiesen 6 eine Thrombose auf, was 46% entspricht. Auch in dieser Gruppe war bezüglich der Thrombosehäufigkeit *kein* wesentlicher Unterschied zwischen beiden Geschlechtern, es waren jedoch die tiefen Thrombosen bei den Frauen fast immer auf alle tiefen Unterschenkelvenen ausgedehnt. Das höhere Durchschnittsalter der Frauen war jedoch in dieser Gruppe besonders deutlich.

Bei den 23 Patienten mit tiefen Thrombosen war siebenmal nur eine Unterschenkelvene (meist die V. tibialis anterior) betroffen, zweimal waren zwei und viermal 3 Unterschenkelvenen thrombosiert. In den Wadenvenen konnten 13mal Thrombosen festgestellt werden. Nur bei 5 Patienten waren auch Thrombosen der V. poplitea und V. femoralis festzustellen.

*Allgemein muß gesagt werden:* Nach einer Verletzung der Unterschenkelknochen findet sich auf den ersten phlebographischen Serien häufig eine fehlende Darstellung der tieferen Venen im Frakturbereich sowie eine fehlende Darstellung der V. tibialis anterior im gesamten Bereich. In etwa 50 % ist diese Erscheinung reversibel und führt zu keinen röntgenologisch sichtbaren Veränderungen am Venensystem.

Wie gezeigt werden konnte, sind besonders jene Brüche thrombosegefährdet, die eine *stärkere* Verschiebung aufweisen. Bei diesen Brüchen ist schon von der Bruchform her ein ausgedehntes Frakturhämatom anzunehmen. Die subfascialen, tiefen Venen des Unterschenkels werden durch Hämatom und Ödem komprimiert. Die V. tibialis anterior scheint durch die straffe Tibialisloge am stärksten betroffen.

Auch eine direkte Schädigung der Venenwand ist zu erwähnen, ein sicherer Kontrastmittelaustritt aus verletzten Venen war jedoch nur einmal zu beobachten.

Die Thrombenbildung in den tiefen Unterschenkelvenen beginnt sich meist in den ersten 24 Std durch fehlende Venendarstellung mit Ausbildung eines Kollateralkreislaufes abzuzeichnen. Am 5. Tag, also auf der 2. Serie, sind dann schon deutliche, im Lumen liegende Thromben zu erkennen. Im Bereiche der Wadenvenen setzte die sichtbare Thrombenbildung meist erst in der 2.–3. Woche ein.

Inwieweit durch Hypocoagulation eine Thrombose zu verhindern ist, wird sich beim Vergleich mit dem Referat des Herrn Renner zeigen.

Nachdem unsere Untersuchungsserie noch nicht vollständig abgeschlossen ist, wäre es unseres Erachtens noch zu früh, therapeutische Konsequenzen zu ziehen oder die prophylaktische Hypocoagulation in Frage zu stellen. Ihr Wert bei der Verhinderung tödlicher Lungenembolien ist ja bekannt.

K. Renner und F. Olbert, Wien

## Phlebographische Verlaufskontrollen bei frischen Unterschenkelverletzungen ohne Anticoagulantien-Prophylaxe

Wir berichten heute über eine Studie an 32 schweren Unterschenkelverletzungen ohne prophylaktische Anticoagulation.

Im Gegensatz zum Lorenz-Böhler-Krankenhaus, wo alle Beinverletzungen, wie Sie gehört haben, anticoaguliert werden, führen wir nur bei Patienten, die uns besonders thrombosegefährdet erscheinen, eine prophylaktische Anticoagulation durch. Als da sind: z.B. Übergewichtigkeit, postthrombotisches Syndrom, varicöser Symptomenkomplex, anamnestische Thrombophlebitiden, Infarktanamnese. Ausgenommen werden Patienten über 70 Jahren, Sklerotiker, Hypertoniker und Ulcusanamnese.

Hier halten wir es mit den Auffassungen der Klinik Deutsch, bzw. des Leiters des Zentrallabors des Krankenhauses Lainz, Dozent Fischer, der auf dem Gerinnungssektor für uns gültige Aussagen zu machen hat.

Die angewendete Phlebographietechnik ist mit der des Lorenz-Böhler-Krankenhaus identisch, um gültige Vergleiche anstellen zu können. Ebenso die Auswertung der Phlebogramme, bei welcher wir uns der Mitarbeit und Beratung durch Herrn Olbert, Leiter der Angiologischen Station des Krankenhauses Lainz versichert haben.

Die Kriterien sind also die gleichen. Herr Olbert blickt in der Phlebographie auf eine langjährige Erfahrung zurück und damit scheint die erforderliche Seriosität der Befunde gegeben. Die Phlebographien wurden im allgemeinen am Unfalltag, dann nach 2—3 Wochen, die Spätphlebographie nach 3—4 Monaten durchgeführt. Hervorzuheben wäre die Notwendigkeit, daß die Phlebographien auf Grund der Verletzungen am liegenden Patienten vorgenommen werden mußten, was bei der Beurteilung des Phlebogramms zum Teil andere Kriterien voraussetzt. Weiter die Injektionstechnik. Wir waren bestrebt, die Punktion der Großzehenvene zu erreichen, da dies die *besten* Phlebogramme gibt. Nicht immer jedoch war dies möglich. Daher wurde gelegentlich auch am Fußrücken punktiert oder transossär, wobei im ersten Falle bei Punktion am Fußrücken, zu nahe am Sprunggelenk, sich die tiefen Venen des Unterschenkels erfahrungsgemäß erst ab Grenze, mittleres distales Drittel füllen, während bei der transossären Phlebographie über das Fersenbein, die oberflächlichen Venen kaum oder gar nicht zur Darstellung kommen. Dies muß man berücksichtigen, um Füllungsdefekte an den entsprechenden Gefäßabschnitten nicht fälschlich als Thrombose zu werten.

Außerdem muß immer daran gedacht werden, daß es beim liegenden Patienten mit auf diastolischem Druck liegender Staubinde und dadurch bedingter Stase im Venensystem zu Unterschichtungen des Kontrastmittels kommen kann. Dieses sogenannte „Radiergummiphänomen", das beim stehenden Patienten ohne Staubinde ein sicheres Thrombosezeichen ist und welches wir regelmäßig im Popliteabereich feststellen konnten, kann in diesem Falle nicht ohne Vorbehalt als Thrombose bewertet werden.

In diesem Punkte würden wir Herrn Gaudernak die gebotene Skepsis empfehlen und sind daher mit ihm *nicht* ganz einverstanden. Wichtig erscheint uns, daß nur der Vergleich *aller* Serien eines Patienten einige Sicherheit in der Diagnostik gewährleistet.

So konnten wir beobachten, daß der Verletzung benachbarte Venenabschnitte durch Hämatom oder Kompression gar nicht, oder nur im ersten Bild, solange noch der Injektionsdruck am Ende der Kontrastmittelgabe wirkte, zur Darstellung kommen. Die entscheidenden Aussagen wird immer die *Spätphlebographie* machen. Hier wäre es wünschenswert, eine weitere Phlebographie im Stehen etwa 1 Jahr nach dem Unfall anzuschließen, bei welcher Thrombosen sicher auch klinisch manifestiert sind, bzw. ausgeschlossen werden können.

Den Endzweck der Untersuchung können doch wohl nur Erkenntnisse darstellen, wann Thrombosen zu erwarten sind, wie solche verhindert werden können, ob bei jeder Thrombose eines Gefäßes bleibende Schäden zu erwarten sind und wenn nicht, welche Thrombosekombinationen zu solchen führen.

Danach kann dann eine gezielte antithrombotische oder lysierende Therapie einsetzen.

Uns standen im Arbeitsunfallkrankenhaus XII nur 3 Monate für die Studie zur Verfügung, so daß der letzte, noch auswertbare Fall vom Unfalltag 30. 6. 1973 stammt. Wir haben daher ohne jegliche Auswahl die nächsten 36 Patienten der Studie zuführen müssen. Ausgelassen wurden nur Patienten in bedrohlichem Zustand, mit Nebenverletzungen wie: schwerem Schädel-, Hirn-, Thorax- oder Bauchtrauma.

*Fall.* Männlich, 20 Jahre, mit schwerem offenem Unterschenkel-Bruch, weitoffener Kniegelenkszerreißung, mit Kniescheibenbruch, Riß des lateralen Seitenbandes und des lateralen Meniscus, dazu noch stark verschobenem Oberschenkelbruch an derselben Extremität möge dies beweisen.

Therapie: primär offene Oberschenkel-Marknagelung und Cerclage, Totalexstirpation des lateralen Meniscus, Seitenbandnaht, Markdrahtung des Unterschenkel.

Primär sehen wir starke Extravasate, wie wir sie insgesamt in 3 Fällen beobachten konnten. Trotzdem nach 3 und 5 Monaten intaktes oberflächliches und tiefes Venensystem. Die Extravasate dürften von abgerissenen Vv. perforantes, die mir durch ihre Fixation in den Fascienlücken besonders gefährdet erscheinen, stammen. Die differente Darstellung der Venen nach 3 und 5 Monaten ist technisch bedingt. Man wird sich hüten müssen, den Kontrastmittelabbruch der Anterior (nach 2 Wochen) als Thrombose zu bezeichnen. Das Gefäß ist nach 3 und 5 Monaten völlig normal. Es ist erstaunlich, bei einer so schweren Extremitätenverletzung *keine* Thrombose zu finden.

Von den 36 Patienten sind 4 ausgeschieden: 1 von weit auswärts, 1 wegen PS-Heilung (bimalleolärer Knöchelbruch, schwerer Diabetiker). 1 Patientin hat die 2. und 3. Phlebographie aus Ängstlichkeit verweigert. 1 Patient wegen Kontrastmittelunverträglichkeit. Er zeigte starkes Beklemmungsgefühl über der Brust und Erbrechen.

Von den verbleibenden 32 Patienten erlitten 15 einen Unterschenkelbruch, 5 davon um mindestens Schaftbreite verschoben, 4 offen. 11 Patienten einen bimalleolären Bruch mit starker Verschiebung und Verrenkung, sowie 6 einen Achillessehnenriß.

Wir haben wegen der kleinen Fallzahl nicht in männlich und weiblich getrennt, ebenso wären Prozentausrechnungen noch nicht angebracht. Das Durchschnittsalter beträgt $40^1/_2$ Jahre.

Von den 15 Unterschenkelbrüchen hatten 3 Monate nach dem Unfall 11 ein normales Gefäßsystem und 4 den Verdacht auf Thrombose. In einem Falle der Anterior solitär. In einem Falle der Anterior und Interossea. In einem Falle Anterior, Interossea rekanalisiert und Poplitea rekanalisiert.

*Fall.* Hier handelt es sich um eine Frau, 36 Jahre, 2 Partus, Unterschenkelbruch *ohne* Verschiebung. Behandlung: 3 Wochen Fersenbeinnagelextension, anschließend Oberschenkel-Gehgips für 12 Wochen ab Unfall. In erster Serie Anterior nicht dargestellt. Nach 3 Wochen Thrombose der Anterior, Interossea und Poplitea. Nach 14 Wochen Thrombose im distalen Abschnitt der Poplitea sowie Einmündungsgebiet der Interossea. Gut ausgebildeter Kollateralkreislauf. Klinisch im Beobachtungszeitraum noch *keine* Zeichen eines postthrombotischen Syndroms.

Weiter einen Fall, bei welchem wir eine rekanalisierte Interossea, Posterior, Poplitea und Femoralis fanden. Das war eine 76jährige Patientin mit postthrombotischem

Syndrom an beiden Beinen seit 30 Jahren, welche einem Unterschenkelbruch mit Verschiebung um nur $^1/_4$ Schaftbreite erlitt. Behandlung: Fersenbeinnagelextension für 3 Wochen, Oberschenkel-Gehgips für 12 Wochen. 5 Wochen nach dem Unfall erfolgte auch ein leichter Lungeninfarkt. Die Patientin erhielt ab diesem Zeitpunkt Marcoumar und ist derzeit bei gutem Allgemeinbefinden. Frische Thrombosezeichen sind klinisch nicht feststellbar. Die Beinumfangmaße seitengleich. Sie sehen hier primär eine starke Varicositas der oberflächlichen Venen. Die tiefen Venen vorhanden. Die Anterior und Poplitea durch Hämatom komprimiert und verdrängt. Nach 3 Wochen: Thrombose im Poplitea- sowie Anterior- und Interosseabereich. Ein Kollateralkreislauf findet über die stark erweiterte Saphena magna statt. Nach 12 Wochen Thrombose der Poplitea und tiefen Venen. Diese zum Teil rekanalisiert.

Hier sehen Sie eine Phlebographie im Stehen bei Herrn Olbert nach 5 Monaten: Rekanalisation der tiefen Venen im Unterschenkelbereich. Keine Klappen. Wandständiger Thrombus in der Poplitea. Die ganze Femoralis ist thrombosiert. Der Abfluß findet über starke Kollateralen und die Saphena statt.

Von den 11 stark verschobenen Knöchelbrüchen hatten nur mehr 6 ein normales Venogramm, während 5 Thrombosen aufwiesen. 4 Thrombosen betrafen nur die Anterior, 1 Fall die Anterior und Interossea.

Hier war naturgemäß die Operationsrate wesentlich höher und die Schwellung wirkte sich im engen Weichteilmantel stärker aus. Während von 15 Unterschenkelbrüchen 5 operiert wurden, waren es von 11 Knöchelbrüchen 7. Die 5 Thrombosen betrafen 2 operierte und 3 konservativ behandelte Fälle. Es fällt auf, daß bei 7 operierten Fällen nur 2 Thrombosen und bei 4 nicht operierten 3 Thrombosen zu finden sind.

Die 6 Achillessehnenrisse wurden natürlich *alle* operiert. Hier gab es lediglich eine Thrombose der Anterior bei einem 35jährigen Mann, der stark übergewichtig ist. Es liegt die Vermutung nahe, daß Achillessehnenrisse mit ihrem geringfügigem Hämatom weniger thrombosegefährdet sind, zumal diese Verletzungen alle operiert werden und dabei das Hämatom ausgeräumt wird. Diese Hämatomausräumung, gerade im Knöchelbereich mit exakter Blutstillung und Drainage mag auch bei den Knöchelbrüchen thrombosevermindernd wirken.

Nun noch einige Beispiele aus unseren Fällen: 73 Jahre, weiblich, offener Unterschenkelbruch mit starker Verschiebung.

Behandlung: Markdrahtung, Oberschenkel-Gips für 14 Wochen. Das 3. und 4. Bild stammt vom Unfalltag, man sieht große Extravasate im Frakturbereich, sonst die Venen intakt. Das letzte Bild nach Gipsabnahme zeigt ein normales Venensystem. Keine Thrombose.

34 Jahre, weiblich, ein Partus, nimmt regelmäßig Ovulationshemmer. Unterschenkelbruch mit Verschiebung um halbe Schaftbreite. Behandlung: Fixation mit 2 Cerclagen, Oberschenkel-Gips Gips für 12 Wochen.

Am primären Bild sind die tiefen Venen im Frakturbereich durch Hämatom typisch nicht dargestellt. Auch die Saphena fadenförmig komprimiert. Nach 2 Wochen: Am Fußrücken wurde zu weit proximal punktiert, man sieht noch die Nadel, daher ist die Posterior typischerweise nicht dargestellt. Nach 3 Monaten: intaktes Venensystem mit Klappen.

56 Jahre, weiblich, 2 Partus, stark übergewichtig. Schwerer Verrenkungsbruch im oberen Sprunggelenk. Behandlung: konservativ, 12 Wochen Unterschenkel-Gehgips. In der ersten Phlebographie sehen wir alle Venen im Frakturbereich durch Hämatom

stark komprimiert, zum Teil nicht dargestellt. Man beachte den spitzauslaufenden Kontrastmittelstop. Distal die Venen wieder normal. Die Anterior reitet, obwohl die Verrenkung zum Großteil schon behoben ist, auf der vorderen Schienbeinkante. Diese Situation bestand im stark verrenkten Zustand durch 3 Std. Aus alledem ist eine Thrombose zu erwarten. Die Phlebographien in der Mitte nach 2 Wochen und rechts nach 12 Wochen zeigen denn auch eine Thrombose, fast der ganzen Anterior sowie der Interossea, in der distalen Hälfte.

Zum Schluß muß gesagt werden, daß aus dem vorliegendem Zahlenmaterial *keine* voreiligen Schlüsse gezogen werden können. Hochrechnungen aus kleinen Fallzahlen sind problematisch und können Überraschungen bringen. Wir wissen aus den bisherigen Untersuchungen nicht, ob der Schweregrad der Verletzung für das Entstehen einer Thrombose ausschlaggebend ist, oder konstitutionelle Momente dabei eine entscheidende Rolle spielen.

Wie wirkt sich das Ausmaß und die Dauer der Schwellung bzw. des Hämatoms thrombosefördernd aus?

Und wenn es sich herausstellen sollte, daß die Hypercoagulation nichts bringt, sollte vielleicht doch auch nach Maßnahmen suchen, die die Dauer und das Ausmaß der Schwellung verhindern können?

Welche Rolle spielen die oberflächlichen Venen, welche die tiefen und welche die Perforantes?

*Schwerste* Verletzungen führen oft zu *keiner* Thrombose, jedoch unverschobene Brüche dagegen nicht so selten zur Thrombose.

Das Problem der posttraumatischen Thrombosekrankheit und ihrer Verhütung erscheint uns aber so wichtig, daß wir in beiden Wiener Häusern diese Untersuchung bis zu einer Fallzahl von wenigstens je 100 weiterführen sollten. Aus der Literatur werden wir nur wenig Nutzen ziehen, da das angerissene Gebiet der posttraumatischen Thrombose mehr oder weniger Neuland darstellt.

## *Infektion*

D. Lippert, Wien

**Infektionen bei der Behandlung von geschlossenen Unterschenkelbrüchen**

Ein Kongreß über konservative und operative Verfahren in der Knochenbruchbehandlung wäre unvollständig, würde nicht im Rahmen der Komplikationen auch über die Infektion gesprochen.

Stellen wir an den Anfang, daß das Trauma im allgemeinen nicht der ätiologisch entscheidende Faktor ist; daß die traumatische Gewebeschädigung nur die Grundlage bildet, auf der sich dann eine Osteitis bzw. Osteomyelitis entwickelt, wenn es zu einer unmittelbaren oder – über die Weichteile – mittelbaren Infektion des Knochens kommt.

Nur in seltenen Ausnahmen ist eine hämatogene Infektion des gedeckt frakturierten Unterschenkels bekanntgeworden. Bei der zahlenmäßig überwiegenden Menge der geschlossenen Brüche kommt die Osteomyelitis nur dann zustande, wenn die Fraktur durch offene Reposition bzw. nachfolgende Osteosynthese zur offenen Fraktur mit exogener Infektionsmöglichkeit gemacht wird.

*Wie groß ist das Risiko?* Zwei Angaben aus der Literatur sprechen für sich: G. Könn (Krankenanstalten „Bergmannsheil" Bochum) berichtet über 273 chronische Osteomyelitiden (1964–1969); davon entstanden 27 als hämatogene Streuung, die restlichen 246 posttraumatisch. Sechs Patienten kamen ad exitum (1 Sepsis, 3 Amyloidosen, 2 Fistel-Carcinome).

Hertel (Orthopädische Klinik München) erwähnt 120 Fälle von posttraumatischer Osteomyelitis, davon 26,7% Infektionen von *offenen* Frakturen, 73,3% durch *operative* Maßnahmen an *geschlossenen* Brüchen.

Bei der Durchsicht der Literatur speziell auf Infektionen des operierten geschlossenen Unterschenkelbruches fand ich divergierende Angaben. Tscherne (zur Zeit seiner Tätigkeit an der chirurgischen Klinik Graz) führt in einer Sammelstatistik 1959–1969 bei 183 mit Marknagel versorgten geschlossenen Tibiafrakturen 1,6% Infektionen an. Merle-d'Aubigné (Paris) gibt an seiner Klinik bis 1956 eine Infektionsquote von 4% an, 1966 nur mehr 2,1%; während an 4 allgemein-chirurgischen Abteilungen in Paris die Infektionshäufigkeit mit 12% deutlich höher liegt.

Antila (Helsinki) berichtet über 4,3% Infektionen bei Operationen an 373 geschlossenen Brüchen, Adler (Brooklyn) über 4,9% bei 444 Osteosynthesen. In allen angeführten Statistiken wurden als Osteosynthesematerial Marknägel, Platten und Schrauben verwendet.

Wesentlich anders liegen dagegen die Zahlen bei der percutanen Drahtumschlingung nach Goetze: Klopstock (Immenstadt) hat mit dieser Methode bei 1500 geschlossenen Tibiafrakturen nur 0,33% Infektionen; Ahrer u. Philadelphy (Innsbruck) bei 591 Fällen 0,3% Primärinfektionen und 1,28% sekundäre Wundheilungsstörungen nach Drahtentfernung.

Und nun zu unseren *eigenen* Fällen: 1970/1971 wurden in 5 Unfallkrankenhäusern Österreichs 441 geschlossene Unterschenkelschaftbrüche nach verschiedenen Methoden operiert (Tabelle 1).

Tabelle 1.

| | | | Davon Infektionen |
|---|---|---|---|
| Marknagelungen | | 92 | 3 |
| Verplattungen | | 28 | 2 |
| Verschraubungen | | 13 | 0 |
| Maıkdrahtungen | gedeckt | 91 | 1 |
| Drahtumschlingungen | percutan | 215 | 2 |
| | offen | 2 | 1 |
| Insgesamt | | 441 | 9 |

Fassen wir die *Osteosynthesen* mit Nagel, Platte und Schrauben zusammen, so findet sich bei 133 Operierten und 5 Infektionen eine Infektionsquote von 3,76%, wogegen bei 305 gedeckten Markdrahtungen und percutanen Drahtumschlingungen nur in 0,98% Infektionen auftraten, die lediglich den Weichteilmantel betrafen, nur zu einer vorzeitigen Entfernung des Metalles führten und Heilungsdauer und Verlauf nicht beeinträchtigten (Tabelle 2).

Tabelle 2. *Osteosynthese bei geschlossenen Unterschenkelbrüchen*

| | | | |
|---|---|---|---|
| Insgesamt | 441 | 9 | 2,04% |
| Marknagelungen<br>Verplattungen<br>Verschraubungen | 133 | 5 | 3,76% |
| Markdrahtungen<br>Drahtumschlingungen | 305 | 3 | 0,98% |

Der stationäre Aufenthalt der Patienten mit schweren Infektionen betrug im Unfallkrankenhaus Wien XII durchschnittlich 266,6 Tage, die Gesamtbehandlungsdauer 481,7 Tage.

Bei einem Verpflegungskostensatz von S 490,– pro Tag kostete jeder dieser Patienten der Unfallversicherung S 130634,– ; ärztliche und pflegerische Belastung nicht eingerechnet.

*Wie behandeln wir die Infektion?*

1. *Allgemeinbehandlung* (nach Schema von Prof. Spitzy)

a) *bakterizide Kur:*

2× 10 Mill. Na-Penicillin G } i.v.
2× 1 g Oxacillin }

ab der 2. Woche zusätzlich
2×0,33 g Kanamycin i.m.

Dauer: mindestens 3 Wochen bzw. bis zur Erreichung der Fieberfreiheit.

b) *Nachbehandlung:*

4×250 mg Erythromycin } p.o.
100 mg Doxycyclin }

Dauer: 3 Wochen

c) *Intervallbehandlung:*

100 mg Doxycyclin p.o.

Dauer: 3 Monate

2. *Lokalbehandlung*

Bereits vor Eintritt der knöchernen Infektion beim noch örtlich begrenzten Präinfekt legen wir größten Wert auf *exakte* Ruhigstellung im Gipsverband, Hochlagerung auf Braunscher Schiene und rechtzeitige Drainage von Seromen bzw. Hämatomen.

Kommt es trotz dieser Maßnahmen zur Knocheninfektion oder wird der Patient erst in diesem Zustand in unser Krankenhaus transferiert, so wird der Infektionsherd breit eröffnet und eine Spül-Saugdrainage des Markraumes angelegt: je nach Resistenzbestimmung verwenden wir Refobacin oder Strepto-Kemicetin als Zusatz zur Kochsalzlösung.

Das Osteosynthesematerial entfernen wir dann, wenn es den Bruch nicht mehr stabilisiert oder wenn wir trotz der allgemeinen und lokalen Maßnahmen das Fortschreiten der Infektion nicht verhindern können. Entgegen anderen Meinungen haben wir auch bei *frühzeitiger* Metallentfernung nach Ausheilung der Entzündung — oft nach mehrfachen Sequestrotomien — die knöcherne Heilung in guter Stellung der Fragmente erreicht.

Nach der oben angeführten Statistik sind also bestimmte Arten der Osteosynthese als *besonders* infektionsgefährdet anzusehen: Durchtrennung von ödematösen Weichteilen und Periostablösung zur Anlegung von Platten; Hitzeschäden durch Aufbohren des Markraumes und Ausbildung von postoperativen abgekapselten Hämatomen nach Marknagelung schaffen selbst bei einwandfreier atraumatischer Operationstechnik, in keimarmen, aseptischen Operationssälen ausgeführt, die erhöhte Bereitschaft zur Infektion, gewährleisten dafür belastungsstabile Osteosynthese.

Percutane Drahtumschlingung und gedeckte Markdrahtung dagegen sind kleine operative Eingriffe, die, mit deutlich geringerem Infektionsrisiko behaftet, in der überwiegenden Mehrzahl der Fälle — unterstützt durch äußere Fixation im Gipsverband — äußerst befriedigende Resultate erbringen.

Im Hinblick auf die Infektionsgefährdung sollte unserer Meinung nach daher der *Grundsatz* gelten: Operiert wird nicht jeder Unterschenkelbruch, der — wie es oft scheint — technisch leicht operiert werden *kann*, sondern nur jener, der — um optimale Heilungsvoraussetzungen für den Patienten zu schaffen —

operiert werden *muß*. Als Methoden der operativen Behandlung müßten jene gewählt werden, die bei minimalem Infektionsrisiko ein optimales funktionelles Ergebnis bringen.

L. J. Lugger, Innsbruck

## Die Infektionshäufigkeit des geschlossenen Unterschenkelbruches an der Chirurgischen Universitätsklinik Innsbruck

Mitentscheidend bei der Indikationsstellung zu konservativer oder operativer Frakturbehandlung ist das Wissen über das Infektionsrisiko im eigenen Haus. Es genügt nicht, sich an Erfahrungswerte anderer zu klammern, ist und bleibt doch die postoperative Infektion schwerste Komplikation einer eigenhändig erbrachten unfallchirurgischen Hilfeleistung.

An der Unfallabteilung der Chirurgischen Universitätsklinik Innsbruck gelangten in den Jahren 1969 bis zum 1. August 1973 1159 geschlossene Unterschenkelbrüche Erwachsener zur stationären Aufnahme (Abb. 1). $^3/_4$ davon wurden konservativ im Streckverband behandelt, 18% percutan nach Goetze cercliert und 9% gedeckt nach Küntscher markgenagelt oder offen reponiert und druckgeplattet. An der Aufschlüsselung der zwischen dem 1. Jänner und 1. August dieses Jahres zur Behandlung gelangten Brüche zeigt sich der Trend zur stabilen Plattenosteosynthese, wie die geläuterte Indikation zur gedeckten Cerclage bei prozentual gleichbleibender Behandlung im Streck- und Gipsverband all jener Biegungs- und Drehbruchformen, die, konservativ versorgt, erfahrungsgemäß zeitgerechte knöcherne Heilung erlangen.

Nicht zuletzt ist diese konservative Grundeinstellung in unserer Infektionsrate der Unterschenkeldruckplatte von 3,8% begründet (Tabelle 1). Die Infektionshäufigkeit bei der gedeckten Cerclage nach Goetze beträgt 0,48%, bei gedeckter Unterschenkelmarknagelung nach Küntscher und konservativer Fersenbein-

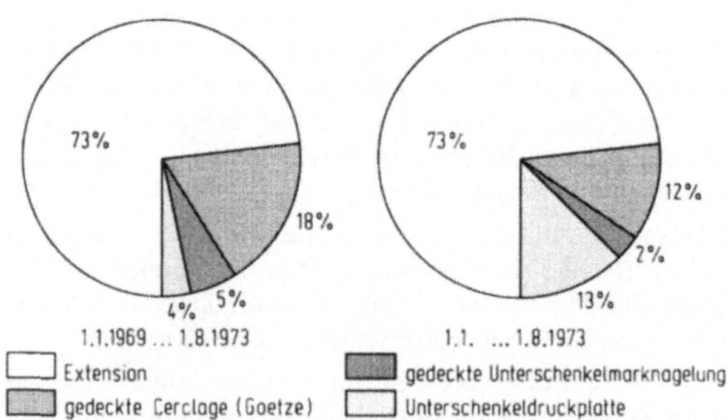


Abb. 1. Versorgungschema von 1159 geschlossenen Unterschenkelschaftbrüchen (1. 1. 1969 — 1. 8. 1973) an der Chirurgischen Universitätsklinik Innsbruck

extension jeweils 0%. Konnte im Falle einer Infektion nach percutaner Drahtcerclage durch breites Eröffnen, vorzeitiges Entfernen der Drahtringe, hochantibiotische Abschirmung und konservative Weiterbehandlung im Gipsverband wohl kurzfristig verzögerte, letztlich jedoch volle Ausheilung erreicht werden, so forderte die Infektion zweier offen reponierter, mit Zugschrauben und Druckplatte versorgter, geschlossener Unterschenkelbrüche vielmonatigen Krankenhausaufenthalt, und eine ungewisse Zukunft hinsichtlich voller körperlicher Leistungsfähigkeit.

Tabelle 1.

| | Anzahl | Infektionen |
|---|---|---|
| Streckverband | 847 | 0,0% |
| Cerclage | 210 | 0,48% (1 Fall) |
| Gedeckte Unterschenkelmarknagelung | 53 | 0,0% |
| Unterschenkeldruckplatte | 49 | 3,8% (2 Fälle) |

Dies läßt sich am Schicksal eines 23-jährigen Sportstudenten, der im Jänner dieses Jahres beim Schifahren einen Unterschenkelbruch erlitten hat, aufzeigen. Ein mächtiger, beugeseitig gelegener, nach proximal weithin verschobener Drehkeil ließ sich im Streckverband nicht ausreichend reponieren. Die offene Reposition, Zugschrauben- und Druckplattenosteosynthese wurde erst 3 Wochen nach dem Unfall durchgeführt. Es kam zur Staphylokokkeninfektion und in der Folge zur Ausbildung zweier ständig sezernierender Fisteln. Akut zunehmende lokale Entzündungszeichen erforderten am 8. Mai eine Sequestrotomie unter Belassung der außenseitig stabil verkeilten Corticalis und der festsitzenden Druckplatte. Gleichzeitig wurde die Höhle mit Spongiosa aufgefüllt und eine Dauerspülung für 6 Wochen angebracht. Zwei kleine Wundfisteln blieben ständig aktiv. Noch Anfang Juni war ein Einheilen der Spongiosa nicht gesichert und erst Mitte Juli konnte röntgenologisch eine zunehmende Verdichtung im Bereiche der aufgefüllten Ausmuldungshöhle gesichert werden. Diesen knöchernen Einbau demonstrieren Farbäquidensitenbilder 4 Wochen und 12 Wochen nach erfolgter Spongiosaplastik. Die Druckplatte lag stets reizlos und zeigte nie Instabilität. Der Patient ist mit frei beweglichen Beingelenken derzeit entlastend mobilisiert. Er hat bereits 2 Semester seines Studiums verloren und der angestrebte Beruf eines Sportlehrers *ist in Frage gestellt.*

In vollem Glauben an den Wert der stabilen Druckplattenosteosynthese des geschlossenen Unterschenkelbruches in ausgewählten Fällen dürfen Komplikationen dieser Art nicht aus unserem Bewußtsein verdrängt werden. Sie sollen uns neben täglich frischem Bemühen um peinlichste Sterilität zu noch gezielterer Indikation und verfeinerter Technik führen. Vor allem jedoch ist die Osteosynthese unmittelbar nach dem Unfall als Ersteingriff durchzuführen und sie ist nicht als korrigierende Operation bei unbefriedigendem konservativen Heilungsverlauf für einen späteren Zeitpunkt in Reserve zu halten, an dem die Operation technisch schwieriger, der Weichteilmantel unelastisch und die Keimbesiedlung der Haut dem Spitalsmilieu bereits angepaßt ist.

# *Komplikationen*

J. Ammann und B. Vogt, Luzern

## Vasculäre Frühschäden und -komplikationen beim frischen, geschlossenen Unterschenkelschaftbruch

Beim geschlossenen Tibiaschaftbruch treten zwar bedrohliche arterielle Schäden und Komplikationen nicht so häufig auf wie bei der offenen Fraktur. Durch Einflüsse variabler Art können aber auch beim geschlossenen Bruch Schädigungen von einer oder mehreren Unterschenkelarterien oder -venen die Vitalität des Unterschenkels bedrohen, die Gefahr einer Lungenembolie heraufbeschwören oder in einem chronischen Stadium wegen postischämischer Restzustände oder Phlebothrombose Invalidität verursachen.

*Entstehungsmechanismen*

Nach dem Zeitpunkt der Entstehung unterscheiden wir primäre und sekundäre Läsionen der Unterschenkelgefäße (Tabelle 1). *Primäre* Läsionen kommen durch scharfe oder stumpfe Krafteinwirkung zustande. Knochensplitter oder -spieße der Tibia können gerade bei Trümmerfrakturen Unterschenkelarterien oder -venen verletzen. Die A. tibialis post. ist wegen ihrer topographischen Lage besonders gefährdet. Bei einem unserer Fälle haben wir eine Zerreißung von A. und V. tibialis post. beobachtet. Der arterielle Spasmus, welcher durch direktes stumpfes Trauma oder Überdehnung in unterschiedlichem Grad meist an allen drei Unterschenkelarterien, seltener isoliert auftritt, ist auf Frakturhöhe lokalisiert (Abb. 1a).

Tabelle 1. *Entstehungsmechanismus der Gefäßläsionen beim geschlossenen Tibiaschaftbruch*

| | Mechanismus | | Folge |
|---|---|---|---|
| primär | scharf | Knochensplitter | Gefäßdurchtrennung |
| | stumpf | direkte Krafteinwirkung<br>Überdehnung<br>Hämatom | Spasmus<br>Intimaschaden<br>Venenthrombosen |
| sekundär | Fraktur-behandlung | konservativ<br>operativ (Marknagel, Platte) | Spasmus |
| | iatrogen | Gipsverband<br>Osteosynthese<br>(Drahtumschlingung<br>Marknagel, Platte,<br>pneumatische Blutleere) | Spasmus<br>Gefäßligatur<br>Gefäßdurchtrennung<br>Minderdurchblutung und postischämische Schwellung |

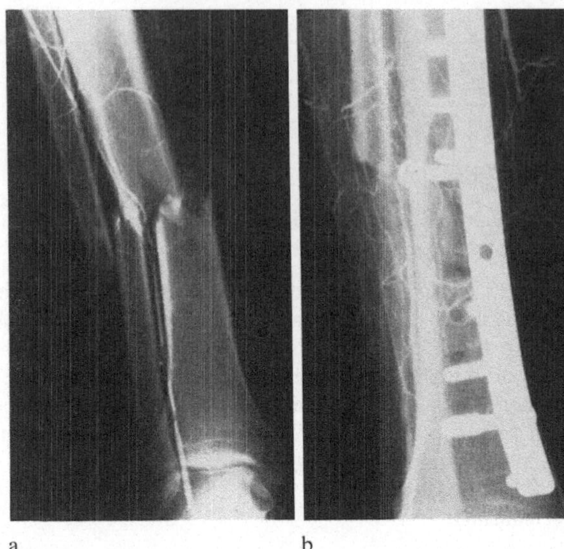

a b

Abb. 1. a Spasmus aller 3 Unterschenkelarterien bei frischer Fraktur. b Spastischer Zustand und Gefäßabbrüche bei einem primär mit A.O.-Platte versorgten Tibiaschaftbruch. Klinisch zeigte dieser Fall ein subtotales Ischämiesyndrom und Kompression der Tibialis anterior-Loge

Über die Häufigkeit arterieller Spasmen bei der geschlossenen Unterschenkelfraktur liegen in der Literatur keine genauen Angaben vor; es muß angenommen werden, daß sich ein gewisser subklinischer spastischer Zustand der Arterien in einem hohen Prozentsatz der Unterschenkelfrakturen findet. Bezüglich der Venenthrombosen haben mehrere Arbeitsgruppen (Bauer, Hjelmstedt u. Bergvall, Spieler u. Mitarb.) phlebographisch nachgewiesen, daß Kontusion, Traktion oder Kompression Läsionen des Venenendothels verursachen und dadurch zu Frühthrombosierung Anlaß geben. Diese Thrombosen finden sich auf Frakturhöhe und befallen vor allem das tiefe Venensystem in einer Häufigkeit bis zu 45% (Hjelmstedt u. Bergvall).

Im Gegensatz zu den primären betreffen *sekundäre* vasculäre Läsionen vor allem Arterien. Im Rahmen einer lege artis durchgeführten konservativen Frakturbehandlung kann ein arterieller Spasmus besonders dann auftreten, wenn ausgedehnte Manipulationen zur Einrichtung erforderlich sind. Spastische Zustände werden auch durch *operative* Maßnahmen ausgelöst. Wir haben solche nach Küntscher-Marknagelung und auch nach Plattenosteosynthese beobachtet (Abb. 1b). Der Übergang zu den iatrogenen Gefäßläsionen ist hier fließend. Primär zu enge oder nicht gespaltene Gipsverbände sind als Hauptursachen iatrogener Gefäßläsionen erkannt. Erwähnung verdient hier auch die Umschlingung der A. tibialis post. bei der Drahtnaht nach Goetze (Dialer). Besondere Aufmerksamkeit ist auch den postischämischen Schwellungen und Nekrosen nach operativer pneumatischer Blutleere zu widmen.

*Klinik und Diagnostik*

Entsprechend der Art der Läsion äußern sich bei der geschlossenen Unterschenkelfraktur vasculäre Schäden meistens als unvollständige Ischämiezustände wechselnden Grades. Dauer und Grad der Ischämie bestimmen das Ausmaß des postischämischen Schadens, welcher die ganze Skala von der manifesten vasculären Katastrophe bis zur schleichend auftretenden und klinisch kaum bemerkten ischämischen Weichteilschädigung umfaßt. Die Ischämietoleranz der Unterschenkelweichteile ist sehr unterschiedlich: nach den sehr empfindlichen Nerven fallen innerhalb Stunden die Muskelgruppen in einer fast vorauszusagenden Reihenfolge aus. Nach Seddon ist vor allem der M. flexor hallucis longus ischämieanfällig; von klinischer Bedeutung ist auch die geringe Ischämietoleranz der anterioren und fibularen Fascienlogen. Demgegenüber werden die übrigen Weichteile, nämlich Sehnen, Bänder, Subcutangewebe und Haut weniger von der akuten Ischämie geschädigt, immerhin können gelegentlich auch bei subtotalen Ischämiezuständen isolierte Hautschäden auftreten.

Die *klinische Diagnostik* hat diese Tatsachen zu berücksichtigen. Gerade bei Ischämiezuständen, welche im Rahmen von Frakturen auftreten, sind daher die von Pratt angegebenen 6 P (pain, paleness, paresthesia, pulselessness, paralysis, prostration) allzu theoretisch. Einzelne Zeichen werden oft durch die Fraktur maskiert, so Schmerz, Parästhesie oder Paralyse. Das Fehlen anderer Zeichen darf die Aufmerksamkeit des Arztes ebenfalls nicht ablenken. So brauchen zum Beispiel beim arteriellen Spasmus der Unterschenkelgefäße Pulse der A. tibialis post. und dorsalis pedis *nicht* unbedingt zu fehlen. Aus diesen Gründen wäre es verfehlt, mit der Diagnose „Ischämie" so lange zuzuwarten, bis die Tabelle dieser 6 P vollständig ist. Der berechtigten Forderung nach einem Gefäßstatus bei der initialen Untersuchung muß die Forderung nach einer Überwachung des Gefäßstatus im posttraumatischen und evtl. postoperativen Verlauf angeschlossen werden. Die Überwachung der Weichteile soll in regelmäßigen Abständen erfolgen, besonderes Augenmerk ist auf die Tibialis anterior-Loge zu richten. Übermäßige Schmerzäußerungen dürfen nicht bloß als Frakturschmerzen abgetan werden. Die Prüfung der aktiven Zehenbeweglichkeit muß *immer wieder* erfolgen. Bei geringstem Verdacht auf arterielle Ischämie ist eine Durchflußmessung mit dem Doppler-Ultraschall oder, sicherer, eine Arteriographie durchzuführen.

*Prophylaxe und Therapie*

Intensive Überwachung von Gefäßen und Weichteilen im posttraumatischen und postoperativen Verlauf stellen also ebenso wie Verzicht auf primäre Osteosynthese bei starker Weichteilschwellung die beste Prophylaxe der vasculären Schädigung dar. Das Auftreten der vorwiegend traumatisch bedingten Venenthrombosen kann zwar nicht verhindert werden; frühzeitige Anticoagulation soll nach Spieler u. Mitarb. aber ein sekundäres Thrombuswachstum verhindern. Wird primär operiert, darf eine pneumatische Blutleere nur dann angelegt werden, wenn die Weichteile nicht in kritischem Maß geschwollen sind oder wenn kein Verdacht auf begleitenden oder gar vorbestehenden Gefäßschaden besteht. Beim älteren Patienten und beim Diabetiker hat die Anwendung der Blutleere mit *größter* Vorsicht zu erfolgen; die Blutleere darf hier keinesfalls länger als 90 min belassen werden.

Besteht post op. eine arterielle Minderdurchblutung, so ist die Extremität nicht hoch-, sondern horizontal zu lagern. Bei arteriellem Spasmus bringen Ruhigstellung der Extremität und spasmolytische Pharmaka wie Papaverin, Procain oder Adenosin-Triphosphat meistens Erfolg. Hält der Spasmus trotz dieser Maßnahmen weiter an und bedroht die Vitalität der Extremität, so müssen lumbale Sympathicus-Blockade, periarterielle Sympathektomie, evtl. Aufdehnung des spastischen Gefäßes mit dem Fogarty-Katheter oder sogar Resektion des spastischen Abschnittes mit Venentransplantat in Erwägung gezogen werden. Bei traumatisch oder iatrogen unterbrochener A. tibialis ant. oder post. soll der Gefäßunterbruch operativ beseitigt, zumindest soll der Versuch der Rekonstruktion gewagt werden. De Bakey und Simeone haben aus den Erfahrungen des 2. Weltkrieges gezeigt, daß bei primär gefäßgesunden, also wenig Kollateralgefäße aufweisenden Individuen der Ausfall der A. tibialis post. allein in jedem 6. Fall, der Ausfall der beiden tibialen Unterschenkelgefäße aber in $^2/_3$ der Fälle zur Amputation führt.

Bei posttraumatischem oder postoperativem Tibialis anterior-Syndrom ist die Fascia cruris anterior unverzüglich auf der ganzen Länge zu spalten. Bei Vitalitätsverlust der Muskulatur der Anteriorloge müssen Haut und Subcutis primär oder sekundär mitgespalten und die avitale Muskulatur ausgeräumt werden.

D. Terbrüggen, J. Müller und H. Ruetsch, Liestal

**Refrakturen nach Tibiaschaftosteosynthesen**

Folgende Faktoren können zur Refraktur nach einer Tibiaschaftosteosynthese führen.

*1. Verzögerte Frakturheilung*, wie allgemeine Zirkulationsstörungen, lokale Zirkulationsstörungen = Nekrotische Fragmente und/oder Infektion.

*2. Schlechte Operationstechnik.*

*3. Falsche Nachbehandlung*, zu frühe Freigabe der vollen Belastung des Beines, zu frühe Metallentfernung durch Fehlbeurteilung der Knochenbruchheilung.
*4. Erneutes starkes Trauma*, Refraktur bei noch liegendem Implantat, Refraktur nach Metallentfernung.

Bei 551 Tibiaschaftosteosynthesen, die primär im Kantonsspital Liestal operiert wurden, sahen wir 9 Refrakturen im Tibiaschaftbereich, entsprechend 1,63% der Fälle. 3 Refrakturen wurden durch ein neues starkes Trauma beim Motorsport, Fußball und bei der Arbeit verursacht. Diese 3 Fälle können somit *nicht* der Methode angelastet werden.

4 weitere Refrakturen sahen wir nach Tibiaschaftosteosynthesen, die primär auswärts operiert wurden. Auch hier entstand eine Refraktur durch ein erneutes starkes Trauma.

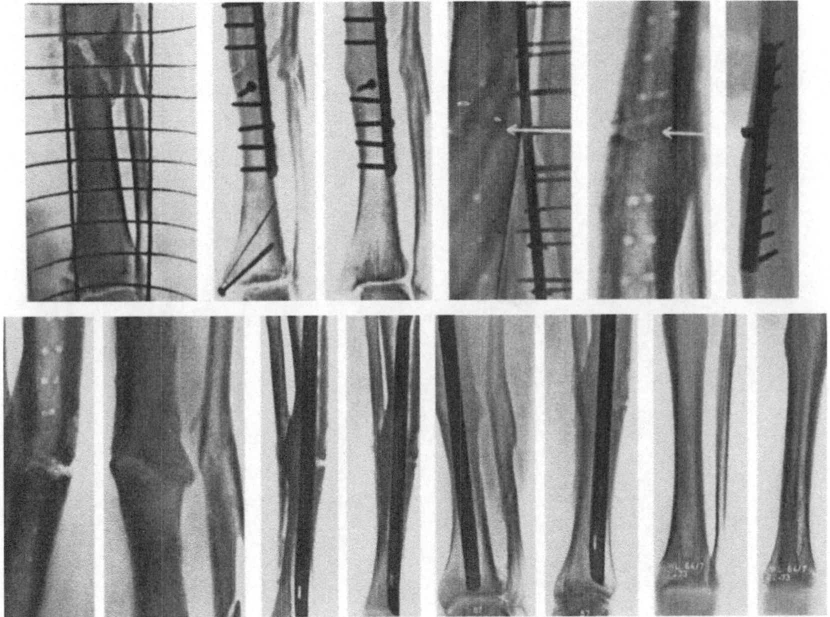

Abb. 1a (oben) und b (unten)

Es bleiben so 9 Refrakturen, deren Ursache unter den Faktoren 1–4 zu suchen ist.

In 4 Fällen fanden sich bionekrotische Fragmente, die, in Verbindung mit einer fehlerhaften Nachbehandlung, worunter vor allem die zu frühe Freigabe zur vollen Belastung des Beines zu verstehen ist, zu einer Refraktur führten.

Zweimal wurde auf den Hauptfrakturspalt nicht genügend interfragmentäre Kompression gelegt. Radiologisch schienen diese Frakturen dennoch zeitgerecht geheilt, so daß das Metall einmal zu früh, das andere Mal zum üblichen Zeitpunkt, hier aber auch zu früh, entfernt wurde. Beide Refrakturen fanden im alten Hauptfrakturspalt statt.

In den restlichen 3 Fällen wurde die Frakturheilung zu optimistisch beurteilt. Alle 3 stammen aus den frühen Jahren der Osteosynthese, in denen unser Wissen über die Frakturheilung nach stabiler Fixation beim Menschen noch nicht ausreichend war.

2 Fälle seien mit Bildern erläutert (Abb. 1a u. b). 22jähriger, polytraumatisierter Patient mit Oberschenkelschaftfraktur und beidseitiger Tibiaschaftfraktur. Alle Schaftfrakturen sind offen und werden primär innerhalb der 6-Stunden-Frist mit einer A.O.-Platte osteosynthetisiert. Alle Frakturen heilen primär ohne Ausbildung eines Infektes. Fast 2 Jahre später wird das gesamte Osteosynthesemsterial zusammen entfernt, um so den Patienten nicht zu vielen Narkosen auszusetzen. 7 Wochen später Refraktur des linken Unterschenkels beim Herabspringen vom Traktor. Die Refraktur

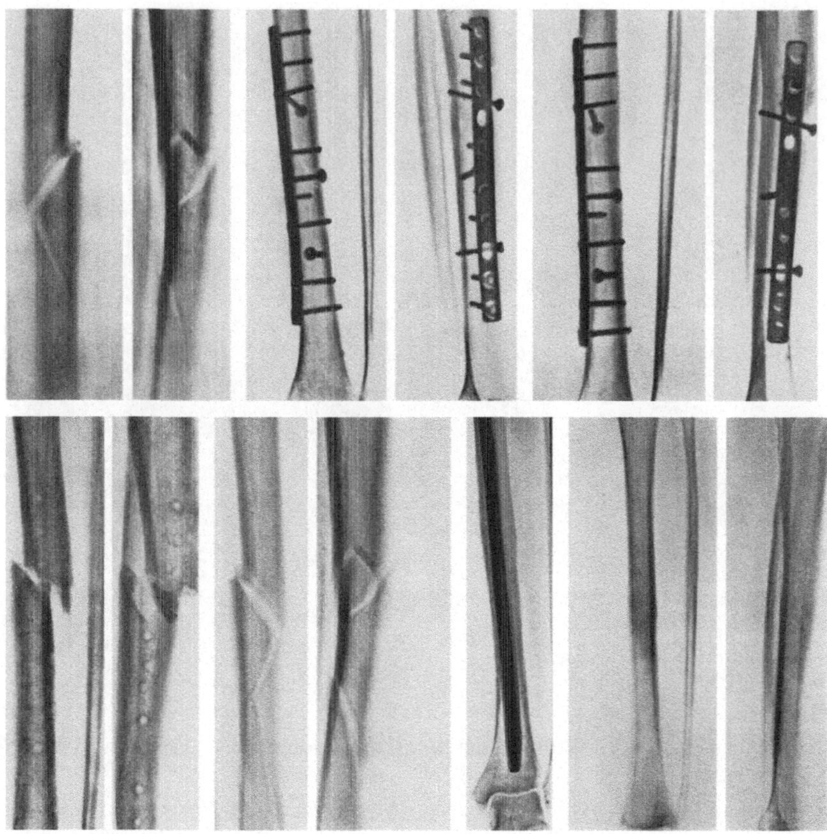

Abb. 2a (oben) und b (unten)

geschah an dem Ort, an dem die freie Zugschraube sehr nah zu einer Plattenschraube zu liegen kam. 7 Wochen nach der Metallentfernung sind die Schraubenlöcher lediglich mit Bindegewebe aufgefüllt, so daß die Tibia nun an ihrer schwächsten Stelle refrakturierte. Die konservative Behandlung mit einem Oberschenkelgips führte zur Ausbildung einer straffen hypertrophischen Pseudarthrose. Die Marknagelung erbrachte die knöcherne Heilung mit der Möglichkeit des vollen Belastens des Beines. 51 Wochen nach der Reosteosynthese ist die Fraktur geheilt und der Marknagel bereits entfernt.

Im 2. Fall (Abb. 2a u. b) kann nach unserem heutigen Wissen über die Frakturheilung nach stabiler Fixation fast von einer iatrogen verursachten Refraktur gesprochen werden. Das Ziel dieser guten Osteosynthese wurde durch die zu frühe Entfernung des Implantates nicht erreicht. Auch bei einer exakt durchgeführten Osteosynthese überwiegt, wie wir heute wissen, die Spaltheilung mit einem appositionellen Wachstum des Knochens von etwa 1 μ pro Tag. Nach 39 Wochen, zum Zeitpunkt der Metallentfernung in diesem Fall, sind Spalten von 0,27 mm gerade erst überbrückt. Da sich hier im Hauptfrakturspalt noch eine kleine Trümmerzone fand, ist anzunehmen, daß die überwiegende Mehrzahl der Spalten größer waren und zum Zeitpunkt der Metallentfernung noch nicht durchgebaut sein konnten. Die Refraktur 8 Wochen später beim Tanzen war die zu erwartende Folge. Die restlichen Drehkeile waren durch die Druckosteosynthese im Stadium der Revitalisation, so daß sich zur Reosteosynthese ebenfalls die Marknagelung anbot. Im Bild ganz rechts die Heilung nach 70 Wochen.

Es wurde über 7 Refrakturen von total 13 Fällen berichtet und die Ursachen der Refraktur herausgestellt. Abgesehen von neuen adäquaten Traumen ist die Ursache vor allem in bionekrotischen Fragmenten zu suchen, deren Revitalisierung in der Nachbehandlungsphase falsch beurteilt wurde. Aus dieser Fehlbeurteilung resultierte 5mal eine zu frühe Freigabe der vollen Belastung des Beines, sowie 4mal die zu frühe Entfernung des Osteosynthesematerials. Um Refrakturen zu vermeiden, ist es notwendig, sich die histomorphologischen Heilungsvorgänge des Knochens unter den Bedingungen der stabilen Osteosynthese vor Augen zu halten. Zu frühe Freigabe der Belastung oder zu frühe Metallentfernung sollten dann nicht mehr das iatrogene Moment zur Refraktur sein.

L. Stefan, W. Stern und O. Wruhs, Wien

## Unterschenkelbruch und Wehrdienst

Die objektive Beurteilung von Verletzungsfolgen und die Feststellung möglicher und zumutbarer Leistung nach Traumen stellt einen der schwierigsten und verantwortungsvollsten Bereiche ärztlicher Tätigkeit dar. Hat doch der Begutachter aus verschiedenen Parametern eine auf den Einzelfall bezogene Resultierende zu finden, die trotz der Verpflichtung zu Objektivität zu berücksichtigen hat, daß die Intensität von Schmerzen und auch die tatsächliche Behinderung durch Funktionsausfälle von Individuum zu Individuum höchst unterschiedlich empfunden wird. Damit sinkt aber der Informationswert, den wir von den Objekten unserer therapeutischen Bemühungen, den Patienten selbst erhalten.

Zudem sind Aussagen über den Wert *verschiedener* Behandlungsverfahren deshalb häufig problematisch, weil auch die Gegenüberstellung *objektiver* Befunde auf Schwierigkeiten stößt. So schließt mitunter allein die verschiedene altersmäßige Zusammensetzung zweier Kollektive einen Vergleich aus. Schließlich erfolgt die Präsentation von Resultaten mitunter aus so unterschiedlichen Blickpunkten, daß sehr verschiedene Kriterien in den Vordergrund der Betrachtung geraten. So stellen etwa *Behandlungsdauer* und -kosten sowie Dauer der *Arbeitsunfähigkeit* und damit Höhe des *Krankengeldes* und der *Rente* Momente dar, die vor allem den *Kostenträger* betreffen. *Schmerzen* und *Unbilden* dagegen, wie herabgesetzte Gebrauchsfähigkeit während der Behandlung, die etwa mit dem diskreten Terminus „nur übungsstabil" umschrieben wird, interessieren in erster Linie den Verletzten selbst; ebenso die Wiedererlangung der Sportfähigkeit. Endlich sind *Zumutbarkeit* und *Risiko* einer Methode sowie *Personal-* und *Arbeitsaufwand* Gesichtspunkte, die in erster Linie den verantwortlichen Arzt berühren.

Aus all diesen Gründen stellt die Durchleuchtung großer Kollektive aus traumatologischen Zentren nach einheitlichen Gesichtspunkten, wie dies in den Sammelstatistiken der österreichischen Unfallkrankenhäuser geschieht, einen großen Fortschritt dar. Als Ergänzung dazu ist unsere Übersicht über 300 Fälle von Unterschenkel- und Tibiabrüchen gedacht, die in den *verschiedensten* Krankenhäusern unserer Heimat behandelt wurden. Es handelt sich um männliche Jugendliche zwischen 17 und 24 Jahren.

Grundsätzlich wird in Österreich über Militärtauglichkeit bei 3 obligaten Untersuchungen befunden:

1. Der Musterungsuntersuchung vor
2. der Einstellungsuntersuchung am Beginn und
3. der Entlassungsuntersuchung am Ende der Militärdienstzeit.

Dabei werden alle Untersuchten nach 4 großen Tauglichkeitsgraden beurteilt:

1. *voll tauglich*, wenn keine Gesundheitsstörung bzw. keine Abweichung von der Norm besteht, die Krankheitswert hat,
2. *bedingt tauglich*, wenn eine Gesundheitsstörung gewisse Dienstverrichtungen ausschließt bzw. nicht zumutbar erscheinen läßt,
3. *zeitlich untauglich*, wenn eine vorübergehende, aber besserungsfähige Gesundheitsstörung und schließlich
4. *untauglich*, wenn eines *nicht* besserungsfähig, den Militärdienst ausschließendes Leiden besteht.

Wir haben nach diesen Gesichtspunkten 300 Fälle von Unterschenkel- bzw. Tibiaschaftbrüchen erfaßt, die erhobenen klinischen und röntgenologischen Befunde klassifiziert und mit Hilfe der EVD-Methode der Allgemeinen Unfallversicherungsanstalt ausgewertet.

Wir verdanken der Allgemeinen Unfallversicherungsanstalt und vor allem ihrem Ärztlichen Direktor Herrn Med.-Rat Dr. W. Krösl sowie seinem Mitarbeiter Herrn Dr. E. Bertel die Auswertung mit Hilfe der elektronischen Datenverarbeitungsanlage der AUVA. Der Anstalt und beiden Herren sei für Ihre Hilfe und Unterstützung an dieser Stelle besonders gedankt.

Nach Ausscheidung aller Jugendlichen unter 17 Jahren und aller Fälle mit offenen Frakturen verblieben 196 Fälle von geschlossenen Unterschenkel- und Tibiaschaftbrüchen. Volltauglich waren davon 71, bedingt tauglich 35, zeitlich untauglich 72 und lediglich 18 dauernd untauglich.

Gehen wir den verschiedenen Möglichkeiten nach, die diese Bewertungen ergeben, so sehen wir: Eine Übersicht über die *Lokalisation* zeigt, daß die größte Rate an Untauglichen sowohl absolut als relativ bei Brüchen im distalen Drittel des Unterschenkels zu finden ist. Die *Bruchformen* haben wir nach den gleichen Gesichtspunkten eingeteilt, wie in den Sammelstatistiken. Signifikant ist die wesentlich höhere Rate an Untauglichen und zeitlich Untauglichen in der Gruppe der Biegungsbrüche. Unter 119 Biegungsbrüchen fanden wir 15 Fälle dauernd untauglich, von 77 Drehbrüchen dagegen nur 3. Der Einfluß der Längenverschiebung auf die Tauglichkeit ist ebenfalls eklatant. So sind unter 128 Fällen ohne Verkürzung nur 6 untauglich, von 49 Fällen mit einer Verkürzung bis 1 cm ebenfalls 6, von 17 Fällen mit einer Verkürzung bis 2 cm

5 untauglich. Der einzige Fall mit einer Abbreviation von 3 cm war ebenfalls untauglich. Ähnliche Verhältnisse ergeben sich aus einer Übersicht über Achsenknickungen. Bemerkenswert ist vor allem, daß nur 48 Fälle von insgesamt 196 in achsengerechter Stellung knöchern geheilt sind. Das heißt, 75 % aller Fälle wiesen eine Achsenknickung auf. Davon zeigten 85 eine Achsenknickung bis 5°,54 bis 15° und 9 eine Angulation über 15°. Auch hier zeigt sich, daß die Zahl der Untauglichen mit zunehmenden Achsenknick ansteigt.

Interessant scheint die Aufgliederung nach der Behandlungsart: 167 Fälle wurden konservativ und nur 29 Fälle, das entspricht 15 %, operativ behandelt. Vergleichen wir die konservativ und operativ behandelten Fälle bezüglich der Tauglichkeitsbeurteilung, ergaben sich *keine* signifikanten Unterschiede. Lediglich die Zahl der zeitlich Untauglichen ist bei den Operierten relativ höher. Übersetzen wir diesen Überblick aus der Zahlensprache in die Umgangssprache, so besagt er, daß ein Querschnitt über die Behandlungsgepflogenheiten in unserem Land die Feststellung erlaubt, daß den konservativen Maßnahmen beim geschlossenen Unterschenkelschaft und Schienbeinbruch beim Jugendlichen der Vorzug gegeben wird. Die Behandlungsergebnisse sind bei dieser konservativen Vorgangsweise hinsichtlich Heilung, Funktion und Belastbarkeit auch im Sinne einer über das normale Maß des täglichen Lebens hinausgehenden funktionellen Belastung wie den Wehrdienst *gut*. Auch bei den operierten Fällen sind die Ergebnisse ähnlich.

H. Krotscheck, Kalwang

## Die Ergebnisse konservativer und operativer Behandlung bei Unterschenkel- und Schienbeinschaftbrüchen in den Arbeitsunfallkrankenhäusern Österreichs

1953 haben Ender, Jahna und ich im Auftrage unseres verehrten Lehrers Lorenz Böhler die Unterschenkel- und Schienbeinschaftfrakturen, die in 25 Jahren im Unfallkrankenhaus Webergasse behandelt wurden, bearbeitet und nachuntersucht. Die damaligen Ergebnisse waren sehr zufriedenstellend, und für uns erschien das Problem der Behandlung des geschlossenen Unterschenkelbruches gelöst. Damals erfolgte die Bearbeitung mittels der Hollerithanlage, heute über die elektronische Datenverarbeitung der Allgemeinen Unfallversicherungsanstalt. Sie war und ist also von subjektiven Eindrücken, soweit es uns heute möglich ist, befreit.

Wir fanden damals von 1100 Fällen 2 Pseudarthrosen. Die funktionellen Ergebnisse bei der Nachuntersuchung waren ausgezeichnet, 95 % waren achsengerecht. Von den Arbeitsunfällen erhielten nur 9,9 % eine Dauerrente, wobei nach unserer heutigen Einschätzungspraxis damals eindeutig großzügig beurteilt wurde. Anhand der 40 Fälle, das sind 3,8 % mit verzögerter Bruchheilung, konnten wir die genaue Indikation für eine sekundäre Operation herausarbeiten, ebenso auch den günstigsten, und zwar möglichst frühen Zeitpunkt für eine solche Operation.

Allerdings fanden wir bei der Nachuntersuchung auch *Arthrosen*. Diese waren eindeutig abhängig von der Schwere des Traumas, der Gelenksnähe der Fraktur, vom Alter des Verletzten zur Zeit des Unfalles und je länger unsere Beobachtungszeit war.

Trotz dieser doch ermutigenden Ergebnisse wurden von 2017 geschlossenen Unterschenkel- und Schienbeinschaftfrakturen Erwachsener der Unfallkrankenhäuser Österreichs und einiger Unfallstationen in den Jahren 1970 und 1971 617 operiert. Das Verhältnis der konservativen zur operativen Behandlung war in den einzelnen Häusern sehr different. So wurde z.B. in einem der Unfallkrankenhäuser fast jeder Dritte, in einem anderen höchstens jeder Siebente operiert.

Die gedeckten Verfahren, also Markschienung, gedeckte Marknagelung und die percutane Drahtumschlingung, wurden dabei eindeutig bevorzugt. Lediglich in einer Unfallstation wurde häufig das Verfahren nach Goetze mit der gedeckten Marknagelung kombiniert.

Wie sind nun unsere Ergebnisse heute? In den beiden Jahren 1970 und 1971 war kein Todesfall infolge eines geschlossenen Unterschenkel- oder Schienbeinbruches zu verzeichnen. Eine Amputation war wegen einer begleitenden Gefäßverletzung erforderlich.

Die durchschnittliche Dauer des stationären Aufenthaltes bei der konservativen Behandlung betrug, auf alle Abteilungen berechnet, 21 Tage. Wenn auch bei den gedeckten Osteosyntheseverfahren, vor allem der gedeckten Marknagelung und der Drahtumschlingung nach Goetze, diese Zeit zum Teil für viele Verletzte etwas verkürzt werden konnte, betrug dennoch der durchschnittliche Krankenhausaufenthalt, die Entfernung des Osteosynthesematerials mitberücksichtigt, bei der gedeckten Marknagelung 24 Tage und bei der Drahtnaht nach Goetze 16,9 Tage. Bei einer Gesamtinfektionsrate aller Osteosynthesen von nur, oder besser gesagt, leider 1,94%, belastet dies die Behandlungszeit im Krankenhaus jedoch beträchtlich.

Ich darf dies anhand eines Falles demonstrieren: Unterschenkelbruch, Druckplatte. Als der Verletzte unser Krankenhaus aufsuchte, heftige Eiterung aus zahlreichen Fisteln. Sequestrotomie, Spül- und Saugdrainage, Spongiosaplastik. Gesamte Dauer der Arbeitsunfähigkeit 895 Tage, insgesamt 4maliger stationärer Aufenthalt mit 170 Tagen. Refraktur anläßlich eines Banaltraumas im sklerotischen Knochen. Neuerliche Arbeitsunfähigkeit 128 Tage, dazwischen 3mal stationär mit insgesamt 34 Tagen. Allerdings ist unbestritten, daß wir seit Forcierung der Osteosynthesen am geschlossenen Unterschenkelbruch *erhebliche* Fortschritte auf dem Gebiet der Behandlung der Knocheninfektion gemacht haben. Ich darf dazu wortlos 2 Fälle konservativ behandelter Frakturen zeigen, die sicherlich bei einer Osteosynthese gewisse Schwierigkeiten bereitet hätten. Beide waren in 12 Wochen fest. Die Verletzten mußten allerdings 21 Tage im Streckverband liegen und dann 9 Wochen einen Oberschenkelgipsverband tragen, mit dem sie zwar frei gehen konnten, nicht auf Krücken angewiesen waren, der aber unbestritten eine physische und je mehr von den großartigen Erfolgen der Osteosynthesen am Unterschenkel gesprochen wird, auch eine zunehmende psychische Belastung bedeutet.

Betrachtet man nur die Verplattungen und Marknagelungen allein, hatten wir 3,7% Infektionen zu verzeichnen. Bei Drahtumschlingungen und Markdrahtungen hingegen unter 1 %, außerdem waren diese Infektionen weitaus harmloser als bei großen Osteosynthesen. Aus diesem Grund erscheint uns die *Markdrahtung* bei den Fällen, die erfahrungsgemäß bei der rein konservativen Behandlung problematisch sein könnten, gerechtfertigt.

Beiderseitiger Biegungsbruch bei einem 70jährigen. Rechts Stückbruch, links offen. Natürlich hätte man hier links marknageln und rechts verplatten können. Ich glaube aber, daß diese einfache innere Schienung für diesen 70jährigen Mann das einfachste und risikoärmste Verfahren war, außerdem konnte er nach 3 Wochen mit voller Belastung gehen. Da das Verfahren nach Goetze ebenfalls sehr einfach ist und das Infektionsrisiko unter den Osteosynthesen am geringsten war, wurde dieses Verfahren, abgesehen von der konservativen Behandlung, am häufigsten angewendet.

36 Jahre alte Hausfrau. Schisturz 1970 und 1973. Die beiden Unfälle dürften die Verletzte psychisch, obwohl sie 2mal 10 Wochen einen Oberschenkelgipsverband trug, nicht allzusehr belastet haben, sonst würde sie nicht bei Abschluß der Behandlung nach dem 2. Unfall den Entschluß geäußert haben, im heurigen Winter wieder die Bretter anzuschnallen.

Wie schon erwähnt, konnten wir 1953 die Ursachen, die zur verzögerten Bruchheilung bei *konservativer* Behandlung führen, genau feststellen.

1. Primäre Diastasen infolge Verzahnung der Fragmente.
2. Diastasen infolge Verlagerung von Keilen.
3. Diastasen infolge Distraktion.

Wir verwenden daher seither niemals Zuggewichte von mehr als 3 kg, häufig weniger.

Bei primären Diastasen oder Keilverlagerungen sehe ich die *einzige* zwingende Indikation zum operativen Vorgehen. Wir werden je nach Fall entscheiden müssen, wenn eine Diastase konservativ durch Reposition nicht zu beseitigen ist – dies gilt natürlich auch für den von Jahna erwähnten „Halben Drehbruch" –, welche Form der Osteosynthese angewendet werden soll. Bei Biegungsbrüchen im Schaft, vor allem im mittleren Drittel, erscheint die Marknagelung am vorteilhaftesten. Bei gelenknahen Frakturen werden wir uns zu einer offenen Reposition, unter Umständen mit Druckplatte, entscheiden. Obwohl man bei diesem Fall ebensogut nach 6 Wochen eine Spongiosaplastik oder eine Spananlagerung nach Phemister ohne Osteosynthese hätte machen können.

Natürlich muß verlangt werden, daß die konservative Behandlung ebenso beherrscht wird wie die operative. Es darf nicht vergessen werden, daß im gleichen Zeitraum annähernd gleich viel (also 2000) Kinder und Jugendliche mit Unterschenkel- und Schienbeinschaftbrüchen behandelt wurden, und bei Kindern vertreten einstweilen nur wenige die Osteosynthese. Verdrehungen wurden bei der konservativen Behandlung durch entsprechende Beachtung seltener, die Verwendung eines gezielten Extensionsnagels oder Drahtes, also in einem rechten Winkel zum Unterschenkelschaft bzw. parallel zur Talusrolle, hat sich ausgezeichnet bewährt.

Wer die konservative Behandlung beherrscht, fürchtet die Frakturkrankheit und den Immobilisationsschaden *nicht*. Jahna konnte dies in seinem Referat beweisen. Eine Fraktur läßt sich nicht neutralisieren, auch nicht bei perfekter

Osteosynthese, entscheidend ist die primäre Gewalt, die zum Bruch und damit zum begleitenden Weichteilschaden führt. Oder erlösen wir nicht einen Verletzten von seinen Schmerzen nach einer schweren Kontusion durch Ruhigstellung? Hier dürfte doch wohl auch die Ursache der lokalen Thrombosen liegen. Bei der Nachuntersuchung fanden wir 1953 jedenfalls nach konservativer Behandlung nur bei 11–12% eine Zunahme oder ein Auftreten von Varicen.

Bei 4,6% der Frakturen nach konservativer Behandlung wurde eine Fibulaosteotomie oder eine Spananlagerung nach Phemister durchgeführt, also etwas häufiger als früher. Dies ist jedoch selbstverständlich, da diese Operationen zum frühest möglichen Zeitpunkt durchgeführt wurden, also bei den Fällen, bei denen eine verzögerte Heilung zu erwarten gewesen wäre.

Wenn wir aber versuchen, etwas über den Rahmen der Unfallkrankenhäuser und Unfallstationen hinauszublicken, so zeigt sich, daß in den beiden Rehabilitationszentren der Allgemeinen Unfallversicherungsanstalt, mit ihren 166 Betten, in denen Fälle aus ganz Österreich aufgenommen werden, am 15. 9. 1973, 20 Verletzte mit Unterschenkelfrakturen in Behandlung standen, 16 von diesen nach einer Osteosynthese. Von den 4 konservativ Behandelten hatte einer einen beiderseitigen Unterschenkelbruch, einer eine Peroneusparese, die in Rückbildung begriffen war, und 2 noch eine geringe Schwellneigung und Bewegungseinschränkung in den Sprunggelenken. Unter den Operierten fanden sich 1 Pseudarthrose, 1 verzögerte Bruchheilung, 1 Refraktur, mehrere Verdrehungen, 1 schwere Thrombose und 1 hochgradige Bewegungseinschränkung. Keine Infektion.

*Zusammenfassend* muß ich also feststellen, daß mit Ausnahme der Drahtnaht nach Goetze, die praktisch nur bei Drehbrüchen angewendet werden kann, und bei manchen Fällen die gedeckte Marknagelung, die Osteosynthese bei geschlossenen Unterschenkelbrüchen gegenüber der konservativen Behandlung *keine* Vorteile brachte. Die primäre Osteosynthese am Unterschenkel sollte daher nur dort erwogen werden, wo die konservative Behandlung erfahrungsgemäß eine verlängerte Heilungsdauer erwarten läßt.

Man sollte, und in diesem Punkt stimme ich mit Willenegger überein, nicht Vertreter einer Methode sein, sondern das jeweils beste Verfahren anwenden, beim geschlossenen Unterschenkelbruch ist dies auf Grund unserer Ergebnisse, aber auch auf Grund vieler Ergebnisse aus der Literatur, vorwiegend die konservative Behandlung.

## Diskussion

E. May, Detmold

Herr Renner hat eigentlich schon alles, was zu diskutieren ist, vorweggenommen. Doch möchte ich nochmals gezielt an Herrn Gaudernak die Frage stellen, wie weit er bei seinen Thrombosefällen differenziert hat. Wann und ob ein Hämatomdruck vorhanden ist oder eine Venenzerreißung. Herr Präsident, Sie sagten eben, Sie hätten aus gutem Grunde die offene Fraktur herausgenommen, ist es vielleicht gerade deshalb, daß man diese Frakturen nicht hineinnehmen sollte? Denn dann könnte man diesen Hämatomdruck mit herausnehmen und hätte dann eine Serie die auf die direkte Läsion der Gefäße hinzieht.

Meine 2. Frage zur Altersdisposition: Ich weiß, diese Zahlen sind relativ gering, und das wäre auch interessant zu hören, ob vielleicht vom Alter her etwas gegeben ist.

F. Schedel, Passau

Wir haben an der Münchner Klinik bereits vor 20 Jahren im Rahmen einer Arbeit bei Nachuntersuchungen Phlebographien durchgeführt. Wir sind dann zu dem Ergebnis gekommen, daß von den 60 Fällen doch ein großer Teil *direkte* Folge des Traumas waren. Wir haben uns damals auch überlegt, wie es möglich wäre zu klären, inwiefern solche Veränderungen im Venogramm schon vor dem Unfall gegeben waren. Wir haben damals schon den Schluß gezogen, unsere Patienten antiphlogistisch zu behandeln. Wir tun das heute mit Tanderil, Reparil und ähnlichen Präparaten.

Präsident

Noch eine Frage Herrn Schedel: Waren das einmalige Venogramme, wiederholte oder Serien?

F. Schedel

Wir hatten damals noch nicht die Möglichkeit der Serienangiographie. Wir hatten 2mal venographiert. Wir hatten damals so etwa 3—4 Tage nach dem Unfall die Aufnahme gemacht, dann 8—12 Wochen nach dem Unfall. Die Arbeit hatte geheißen: Venographische Untersuchungen nach dem Gipsverband.

Präsident

Ich glaube, daß nur wiederholte Angiogramme eine Aussagekraft haben. Ein einmaliges hat keine Aussagekraft.

E. Beck, Wien

Zu den vorher bestandenen Thrombosen möchte ich sagen: Wir haben zusammen mit Ehringer quantitative Untersuchungen über die Venenkapazität gemacht und gefunden, daß 8 von 10 Fällen eine erniedrigte Venenkapazität hatten, während die Vergleichsseite immer normal war und man annehmen konnte, daß auf der gesunden Seite keine Thrombose bestanden hat. Das sollte doch ein Hinweis sein, daß diese Thrombosen unfallbedingt sind und nicht schon vorher bestanden haben.

W. Ewerwahn, Hamburg

Wir haben eine 17jährige Patientin mit beiderseitigen Unterschenkelbrüchen, Beckenringbruch und Schädelhirntrauma verloren. 6 Wochen nach dem Unfall tödliche Embolie. Gerinnungstatus regelrecht. Das junge Mädchen stand bei der Einlieferung unter Ovulationshemmern. Nach dem Erwachen aus der Bewußtlosigkeit 14 Tage später, hat sie gegen unseren Rat heimlich wieder angefangen, Ovulationshemmer zu nehmen. Wir müssen an den Sozialstatus unserer Patienten denken. Wer von uns hat bei 16- oder 17jährigen schon Embolien gesehen? Es ist ein Problem, dem wir uns sicher widmen müssen.

Präsident

Die Ovulationshemmer sind in unsere Studie mit einbezogen. Wir haben als Altersgrenze nach unten den Schluß der Epiphysenfuge gesetzt. Unterhalb dieser Grenze gehen wir mit unseren Untersuchungen nicht.

O. Russe, Innsbruck

Wir haben vor einer Woche eine schwere Lungenembolie bei einem 17jährigen Mädchen mit Pille nach der Entfernung einer Clavicula-Halbrohrplatte gehabt. Es ist glücklicherweise gut ausgegangen und erst nachher hat uns das Mädchen gesagt, daß sie die Pille nehme. Sie möchte sie nicht mehr nehmen.

J. Poigenfürst, Wien

Ich wollte fragen, ob es zeitmäßig schon möglich war, die Phlebogramme mit dem klinischen Verlauf in Einklang zu bringen. Ich habe den Verdacht, daß man diese langdauernden Schwellungszustände nicht nach Thrombosen der Wadenvenen findet, sondern erst dann, wenn es zu Thrombosen in den höheren abführenden Venen gekommen ist.

H. Jahna, Wien

Ich wollte noch einmal die Wichtigkeit dieser Untersuchungen unterstrichen und habe mir unsere damalige Arbeit vorgeknöpft, bezüglich der Varicen nach geschlossenen Unterschenkelbrüchen nach langer Nachuntersuchungszeit. Wir haben damals bei unseren Nachuntersuchungen bei 4,24% ein Stärkerwerden bei vor dem Unfall bestandener Varicen beobachtet. Bei 8,25% traten Varicen erst *nach* dem Unfall nur auf der verletzten Seite auf. Wir haben damals schon angenommen, daß dies als Unfallfolge anzuerkennen ist. Dies hat sicher begutachtungsmäßig eine große Bedeutung. Es wäre noch die Frage zu erörtern, ist das die Folge einer tiefen Thrombose oder vielleicht das Zerreißen der Venae perforantes.

Präsident

Wir kennen auch Fälle, die im relativ jungen Alter zwischen 30 und 40 ausgedehnte Unterschenkelgeschwüre bekamen.

P. Galle, Wien

Ich möchte nur an Herrn Ewerwahn die Frage stellen, ob auch Phlebogramme nach durchgeführter Osteosynthese bei bimalleolären Frakturen gemacht wurden, bezüglich ligierter Venen während der Osteosynthese?

C. Andrasina, Kosice

Ich möchte noch auf eine Möglichkeit aufmerksam machen. Es ist nicht immer möglich, in einem kleinen Krankenhaus eine Serienangiographie zu machen. In den vergangenen Jahren bedienten wir uns häufig der Möglichkeit, radioaktiv markiertes Fibrinogen zu instillieren. Wenn es nach 24 Std zur Feststellung einer Blutung kommt, dann ist das radioaktive Fibrinogen ein Indikator, den man mit einer Sonde leicht ablesen und eine Thrombose sehr schnell feststellen kann. Dann möchte ich auch darauf aufmerksam machen, daß nicht nur die Venenschädigung allein verantwortlich zu machen ist, es ist auch das lymphatische System. Wir haben in unserem Haus vor 4 Jahren gezeigt, daß es nach Oberschenkelfrakturen zu einer Schädigung des lymphatischen Systems kommt. Und dasselbe konnten wir auch bei Frakturen im Bereich des Unterschenkels nachweisen. Zum Problem der Thrombose-Prophylaxe: Es ist ein sehr kompliziertes Problem. Wir haben schöne Erfahrungen mit subtherapeutischen Gaben von Heparin. Es entsteht im Organismus eine Antiheparinaktivität. Diese führt zu Veränderungen im hämopoetischen Apparat und es kann nach Jahren zu schweren Komplikationen kommen. Deutsch hat in Wien über die Wechselwirkung von Coagulation und Fibrinolyse berichtet und wir müssen immer abwägen, ob wir der Coagulation entgegenwirken sollen oder der anderen Seite der Waagschale.

Präsident

Die Untersuchung mit dem radioaktiven Fibrinogen ist sehr einfach, wenn man den Apparat hat. Wir machen das parallel zu den Venogrammen.

D. Terbrüggen, Liestal

Ich habe eine Frage an Herrn Gaudernak.

Wie war die Nachbehandlung bei seinen operierten Fällen? Es verwundert nicht, daß er eine so hohe Thromboserate hat. Wir sehen selten eine Thrombose, was wahrscheinlich daran liegt, daß wir etwas mehr operieren und dadurch das Frakturhämatom ableiten. Unsere Therapie ist, nach der Operation *sofort* den Patienten zu mobilisieren. Und zwar noch am Operationstag. Dann noch die Bandage beider Beine bis in die Inguinalgegend. Wir sehen dabei sehr wenig Thrombosen. Wir haben in Zusammenarbeit mit der Basler Klinik ein Thrombose-Prophylaxe-Schema herausgegeben, das wir seit einem Jahr durchführen: Bei schweren Frakturen mit Verschiebung geben wir schon intra op. ein Dextran. Dieses Dextran wird 3 Tage weitergegeben und dann beginnen wir die Anticoagulation mit Marcouma.

Präsident

Es läuft derzeit eine große Studie über Dextran, an der wir uns auch beteiligen.

K. Meissner, Wels

Ich möchte fragen, ob wir schon praktische Erkenntnisse wegen Anticoagulation nach Hause mitnehmen können. Sollen wir prinzipiell *alle* Verletzten anticoagulieren? Wie sind die Erfahrungen in der Anticoagulation in der Altersgruppe von 60—70 Jahren, wo die meiste Gefährdung besteht? Sieht man Komplikationen beim Anticoagulieren?

Wir anticoagulieren mit Sintrom und ich habe schwere Zwischenfälle mit Magen-Darmblutungen gesehen, die nur auf die Sintrombehandlung zurückzuführen waren. Hat jemand Erfahrungen gemacht mit Colfarit?

Präsident

Ich möchte ganz kurz antworten.

Wir haben eine Vergleichsstudie gemacht, Colfarit hat praktisch *nichts* gebracht. Es waren die Zahlen der pulmonalen Embolie praktisch gleich groß, wie bei den Verletzten, die gar nichts bekommen haben. Wir glauben auf Grund unserer schon seit vielen Jahren laufenden Untersuchung, daß wir mit der prophylaktischen Hypokoagulation den Lungeninfarkt, vor allem die tödliche Pulmonalembolie verhindern können. Ob wir die Unterschenkelthrombosen verhindern können ist zweifelhaft. Darüber können wir noch keine endgültige Aussage machen.

Wir glauben nicht, daß die 60—70jährigen gefährdet sind. Wir machen prinzipiell bei jedem Patienten ab 35 Jahren und mehr als 6 Tagen Bettruhe die prophylaktische

Hypocoagulation. Bei allen, die länger liegen müssen, schon ab 17 Jahren, z.B. die zentrale Hüftluxation, der Oberschenkelbruch in Extension usw. Nach oben hin haben wir keine Grenze. Das Alter als solches ist *keine* Kontraindikation im Gegensatz zu Herrn Renner.

E. Beck

Ich hätte eine Gegenfrage an Herrn Terbrüggen: Wie stellen sie ihre Thrombosen fest? Wir haben, als wir mit der Phlebographie begonnen haben, erst eine hohe Thromboserate gehabt und auch die Untersuchungen mit dem radioaktiven Fibrinogen haben das gezeigt, aber klinisch kann man sie nicht leicht feststellen.

D. Terbrüggen

Es ist wahr, daß wir mit unserem etwas kleineren Spital nicht diese großen Untersuchungen machen können, weil wir nicht diese Apparate haben. Aber ich weiß aus der Basler Klinik, daß dort die Thromboserate, denn sie machen ihre Untersuchungen per Szintigramm, nicht wesentlich höher ist als bei uns in Liestal.

Präsident

Dann ist auch noch die Frage, wie weit deckt sich das Szintigramm mit dem Phlebogramm? Das können wir jetzt noch nicht beantworten.

E. Trojan, Wien

Nur ganz kurz, nachdem die Frage mit dem Colfarit aufgetaucht ist. Wir haben in den Jahren 1972 und 1973 bei 240 Hüftfrakturen eine Doppelblindstudie gemacht, wobei 120 Colfarit und die anderen mit Plazebo behandelt wurden. Wir haben bei der Versuchsgruppe mit Colfarit eine Erniedrigung der Lungenembolie und der tiefen Phlebothrombosen gefunden. Die Publikationen sind im Druck.

R. Böhmer, Schleswig

Wenn sie jetzt einen Patienten nach der Operation, der eine Neigung zur Thrombose hat, prophylaktisch marcumarisieren, wenn es jetzt trotz Anticoagulation zur tiefen Beckenthrombose kommt und es besteht zur Streptase keine Kontraindikation, würden sie dann die Streptasebehandlung durchführen oder würden sie die Marcoumartherapie weiterführen?

T. Gaudernak, Wien

Ich möchte zuerst zu Herrn Renner sagen, daß ich die Skepsis am Radiergummiphänomen teilen würde. Bei den wenigen Bildern, die ich gezeigt habe, konnte man sehen, ob es zu einer Thrombose gekommen ist. Das Radiergummiphänomen ist nur ein sehr frühes Zeichen.

Zu Herrn May: Für den Hämatomdruck haben wir eigentlich nur indirekte Zeichen. Eine Venenzerreißung haben wir nur in einem Fall mit Kontrastmittelaustritt gesehen. Was das Alter und die Thrombosehäufigkeit anbelangt, so kann ich nur etwas vage sagen, daß wir den Eindruck haben, daß im höheren Alter die Thrombosehäufigkeit zunimmt. Vor allem die Thrombosen in den Unterschenkelvenen bei Knöchelbrüchen. Ob die Thrombosen schon vor dem Unfall bestanden haben, sieht man an den Verlaufskontrollen ganz deutlich.

Zu Herrn Poigenfürst: Zu den Phlebogrammen und der Klinik ist herausgekommen, daß die klinische Beurteilung zu 80% falsch ist. Sicherlich ist es aber so, daß Thrombosen in höheren Beinabschnitten zu vermehrter Schwellung führen. Bezüglich der Venenligatur nach den operierten Knöchelbrüchen möchte ich sagen, daß wir feststellen konnten, daß die V. saphena magna in einigen Fällen am Innenknöchel ligiert wurde.

Das dürfte ohne wesentlichen Nachteil sein. Es bildet sich ein gut funktionierender Kollateralkreislauf. Die tiefen Venen werden nicht betroffen.

Präsident

Zur klinischen Diagnose wäre noch zu ergänzen, daß bekanntlich von den Lungeninfarkten bei Lungenvenographiestudien über 50% klinisch nicht erfaßbar sind.

K. Renner, Wien

Herr Gaudernak hat tatsächlich schon alle Fragen beantwortet. Es bleibt nur eines zu erwähnen, daß die Phlebographie ein Problem der Spitalsgröße ist. Für die Phlebographie im Liegen, die beim Verletzten durchgeführt werden muß, braucht man nichts anderes als einen Transportwagen mit röntgendurchlässiger Platte, Kontrastmittel und die nötigen Filme.

Das Phlebographieprogramm des Herrn Gaudernak ist so geartet, daß zwischen den einzelnen Aufnahmen die Abstände so sind, daß man in der Zwischenzeit die Kassette wechseln und den Wagen von einer Region zur anderen verschieben kann.

# Rundtischgespräch

*Leiter:* J. Böhler, Wien

Während des Kongresses wurden viele verschiedene Methoden zur Behandlung der Unterschenkelbrüche geschildert, eine Methode ist aber nicht zur Sprache gekommen, da sie im deutschen Sprachraum nur mehr sehr wenig verwendet wird. Es ist dies die äußere Fixation, wie sie schon von Lambotte angegeben wurde. Auch Lorenz Böhler hat sie früher in Form des Transfixationsgipsverbandes empfohlen und auch viel verwendet. Im französischen Sprachraum wird diese Methode viel angewandt. So konnten wir vor einer Woche bei einem Besuch in Belgien anläßlich des Deutschen Orthopädenkongresses allein in einer Stadt einen Bericht über 600 Fälle hören, von denen der Jüngste 8 Jahre war und bei denen der Hoffman-Fixateur verwendet wurde. Außer dieser Methode wurden ziemlich alle Behandlungsmöglichkeiten besprochen. Wie in Österreich nicht anders zu erwarten, haben die konservativen Methoden sowohl zahlenmäßig als auch ergebnismäßig einen deutlichen Vorrang. Ich bitte Herrn Schweiberer dazu Stellung zu nehmen und ich bitte auch um Beiträge vom Saal her über die operative Behandlung und die postoperativen Infektionen.

L. Schweiberer, Homburg/Saar

Wir sind in Österreich im Geburtsland der korrekten konservativen Behandlung. Wir haben sie von der Böhlerschule gelernt.

Die Ergebnisse, die gestern Jahna vorgetragen hat, sind überzeugend. Ich habe gleich die Gegenfrage: Warum hat man denn in Österreich mehr und mehr diese konservative Behandlung verlassen, warum ist man auf halboffene Methoden übergegangen? Das wäre eine Frage, die mich in diesem Zusammenhang interessieren würde. Ich möchte noch einmal betonen, mich überzeugt beim geschlossenen Unterschenkelbruch die konservative Behandlung.

J. Böhler. Herr Krotscheck bitte.

H. Krotscheck, Kalwang

Ich glaube, daß dies unter dem *Druck* der überzeugenden Ergebnisse der operativen Behandlung geschehen ist. Leider Gottes ist es so, daß mit dem Einwand des Zeitgewinnes auf Grund der Sammelstatistik fast nichts zu gewinnen ist, wenn man die Kinder mitberücksichtigt. Die durchschnittliche Behandlungszeit bei den Goetzedrahtnähten war 17 Tage, die der konservativ behandelten Fälle 21 Tage. Natürlich sind das nur die Fälle ab dem 15 Lebensjahr. Mit diesen 5 Tagen kann man nicht sehr viel beweisen.

J. Böhler

Ich danke Herrn Krotscheck. Es ist natürlich bestechend, wenn ein Querbruch des Unterschenkels mit einem Marknagel am 2. Tag aufsteht und nach 3—4 Tagen nach Hause geht. Die langen Zeiten bei den Goetzedrahtnähten haben sich deshalb ergeben, weil in einzelnen Häusern zu verschiedenen Zeitpunkten operiert wurde, oft wurde nicht primär, sondern erst nach 8—10 Tagen die Drahtnaht angelegt.

O. Murr, St. Anton

17 Tage sind natürlich sehr lang. Bei 562 Goetzecerclagen, die alle in den ersten 6 Std operiert wurden, hatte ich eine Spitalsaufenthaltsdauer von 7,7 Tagen und diese hätte ich noch reduzieren können, wenn genügend Hotels und Privatzimmer für die Patienten frei gewesen wären. Diese Fälle sind von 1965—1973. Zur Drahtentfernung werden die Patienten nicht stationär aufgenommen.

J. Böhler, Wien

Ich danke Herrn Murr. Beim Material von Herrn Murr ist noch zu berücksichtigen, daß seine Patienten alles Gäste in einem Ferienort sind und daher nicht so rasch nach Hause entlassen werden können wie Ortsansässige.

O. Murr

Sondern zurück ins Hotel.

E. Trojan, Wien

Warum von den konservativen Behandlungsmethoden überhaupt abgegangen wurde? Da muß man die verschiedenen Bruchformen getrennt betrachten. Wenn man den Unterschenkelquer- und -biegungsbruch betrachtet, so sind die Ergebnisse nach der Marknagelung sehr bestechend. Man ist daher in diesen Fällen zu dieser operativen Methode übergegangen. Der Vorteil liegt in der Verkürzung der Behandlungszeit. Die Goetzenaht ist ja ganz im Widerspruch zur operativen Methode der A.O., da sie keine stabile Osteosynthese ergibt und einen Gipsverband erfordert.

Gestern wurde festgestellt: Eine Kombination der Nachteile. Darf ich die Gegenfrage stellen? Eine Kombination der Vorteile?

L. Schweiberer

Zur Goetzenaht muß man noch etwas sagen. Trojan hat es soeben angeschnitten: Es ist eine Frage der Bruchform. Den langen Spiralbruch, der fast nur bei Schiläufern vorkommt, sieht man in Deutschland kaum. Viele deutsche Kollegen sitzen hier und bestätigen es. Unter 100 Unterschenkelbrüchen sind vielleicht nur 5 Drehbrüche. Alles andere sind Quer- und Trümmerbrüche. Wir haben 25% offene Frakturen. Ich möchte ein ganz klein wenig unsere deutschen Kollegen vor der Goetzedrahtnaht warnen, weil sonst die kurzen Schrägbrüche plötzlich mit der Drahtnaht versorgt werden. Dann haben wir das Problem der instabilen Osteosynthese mit den verheerenden Pseudarthrosen. Ich möchte da auf die Frakturform hinweisen.

J. Böhler

Die Frage zur Indikation ist leicht zu beantworten: Die Fraktur muß mindestens die doppelte Länge der Schienbeinbreite haben. Herr Krotscheck, wie viele Pseudarthrosen waren bei den Goetzenähten?

H. Krotscheck

Im bearbeiteten Material waren keine Pseudarthorsen.

Ich möchte etwas zu den 5 Drehbrüchen von 100 bemerken. Diese Bemerkung von den 5 Drehbrüchen auf 100 steht in krassem Widerspruch zum Krankengut von 1925—1950 aus der Webergasse. Dabei waren die Schifrakturen nicht so überwiegend wie heute. Außerdem sind dort vorwiegend Arbeitsunfälle behandelt worden und die offenen Brüche stehen nicht zur Diskussion. In einem Kollektiv von 1130 Unterschenkelbrüchen waren 647 Drehbrüche, also muß der Unfallmechanismus in der Bundesrepublik ein ganz anderer sein als in Österreich.

L. Eigenthaler, Salzburg

Krotscheck ist mir zuvorgekommen. Wir haben zufällig in unserem Krankenhaus in den letzten Tagen einige Patienten aufgenommen. Z.B.: Eine Frau rutschte auf einer nassen Wiese aus, und erlitt einen Unterschenkelbruch und zwar nicht einen kurzen Drehbruch, sondern einen langen, der bis zu 3 Schaftbreiten lang war. Man kann diese Brüche ohne weiteres mit einer Goetzedrahtnaht versorgen. Ich kann mir nicht vorstellen, daß es plötzlich jenseits des Rheins keine Unterschenkeldrehbrüche gibt und daß sie nur mehr in der Schweiz und bei uns beim Schifahren auftreten.

J. Böhler

Herr Allgöwer ist schon seit einiger Zeit von Chur weg, wo es nasse Wiesen und Schiunfälle gibt, können wir etwas über die Baseler Erfahrungen hören?

M. Allgöwer, Basel

In der Aggressivität sollte eine gewisse Reihenfolge bestehen. Deutschland, Schweiz, Österreich. Demgemäß wird das heftige Trauma etwa abgestuft sein. Seitdem ich von Chur nach Basel gegangen bin, hat sich das Krankengut sicher geändert. Chur war ein Eldorado der schönen Schifraktur. Man sagte mir: „Du hast es gut, du hast immer gesunde junge Patienten“. In Basel — ich kanns nicht auf den Prozentsatz genau sagen — haben wir eine Mehrzahl von kurzen und Mehrfachfrakturen.

J. Böhler

Wir möchten gerne von Herrn Allgöwer eine Stellungnahme zu den percutanen Methoden, also zur Drahtumschlingung nach Goetze und zur gedeckten Marknagelung hören. Die besten Ergebnisse, über die bei diesem Kongreß berichtet wurden, waren bei den percutanen Methoden, also bei der gedeckten Marknagelung, der Goetzedrahtumschlingung und einer Serie von 100 Fällen mit Kombination dieser beiden Methoden.

M. Allgöwer

Es ist schon so, daß ich nur die schlechten Resultate der Eindrahtnaht sehe. Als ich nach Chur kam, war ich sehr stolz auf meine eigenen Eindrahtcerclagen. Und dann kamen die Zeiten, wo mich Müller mit der Idee der stabilen Osteosynthese infizierte. Ich mußte tatsächlich sagen: Ich war von der Einfachheit und von der Frühmobilisation sehr beeindruckt. Die Statitistik von den Eindrahtcerclagen liegt 15 Jahre zurück. In Basel habe ich nur Infekte und verzögerte Heilungen nach Eindrahtcerclagen behandelt. Das ist eine völlig irreführende Auswahl. Mir persönlich geht es um das Konzept, daß ich im Laufe der Jahre erworben habe.

J. Böhler

Eindrahtcercalgen sind von uns gar nicht gemeint, sondern es handelt sich um gedeckte Drahtcerclagen, die mit 2—4 Drähten gemacht wurden. Daß offene Eindrahtcerclagen nicht gut sind, wissen wir aus der Statitistik von Jakob, der, soweit ich mich erinnere, bei 30% Pseudarthrosen hatte.

M. Allgöwer

In einem dieser Fälle hatte ich eine üble Verklebung der Hallucis Longussehne mit dem Knochen und eine sehr starke Dorsalbehinderung nach einer subcutanen Operation.

J. Böhler

Als Hauptkomplikation wurde das Mitfassen der A. tibialis posterior beobachtet. Ich kenne einen Fall, wo die A. tibialia anterior und der M. tibialis anterior bei einer distal gelegenen Fraktur angeschlungen wurden. Dieser Zwischenfall wurde aber sofort erkannt und die Drahtschlinge gelöst. Auch bei der Anschlingung der A. tibialis posterior wurde diese gleich erkannt, angiographisch verifiziert und nach dem Lösen der Drahtschlinge war das Gefäß wieder durchgängig. In der hier berichteten Serie waren aber keine solchen Komplikationen.

H. Tscherne, Hannover

Mir ist die Indikation zur Goetzedrahtnaht nicht ganz klar. Die Behandlungsdauer ist ja bei beiden Methoden gleich. Der stationäre Aufenthalt beträgt bei der Goetzedrahtnaht 16 Tage und bei der rein konservativen Behandlung 22 Tage. Ergibt sich die Indikation zur Goetzedrahtnaht nur aus dem Bettenmangel oder bestehen auch andere Indikationen?

J. Böhler

Die Indikation ergibt sich vor allem aus der wesentlich einfacheren Behandlung. Die konservative Behandlung eines Unterschenkelbruches erfordert einen großen Aufwand und eine sorgfältige Betreuung während der Extension, dies alles fällt nach einer Osteosynthese weg. Nach der Drahtcerclage wird am nächsten Tag ein Oberschenkelgipsverband angelegt, damit ist der behandlungsmäßige Aufwand beendet. Wir schicken unsere Patienten am 3. Tag nach Hause, die Entfernung der Drahtschlingen erfolgt ambulant. Dies bedeutet einen beträchtlichen Unterschied.

J. Poigenfürst, Wien

Ich glaube, man muß auch unterscheiden, in welcher Art sich die stationäre Behandlung abspielt. Man soll auch den Komfort des Patienten etwas berücksichtigen. Wenn ein Unterschenkeldrehbruch konservativ behandelt wird, dann liegt er eben 3 Wochen am Rücken. Wenn er nach Goetze cercliert wird, dann kann er am nächsten oder übernächsten Tag mit Stützkrücken ohne zu belasten aufstehen. Das ist ein wesentlicher Vorteil.

J. Wagner, Lindau

Ich muß fragen: Kann ich die Goetzedrahtung nicht offen machen? Wir wissen, daß die Infektion mindestens genau so gering ist, wie bei der Osteosynthese. Alle Komplikationen, die vorher genannt wurden, sind verschwunden. Ich kann mir die Fraktur so wie bei der Osteosynthese mittels Röntgen einrichten und mache meine Goetzenaht. Ich persönlich habe im Krankenhaus Lindau *nie* eine Infektion gesehen, obwohl wir damals nicht die Sterilität hatten, wie wir sie vielleicht heute haben. Wir haben heute einen Operationssaal mit höchster Sterilität, in dem wir die Osteosynthese durchführen. Die Erfolge mit der offenen Goetzecerclage waren überwältigend.

J. Böhler

Die offenen Drahtcerclagen wurden ganz verlassen, weil die Komplikationsraten vor allem in bezug auf die Knochenbruchheilung zu groß waren. Ich habe eine Statistik mit einer Pseudarthrosenrate von 30% erwähnt. Wir hatten keine Pseudarthorse in unserer Serie und verzögerte Bruchheilung war eine große Ausnahme.

H. Möseneder, Salzburg

Ich möchte an Poigenfürst anschließen. Der Komfort des Patienten ist auch auf einem anderen Sektor zu sehen. Kommt man nach der Goetzedrahtung am nächsten Tag zur Visite, so fragt der Verletzte: „Wann kann ich nach Hause gehen?" Bei der Extension sagt er: „Bitte rühren *Sie* mein Bein nicht an." Abgesehen davon, schwillt das Bein bei der konservativen Behandlung stärker an; es kommt häufiger zu Spannungsblasen. Die konservativ Behandelten haben mehr Schmerzen, während die mit der Goetzedrahtung Behandelten weniger Schmerzen haben. Diese interessiert nur mehr die Entlassung.

J. Böhler

Wir wollen jetzt zur gedeckten Marknagelung übergehen. Auch mit dieser Methode hatten wir ganz ausgezeichnete Ergebnisse und auch von der A.O. wird sie als zweckmäßige Methode anerkannt.

M. Allgöwer

Absolut richtig, vor allem für die Frakturen im mittleren Drittel. Wir sind etwas zurückhaltender, wenn wir näher an die Gelenke kommen. Wir möchten die Marknagelung nicht forcieren. Wir verwenden sie oft zur Pseudarthrosenbehandlung, aber das steht nicht zur Diskussion.

J. Böhler

Möchte noch jemand etwas zur gedeckten Marknagelung, vor allem im Hinblick auf erweiterte Indikationen sagen?

H. Mittelmeier, Homburg/Saar

Vielleicht etwas Grundsätzliches, das sich auf die Entscheidung konservative oder operative Therapie bezieht.

Wir kennen alle die Ausführung von Lorenz Böhler zur Frage der Kosten der Infektion nach einer Marknagelung. Er hat ganz überzeugend dargelegt was passiert, wenn so ein Mann Wochen und Monate in einem Krankenhaus liegt, und er hat von dieser Seite versucht, den Vorteil der konservativen Methode herauszustellen. Ich war außerordentlich überrascht, auf diesem Kongreß nun zu hören, in welch großem Umfang in Österreich die Marknagelung durchgeführt wird, nachdem wir von den konservativen Ergebnissen so Schönes gehört haben, und daß in der Diskussion Böhler und Poigenfürst sagen, daß sie den Vorteil der relativ instabilen Drahtcerclage nach Goetze so schätzen und es sehr begrüßen, wenn der Patient nach wenigen Tagen aufstehen kann. Wir haben biomechanische Untersuchungen durchgeführt, die ergaben, daß die Drahtcerclage eine sehr unstabile Osteosynthese ist. Wenn der Patient mit einem instabilen Bein herumgeht, dann steht es mit der Durchblutung außerordentlich schlecht. Eine wirklich stabile Osteosynthese ermöglicht, daß der Patient mit dem Fuß auftritt, daß er die Muskelpumpe bei jedem Schritt betätigt und nicht sein Gewicht mit den Krücken abfängt. Ich kann mir vorstellen, daß sie mehr und mehr auf die ganz stabile Osteosynthese kommen, so wie sie bei der Marknagelung schon zu einem großen Teil darauf gekommen sind.

L. Schweiberer

Ich will ganz allgemein zu den halb offenen Methoden etwas sagen. Ich weiß, daß ich wieder Anstoß erregen werde. Es geht um den Umweltschutz. Mittelmeier hat es gestern schon kurz angesprochen. Die halboffenen Methoden erfordern alle die laufende Bildverstärkerkontrolle, gleichgültig ob wir die Goetzedrahtnaht nehmen oder die geschlossene Marknagelung. Es ist einwandfrei erwiesen, daß es auch durch Minimaldosen von Strahlenbelastung Keimschäden gibt, und zwar kommt es zu einer Summierung. Es ist völlig gleichgültig, ob sie 1 × 200 r oder 100 × 2 r geben. Es kommt zum linearen Anstieg und zu einer Summierung der Strahlenschäden. Und hier muß ich also wirklich auf den Strahlen- und Umweltschutz kommen, wenn Schwestern und Pfleger jeden Tag bei der Operation einer derartigen Strahlung ausgesetzt sind — an unsere Mitarbeiter und an uns selbst müssen wir auch mal denken. Ich glaube wir sollten versuchen, nicht hin, sondern von allen jenen Methoden, die uns der ständigen Strahlenbelastung aussetzen, wegzukommen.

J. Böhler

Aus dem Beifall ersehen sie die Zustimmung. Ich glaube, es ist in erster Linie eine Frage der Disziplin und der Organisation im Krankenhaus. Wer im Operationssaal nichts zu tun hat, soll während des Röntgens hinausgehen, die anderen müssen entsprechend geschützt sein.

H. Schiestel, Graz

Ich bin Vertreter der gedeckten Marknagelung. Wir haben seinerzeit in Graz sehr viele Marknagelungen durchgeführt. Mir ist bei den Vorträgen aufgefallen, daß die Indikationsstellung zur Marknagelung unterschiedlich gehandhabt wird. Das haben wir auch an der Züricher Klinik gesehen. Dort wurden 2/3 aller Frakturen mit Marknagel versorgt. Ich glaube doch, daß dort die Indikation sehr weit gestellt wird, da die Patienten 8 Wochen im Gipsverband ruhiggestellt waren. Ich glaube, daß man die Marknagelungen auf die guten und relativen Indikationen beschränken soll.

J. Böhler

Sie vertreten also den gleichen Standpunkt wie Herr Allgöwer.

M. Allgöwer

Ich wollte nur die Frage an unseren Vorsitzenden richten. Sprechen Sie von der Marknagelung mit oder ohne Aufbohrung? Bei der Marknagelung mit einigermaßen energischer Aufbohrung, sehe ich einen Nachteil bei der geschlossenen Methode und zwar wegen der Hämatombildung und des Sägemehls das aus dem Frakturspalt herauskommt. Das saugen wir durch eine kleine Incision ab. Wie ist die Stellung hier?

J. Böhler

Wir bohren nach Möglichkeit nicht auf und verwenden den Bohrer eigentlich als Sonde, damit der Nagel nicht stecken bleibt. Die Zahl der aufgebohrten Fälle ist sicherlich geringer als die, bei denen nicht aufgebohrt wird. Herr Schweiberer hat uns schöne Bilder gezeigt, wie die Durchblutung der Corticalis durch das Aufbohren weitgehend zerstört wird.

L. Schweiberer

Aber mit *der* Korrektur, daß es wieder zur Revitalisierung der aufgebohrten Corticalis kommt, allerdings verzögert.

J. Böhler

Zur Beantwortung der weiteren Frage: Wir saugen das Bohrmehl durch den Markkanal ab. Findet sich ein fluktuierendes Hämatom an der Bruchstelle, so incidieren wir es und saugen es ab.

Wir haben Herrn Murr aus St. Anton gebeten, uns aus seiner langjährigen Erfahrung als Wintersportarzt etwas darüber zu sagen, wie die Spätergebnisse nach konservativer und nach operativer Behandlung in bezug auf die Sport- und Rennfähigkeit sind.

O. Murr

Auf die Rennläufer bzw. Berufsschifahrer angesprochen, möchte ich dazu sagen, daß natürlich die konservative Methode bei Querbrüchen bzw. bei Spiralbrüchen deshalb vorgezogen werden muß, weil es mit der offenen Methode nicht möglich ist, im folgenden Jahr wieder Schi zu laufen. Sie kennen ja die verschiedenen Gründe. Die Platte muß mindestens 1 Jahr belassen werden. Die Platte erlaubt es nicht, einen Schischuh zu tragen und auch nach Plattenentfernung ist ein intensives Schitraining bei Schiläufern, Bergführern ect. wegen der Refrakturgefahr *nicht* möglich.

J. Böhler

Es gibt Untersuchungen, die zeigen, daß ein einziges Bohrloch im Knochen eine Verminderung der Festigkeit ergibt. Ein nicht ausgefülltes Bohrloch im Knochen bedeutet Rennsportunfähigkeit.

O. Murr

Da kommt es zu *Refrakturen*, bei Schilehrern, die z.B. in Amerika vor Jahren schon verschraubt worden sind. Ich habe die Schrauben herausgenommen und habe mit Oberschenkelgehgipsverband weiterbehandelt. Dann haben sich diese Bohrlöcher mit

Callus geschlossen. Dadurch glaube ich, daß die Refrakturgefahr wesentlich geringer ist.

J. Böhler

Kürzlich sind Untersuchungen veröffentlicht worden wie rasch sich ein Schraubenkanal auffüllt.

M. Allgöwer

Ja, nur betreffen diese leider Tierversuche. Man kann beim Menschen nicht so hemmungslos solche Versuche durchführen. Dort dauert es immerhin 2 Monate, bis sich das ausgeglichen hat. Die Schwächung der Diaphyse durch das Bohrloch ist ungefähr 50%. Ich hatte kürzlich Gelegenheit, in den Kanadischen Rocky Mountains mit einem Bergführer zu fahren. Da kamen wir auf die Beinbrüche zu sprechen. Links war er bei Bandi in Interlaken 1× verplattet worden und war als Rennfahrer nach 10 Monaten wieder auf den Schiern. Dann hat er sich in Kanada wieder das Bein gebrochen, dann war er nach 10 Monaten bei konservativer Behandlung wieder auf den Schiern. Der Patient sagte, es war natürlich angenehmer, nicht so lang im Gips gewesen zu sein. Die Sportfähigkeit bei liegender Platte ist nach einem Jahr durchaus gegeben. Nach der Plattenentfernung kommt es wieder zur Schwächung, aber es dauert nur kurz 6—8 Wochen.

J. Böhler

Herr Murr, haben Sie auf längere Sicht Unterschiede nach konservativer und operativer Behandlung gesehen?

O. Murr

Ich habe keine Unterschiede gesehen.

J. Böhler

Möchte noch jemand zu diesem Thema sprechen?

H. Schiestel

Ich möchte darauf hinweisen, daß die Statistiken hier klar gezeigt haben, daß die Infektionsrate bei der Marknagelung viermal so hoch liegt wie bei der Markdrahtung. Uns ist das etwas zu hoch. Wir haben einige Erfahrung auf dem Gebiet der Marknagelung. Ich war auch eine zeitlang Assistent bei Küntscher, und der konnte das wirklich. Auch dort hatten wir mit Fehlstellungen zu kämpfen, die bei Herrn Kuderna deutlich statistisch zum Ausdruck kamen: Vor allem mit der Rekurvation. Wir tolerieren bei der konservativen Behandlung diese Rekurvation nicht. Warum wird sie bei der Marknagelung toleriert?

H. Tscherne

Das hängt eng mit der Indikation zur Marknagelung zusammen. Bei Frakturen, die mit einem Marknagel nicht genügend stabilisiert werden können, erhöht sich nicht nur die Infektionsgefahr, es ist die gesamte Operation schwieriger und dann nehmen natürlich Achsenfehlstellungen zu. Ich glaube, man sollte die Indikation zur Marknagelung nur auf die kurzen Frakturen des mittleren Schaftdrittels beschränken.

J. Böhler

Danke Herrn Tscherne. Ich glaube, wir können das relativ kühle Eisen der gedeckten Methoden verlassen. Ich habe noch eine Frage an Herrn Allgöwer. Bei den Tierversuchen war also das Loch nach 2 Monaten zu. Können Sie uns sagen, wie lange es ungefähr beim Menschen dauert, bis die Bohrlöcher nach der Schraubenentfernung zu sind?

M. Allgöwer

Rein empirisch meine ich, dauert es 2—3 Monate. Es kommt auch darauf an, ob sie 1, 10 oder 12 Schrauben herausnehmen, obwohl die physikalische Schwächung durch viele Schrauben offensichtlich nicht größer ist. Aber wir können dies nach 1, 2 oder 3 Monaten ja nicht ausprobieren. Wir untersagen dem Patienten nach der Plattenentfernung für 3 Monate jede intensive sportliche Betätigung.

J. Böhler

Röntgenologisch sieht man das Loch im Knochen viel länger als die Auffüllung mit Knochengewebe dauert. Jetzt zu dem heißen Eisen. Ich möchte Herrn Ewerwahn bitten, von seinen Untersuchungen über die Ergebnisse der Osteosynthese, die er auf sehr breiter Basis aus den verschiedensten Häusern gewonnen hat, zu berichten.

W. J. Ewerwahn, Hamburg

Um eine objektive Beurteilung des Therapiewandels in der Frakturenbehandlung zu erlangen, wurde ein identisches Kollektiv von 549 Bundeswehrsoldaten im Durchschnittsalter von 23 Jahren mit 570 vergleichbaren Frakturen, behandelt in 72 Krankenhäusern, zentral nachuntersucht.

Die Ergebnisse bei 136 vergleichbaren Unterschenkelfrakturen dieses Kollektivs und eigene Ergebnisse früher ausschließlich konservativ und in den letzten Jahren auch selektiv operativ behandelter Unterschenkelbrüche sind in den nachfolgenden Tabellen 1—6 dargestellt.

Tabelle 1. *136 vergleichbare Unterschenkel-Frakturen 23Jähriger aus 72 Krankenhäusern (1966—1969)*

| | Konservativ | Op. offen | Op. geschlossen |
|---|---|---|---|
| 19 offene Frakturen | 6 | 12 | 1 |
| 117 geschlossene Frakturen | 45 | 14 | 58 |
| 136 | 51 | 26 | 59 |

| | | | |
|---|---|---|---|
| Extension und Oberschenkel-Gips | 43 | Küntscher-Nagelung | 68 |
| Oberschenkel-Gips | 7 | Rush | 4 |
| Transfixation | 1 | A.O. | 5 |
| | | A.O.-Schraube | 1 |
| | | Cerclage (Goetze) | 4 |
| | | blutige Reposition | 3 |
| 136 | 51 | 85 | |

Tabelle 2. *117 geschlossene Unterschenkel-Frakturen 23Jähriger aus 72 Krankenhäusern*

| 117 geschlossene Frakturen | 45 konservativ | 14 op. offen | 58op.geschlossen |
|---|---|---|---|
| Osteomyelitis | | 2 | 4 |
| Bohrlochinfektion | 2 (behoben) | | |
| Pseudarthrose | | 1 | 2 |
| Große Bewegungseinschränkung | 7 | | |
| Rekurvation 10° | | 2 | 7 |
| Antekurvation 12° | 1 | | |
| Rotationsfehler | | | 2 |
| Arthrosis deformans durch Material intraartikulär | | | 5 |
| Mißerfolge | 10 | 5 | 20 |

Tabelle 3. *19 offene Unterschenkel-Frakturen 23Jähriger aus 72 Krankenhäusern*

| 19 offene Frakturen | 6 konservativ | 12 op. offen | 1 op. geschlossen |
|---|---|---|---|
| Osteomyelitis | | 1 | |
| Bohrlochinfektion | | | |
| Pseudarthrose | | | |
| Große Bewegungseinschränkung | 1 | | |
| Rekurvation 10° | | 1 | |
| Varus 9° | 1 | | |
| Mißerfolge | 2 | 2 | |

Tabelle 4. *Komplikationen von 85 Osteosynthesen bei 23Jährigen in 72 Krankenhäusern*

| Technisches Mittel | 68 Küntscher-Nagel | 4 Rush | 1 Schraube | 4 Cerclagen | zusammen |
|---|---|---|---|---|---|
| Osteomyelitis | 4 | 2 | 1 | | 7 |
| Pseudarthrose | 2 | | | 1 | 3 |
| Rotationsfehlstellung | 2 | | | | 2 |
| Rekurvation 10° | 10 | | | | 10 |
| Arthrosis deformans durch Material intraartikulär | 5 | | | | 5 |
| Insgesamt | 23 | 2 | 1 | 1 | 27 |

Aus den Behandlungsergebnissen ist abzuleiten, daß die operativen Verfahren mit einer ungewöhnlich hohen Quote von Komplikationen belastet sind, die Ergebnisse sind signifikant schlechter als die der konservativen Behandlung. Aber auch die Untersuchungsergebnisse über die konservativ behandelten Unterschenkelfrakturen des

Tabelle 5. *Eigene Ergebnisse bei ausschließlich konservativer Therapie 1955—1961 (Chir. UKE)*

| | | |
|---|---|---|
| 534 | offene und geschlossene Unterschenkel-Frakturen | |
| 24+22 | Polytraumatisierte, 1 Fettembolie, 1 Embolie | |
| 36 | Verlegungen | |
| 474 | durchbehandelt und nachuntersucht | 100% |
| 24 | Komplikationen | 5,1% |
| 10 | Pseudarthrosen/Phemisterspan/Heilung | |
| 2 | Amputationen (1 Gasbarnd, 1 Durchblutungs-Störung) | |
| 9 | Osteomyelitiden/beherrscht[a] | |
| 3 | Peronaeusparesen | |
| 450 | primäre Heilungen | 94,9% |
| 460 | primäre und sekundäre Heilungen | 97,0% |

[a] Auch beherrschte, u.U. seit Jahren ruhende Osteomyelitiden werden nicht als geheilt bezeichnet

Tabelle 6. *Eigene Ergebnisse bei 164 Frakturen ohne Kinder 1971—1973 (Chir. UKE)*

| Geschlossene Frakturen | 112 | |
|---|---|---|
| konservativ | 87 | 3 Pseudarthrosen (sekundär operativ behoben) |
| operativ | 25 | ∅ Infekt., 2 sec Rotations-Fehlstellungen (operativ behoben) |
| Offene Frakturen | 52 | |
| konservativ | 46 | 2 beherrschte Osteomyelitiden, 1 Pseudarthrose |
| operativ | 6 | ∅ Infektionen |

Es wurde keine Osteosynthese „notfallsmäßig" durchgeführt, sondern mit enger Indikation nach Ausschluß sämtlicher Komplikationsfaktoren

identischen Kollektivs weisen sehr deutlich nach, daß diese Therapie nicht mehr so beherrscht wird, wie wir es eigentlich erwartet haben.

Die Ursache liegt wahrscheinlich darin, daß einerseits durch die zunehmende Durchführung von Osteosynthesen die Zahl derer, die die konservative Behandlung entsprechend der anerkannten Empfehlungen L. Böhlers beherrscht, abnimmt und andererseits die Osteosynthesetechniken unterschätzt werden.

Die sehr ehrlichen und offen dargelegten Ergebnisse dieses Kongresses bestätigen unsere bereits vor 2 Jahren ausgesprochenen Warnungen vor nicht streng indizierter Anwendung der Osteosynthesen.

Es ist auf diesem Kongreß eindeutig nachgewiesen, daß die stationäre Behandlungszeit zwischen operativ und konservativ behandelten Unterschenkelbrüchen nur um wenige Tage differiert zu ungunsten der konservativen Therapie. Letztere ist jedoch mit gesichert weniger Komplikationen belastet als die operative Therapie.

Die Erweiterung der Indikationsstellung zur risikoreicheren Osteosynthese, nur um eventuell einige wenige Krankenhaustage zu sparen, bedeutet eine chirurgische Selbstbefriedigung und ist u.E. nicht mit der ärztlichen Ethik zu vereinbaren — das neminem laede ist doch nach wie vor unser oberstes Gebot.

Letztlich entscheidend ist, wie die Ergebnisse nach 2 Jahren aussehen, und nicht, wieviel Tage Krankenhauspflege weniger in Anspruch genommen worden sind. Sozial-ökonomische Aspekte dürfen nicht die Indikationsstellung für das Behandlungsverfahren und unsere ärztliche Aufgabe beeinflussen.

J. Böhler

Die schlechten Ergebnisse der Osteosynthese verteilen sich also ziemlich gleichmäßig auf die offenen und auf die gedeckten Methoden.

W. Ewerwahn

Ja, das ist richtig. Zur Zeit sind die jungen Ärzte sehr operationsaktiv, weil sie in Deutschland zur Facharzterlangung einen Operationskatalog erfüllen müssen. Sie kommen zu früh zur Osteosynthese und beherrschen nicht mehr die konservativen Methoden.

J. Böhler

Danke Herr Ewerwahn. Herr Stern hat uns auch einen ähnlichen Überblick über die österreichischen Soldaten gebracht. Dabei hat es mich sehr beeindruckt, daß viele der konservativ Behandelten nicht befriedigend waren.

P. Gut, St. Moritz

Ich gebe an Herrn Allgöwer weiter, was ich von einem Deutschen in der Kongreßpause gelernt habe, nämlich die Interpretation von A.O. *A*lles wird *o*periert und als Folge davon: *A*lle bekommen eine *O*steomyelitis. Ich habe das als schlechten Sprachwitz abgetan. A.O. ist auf dem Weg vom Alpha zum Omecron, das Omega ist vielleicht noch nicht erreicht. Vor zwei Jahren haben wir in Gießen an einem Symposium die Verfahrenswahl bei der Unterschenkelfraktur besprochen. Herr Vosschulte hat damals formuliert, daß durch sämtliche Vorträge und durch sämtliche Tabellen die Infektionsrate als schwarzer Faden zieht. Das ist nicht notwendig, es liegt nicht an der Methode sondern an uns. Vosschulte hat gesagt, daß die Infektionsgefahr mit der Größe des Eingriffs zunimmt. Ich habe mich als schüchterner Helvetier gemeldet und gefragt „Was heißt Größe des Eingriffes? Wir müssen sagen, Zentimeter mal Minuten." Da verliert natürlich die A.O. gegen die Goetze-Cerclage bezüglich der Größe des Eingriffes, der Schnittlänge und der Zeit. Die Lindauer-Methode der offenen Drahtcerclage muß ich absolut zurückweisen, sie ist ein Rückschritt.

J. Böhler

Danke Herr Gut.

M. Ferrari, Klagenfurt

Ich finde A und O darf nicht interpretiert werden. A und O muß entweder gut gemacht oder unterlassen werden. Im Referat von Terbrüggen ist von einer übertrieben schönen Reposition gesprochen worden. Ich finde die Reposition kann gar nicht übertrieben schön genug sein. Wesentlich ist nur der Preis, mit dem diese Reposition erzielt wird. Wenn eine zu starke Denudation gemacht wird, oder die Operationsdauer zulange oder der Schnitt unnötig groß ist, oder es zu Durchblutungsstörungen oder gar zu Weichteilstörungen kommt, dann werde ich mir überlegen, wie ich die Reposition mit einer anderen Methode machen kann. A und O muß genau eingehalten und nicht interpretiert werden.

J. Böhler

Ich danke Herrn Ferrari.

Herr Allgöwer freut sich immer, wenn er A *und* O hört. Ihre Feststellungen treffen für alle Methoden zu und sind sicherlich nicht spezifisch.

H. Mittelmeier

Ich möchte zunächst Allgöwer bitten, uns aus den A.O.-Kliniken, wo das A.O.-Verfahren wirklich gekonnt geübt wird, die definitive Zahl der Infektionen zu nennen, damit wir einmal hören, wie das in der Tat steht. Wir hatten hier aus dem österreichischen Raum von 3,8% Infektionen gehört und ein Kollege hatte gesagt, er hätte gar keine. Ich glaube, daß der Stand in den A.O.-Kliniken so ist, daß die Infektionsrate um 1% liegt. Ich weiß sie nicht genau. Allgöwer möchte sich dazu äußern. Aber eines möchte ich noch sagen: Gut hat ganz mit Recht eine grobe Formel gesagt, daß die Infektionsrate von einem Produkt Zentimeter mal Zeit abhängt. Und wenn wir schon aufmachen, um eine stabile Schiene anzulegen, dann soll man vielleicht doch Zentimeter sparen, in dem man diese Druckplatten verwendet. Allgöwer hat ja selbst ein System selbstspannender Platten entwickelt, und ich bin ein Vertreter dieses Verfahrens. Sie sparen in der Tat mehrere Zentimeter, sie brauchen kein Spanngerät anzulegen, sie brauchen es nicht zu demontieren, da das *Verschrauben selbst* die Druckosteosynthese bewirkt.

Dem klassischen A.O.-Verfahren mit dem Spanngerät hängt noch an, daß die Platte vorwiegend medial anliegt. Das ist die ungünstigste Seite von der Hautdeckung her und außerdem natürlich von der Biomechanik. Die Zuggurtungsseite der Tibia liegt dorsolateral und nicht medial. Auch die Haut- bzw. Weichteildeckung ist lateral wesentlich besser. Wenn man in dieser Hinsicht eine strengere Indikation stellt und technisch besser vorgeht, dann wird sich durch die Spannplattenosteosynthese das Operationsergebnis wesentlich verbessern.

G. Kramer, Dortmund

Ich habe bisher eine klare Aussage über die Kontraindikationen der operativen Therapie bezüglich der Weichteilschäden vermißt. Man hat immer gesagt, Weichteilschäden sind eine Kontraindikation. Aber wann sehen wir diese Weichteilschädigung wirklich als Kontraindikation an? Ist es die Umfangvermehrung über ein gewisses Maß hinaus, ist es die Hautabschürfung oder die Hautnekrose, oder was immer? Da wurde immer ein bischen herumdiskutiert.

J. Böhler

Die Zeit ist soweit fortgeschritten, daß ich die Diskussion abbrechen und meinen eigenen Standpunkt dazu bringen möchte.

Bei den Weichteilschädigungen ist es in erster Linie eine Frage der Schädigung der Haut. Wegen der Ergebnisse und der Infektionen bei der A.O. werden wir noch Herrn Allgöwer fragen. Ich glaube aber nicht, daß die Ergebnisse der A.O.-Krankenhäuser ausschlaggebend sind, ebensowenig wie es die Ergebnisse von Krotscheck, Jahna und Ender über die 1000 Fälle aus dem Unfallkrankenhaus Wien XX sind. Maßgebend sind die Ergebnisse eines weitgestreuten Kollektivs, wie sie uns Herr Stern gebracht hat. Daß eine Spezialklinik, die die konservative Methode wirklich beherrscht, ausgezeichnete Ergebnisse bringt, ist zu erwarten. Ebenso darf in einer A.O.-Klinik erwartet werden, daß die Behandlungsergebnisse gut und die Infektionsrate niedrig sind. Maßgebend sind aber die Ergebnisse, wenn die eine oder die andere Methode auf breiter

Ebene durchgeführt wird. Dann erst kann die Frage beantwortet werden, ob die konservative oder die operative Behandlung besser ist. In unserem Kollektiv aus den spezialisierten Unfallkrankenhäusern konnten wir solche Ergebnisse nicht bringen, da wir nicht statistisch einen Überblick über Gesamtösterreich haben.

M. Allgöwer

Die nackten Zahlen sind nicht ganz so gut, wie sie Mittelmeier freundlicherweise darstellt. Wir haben ein Kollektiv von etwas über 4500 Fällen, die wir lückenlos durchgesehen haben. Die offenen Frakturen waren mit ungefähr 12% vertreten. Die Gesamtinfektionsrste war 3,5%, die offenen Frakturen mit eingerechnet. In spezialisierten Kliniken wie in Chur hatten wir bei 600 Unterschenkelbrüchen, die lückenlos nachkontrolliert wurden, eine Infektionsrate von 0,8%.

Wir haben kürzlich in Basel — dort ist ein etwas hektischerer Betrieb — 120 Fälle, die primär operiert wurden und 120 Fälle, die erst nach einigen Tagen zur Operation gelangten, durchgesehen. Wir haben bei diesen 240 Fällen 3 Infekte erlebt. In einer größeren Klinik, wo sozusagen etwa 50 Chirurgen herumrennen, ist die Infektionsrate bei einer hochspezialisierten Klinik 1,5%.

J. Böhler

Ich danke Ihnen allen, daß sie solange ausgehalten haben. Wir haben das Thema ziemlich ausführlich behandelt. Als Schlußfolgerung aus diesem Kongreß können wir feststellen, daß die konservative Behandlung der Unterschenkelbrüche nach wie vor eine gute und verläßliche Methode ist. Es sind aber auch operative Methoden angezeigt und zu empfehlen. Unsere Nachuntersuchungen bringen einen eindeutigen Vorteil der gedeckten Methoden gegenüber den offenen Methoden der Osteosynthese. Ich danke Ihnen allen, daß Sie zu unserem Kongreß gekommen sind und ich hoffe, daß wir uns alle in einem Jahr hier in Salzburg zur Bearbeitung der Beckenfrakturen wiedersehen werden.

# *Theorie und Praxis der elektronischen Datenverarbeitung (EDV) in der Medizin*

E. Bertel, Wien

## Praxis der Datenerfassung in den Arbeitsunfallkrankenhäusern der Allgemeinen Unfallversicherungsanstalt

Mein Vortrag ist gewissermaßen der reizloseste Teil unserer gesamten Repräsentation der EDV in der Medizin, denn er handelt u.a. von einem eher tristen Abschnitt des medizinischen Alltags, nämlich der ganzen schriftlichen Befundung, also Krankengeschichte und Ambulanzkarte. Diese medizinischen Notizen erleben jetzt im Zeitalter der elektronischen Informatik eine ungeahnte Aufwertung. Mit der Exaktheit dieser Unterlagen, nunmehr „*konventionelle Datenträger*" genannt, steht und fällt das gesamte System einer EDV im medizinischen Bereich.

Ihre Qualität hängt von zahlreichen organisatorischen und personellen Faktoren eines Krankenhauses ab, einschließlich der üblichen Imponderabilien eines solchen menschlichen Kollektivs. Aber das alles wissen Sie selbst und soll hier weiter nicht erörtert werden. Seit 1966 erfolgt im Bereich der Allgemeinen Unfallversicherungsanstalt die Datenerfassung folgendermaßen: Von den Krankengeschichten bzw. ambulanten Erstberichten kommen Kopien, wo der Dekurs durch eine Zusammenfassung (Epikrise) ersetzt ist, von allen Arbeitsunfallkrankenhäusern in die Medizinische Dokumentation der Chefärztlichen Station der Allgemeinen Unfallversicherungsanstalt nach Wien und werden hier teilweise auf Lochbeleg verschlüsselt, teilweise aber schon direkt über Datensichtgerät ohne Umweg über Lochkarte eingegeben und auf Band gespeichert.

Einige Worte zum Code. Er wurde 1956 von Krotscheck im Arbeitsunfallkrankenhaus Wien XII zusammengestellt und demonstriert den unfallchirurgischen Jargon zur Zeit seiner Entstehung. Es ist ein sechsstelliges Kombinat aus 3 Ziffernpaaren von 01–99, je eines für Körperregion, Verletzungsart und Behandlungsart, so daß das gesamte medizinische Geschehen der Traumatologie in diesen 297 Ziffernpaaren zusammengefaßt oder besser summarisch komprimiert ist. Dazu kommen noch der Reihe nach einige Schlüsselziffern für Röntgendurchführung, Tetanusprophylaxe, Entstehung des Unfalles und Tod, kausal wie temporal.

Auf dem Lochbeleg (Abb. 1) stehen vor jeder eigentlichen Diagnose Datum, Körperseite und Zustand der Verletzung, danach können bei jeder Verletzung 4 Behandlungsarten zum gleichen Zeitpunkt eingetragen werden.

Durch ein Folgenummernsystem ist eine theoretisch unbegrenzte Zahl von Verletzungen und Behandlungen, also auch von Polytraumatisierten, vollständig erfaßbar. Ein eigener Code für Nebendiagnosen im unfallchirurgischen Sinne

**Lochbeleg-Med. Dok.**

| KA | FN | Patientenzahl | A.J. | Betr. | Folge-Nr. |
|---|---|---|---|---|---|
| 48 | 1 | | 7 | UM | |
| 1 | 3 | 4 | 10 | 12 | 14 |

**Folgenummer 1**

| RT | E | T | Frühere Patientenzahl P.-Zahl | Jahr | Betr. |
|---|---|---|---|---|---|
| 20 | | | 25 | 30 | |

| Datum | S | Z | Reg. | V.Art | Beh.1 | Beh.2 | Beh.3 | Beh.4 | Datum | S | Z | Reg. | V.Art | Beh.1 | Beh.2 | Beh.3 | Beh.4 |
|---|---|---|---|---|---|---|---|---|---|---|---|---|---|---|---|---|---|
| 40 | 45 | | 50 | | 55 | | | | 60 | 65 | | 70 | | 75 | | | |

Abb. 1

mit 69 Begriffen kommt dazu, beginnend in der klassischen Reihenfolge alter medizinischer Schule mit Lues, Tabes, Syringomyelie usw. Die Reihe der vorhandenen Stellen für Kalenderdaten lassen die Ansätze der in der medizinischen Datenverarbeitung dringend verlangten, aber umso schwieriger durchzuführenden Verlaufsdarstellung erkennen. Sogenannte Verrechnungsdaten aus dem Verwaltungssektor liefern die stationären und ambulanten Behandlungszeiten und ermöglichen auch die Vollständigkeitskontrolle.

Die *Auswertung* bietet sich in einer sehr vielseitigen Palette an. Neben der üblichen Listung in Protokollzahlen samt einigen Daten wie Lebensalter, Geschlecht, Unfallentstehung etc. kann vom Computer eine Kurzkrankengeschichte in Codeform ausgedruckt werden mit allen eingegebenen Codeziffern von Diagnose und Behandlung sowie stationärer und ambulanter Behandlungsdauer und den dazugehörigen Kalenderdaten, so daß die groben Linien einer Verlaufsdokumentation schon am Lochbeleg gegeben ist. Der Überblick über so eine Kurzkrankengeschichte ist nicht schwierig, bei dem einprägsamen Code liest man sich schnell ein. Es folgt noch eine große Zahl von Möglichkeiten, Zusammenfassungen und Listen auszudrucken die den Anforderungen statistischer Untersuchungsmethoden entsprechen, Geschlechtsaufteilung, Altersgruppen, Behandlungszeiten im Durchschnitt, Maximum und Minimum usw. Der mündliche Bericht mit allen Einzelheiten würde hier zu weit führen.

So kurzerhand vorgestellt, erscheint das ganze System ziemlich *einfach*, für das Thema eines Vortrages in diesen Rahmen fast banal. Diese Simplizität ist auch ein wesentlicher Garant dafür, eine Datenerfassung über weite geographische Distanzen – wie sie die Lage der Arbeitsunfallkrankenhäuser darbietet – und durch lange Zeiträume und über alle Wechselfälle sachlicher und personeller Natur hinweg bei annähernd gleichbleibender Qualität der Information aufrechtzuerhalten. Auf diese Weise ist es gelungen, bis 1972 die Daten von rund 2 Millionen Fällen zu speichern. Immerhin eine Informationsmenge oder Masse, die es wert ist, daß man sich über eine Auswertung, die über das schon erwähnte Maß hinausgeht, Gedanken macht.

Es ist einleuchtend, daß dieses System wegen seiner geschilderten Eigenschaften organisatorisch und technisch durchaus im Stande ist, alle in österreichischen Krankenhäusern behandelten Betriebsunfälle zu erfassen und zu speichern. Das würde der Allgemeinen Unfallversicherungsanstalt nicht nur zustehen, sondern ihr auch viele der gesetzlichen Aufgaben erleichtern. Das bedeutet für 1971 in abgerundeten Zahlen 170000 Betriebsunfälle in Österreich, davon 132000 in Krankenhausbehandlung (77%). Von diesen wieder 70000 in den Arbeitsunfallkrankenhäusern (52%), die von der Medizinischen Dokumentation erfaßt werden. Die restlichen 62000 Fälle (48%), die in den vertraglichen Unfallstationen oder sonstigen Krankenanstalten behandelt wurden, sind bis jetzt von der Medizinischen Dokumentation nicht erfaßt worden.

Obwohl es die Absicht ist, diesen Vortrag in realistischen Dimensionen zu halten, drängt die logische Konsequenz den Gedanken auf, überhaupt das gesamte traumatologische Geschehen in Österreich, soweit es die Krankenhäuser betrifft, auf diese Weise übersichtlich in ärztlich-wissenschaftlicher und statistischer Hinsicht zentral an einer Stelle mittels elektronischer Informatik zu archivieren und für alle berechtigten Interessenten jederzeit griffbereit zu haben.

Code von Dr. H. Krotscheck (1956):

*Körperregionen (REG.) Spalte 48 und 49*

*01—09 Kopf*

01 Nase
02 Frontalregion, Sinus, Gehirn
03 Auge, Orbitalgegend
04 Wange, Oberkiefer, Jochbein, Zähne
05 Kinn, Unterkiefer, Zähne
06 Parietal, temporal, Gehirn
07 Occipital, Gehirn
08 Mund, Lippen
09 Ohr

*10—19 Schädelbasis, Hals, Wirbel*

10 Schädelbasis
11 Hals
12 Nacken
13 Dens
13* (1L) 1. und restliche 2. HW
14 3.—7. Halswirbel
15 1.—9. Brustwirbel
16 10.—12. Brustwirbel
17 1.—5. Lendenwirbel
18 Kreuzbein, Steißbein
19 Dorn- und Querfortsätze

*20—29 Brustkorb*

20 Sternum
21 Schlüsselbein
22 Sterno-Claviculargelenk
23 Acromio-Claviculargelenk
24 Schulterblatt und Acromion
25 Thorax und einzelne Rippen
25* (2N) mit Hautemphysem
26 Rippenserie
26* (20) mit Hautemphysem
27 Lunge
28 Rippen und Lunge
29 Herz

*30—39 Schulter, Oberarm, Ellbogen*

30 Gegend und Gelenk der Schulter
31 Collum chirurg und anatomicum
32 Humerusschaft
33 Suprakondyläre Region
34 Kondylen
35 Supra- und diakondylare Region
36 Ellbogengelenk
37 Caput radii
38 Olecranon
39 Monteggia

*40—49 Unterarm, Handgelenk*

40 Ellenschaft
41 Speichenschaft
42 Unterarmschaft

43 Distales Unterarmende
44 Distales Speichenende (l.t.)
45 Distales Ellenende
46 Handgelenk, Handwurzel
47 Kahnbein
48 Mondbein
49 Triquetrum

*50—59 Mittelhand, Finger*

50 I. Mittelhandknochen, dorsal
51 I. Mittelhandknochen, volar
52 II.—V. Mittelhandknochen, dorsal, Handrücken
53 II.—V. Mittelhandknochen, volar, Hohlhand
54 Daumen
55 Dreigliedrige Finger einzeln
56 2 Finger
57 3 Finger
58 4 Finger
59 5 Finger

*60—69 Bauch, Becken*

60 Bauch, Eingeweide, Zwerchfell
61 Lendengegend, Niere, Milz
62 Symphyse
63 Anus
64 Genitale
65 Stamm
66 Beckenring
67 Sitz- und Schambein
68 Darmbein
69 Acetabulum

*70—79 Hüfte, Oberschenkel*

70 Hüfte, Hüftgelenk
71 Oberschenkelknopf, Inguinalregion
72 Schenkelhals
73 Trochantergegend
74 Pertrochantere Region
75 Subtrochantere Region
76 Oberschenkelschaft
77 Suprakondyläre Region
78 Kondylen
79 Supra- und diakondylore Region

*80—89 Kniegelenk, Unterschenkel, Knöchel*

80 Knie, Kniescheibe
80* (8*) Kniegelenk bei Luxation
81 Eminentia intercondylea
82 Schienbeinkopf, Tub. Tibiae
83 Fibula
84 Unterschenkelschaft
84* (8M) Schienbeinschaft
85 Supramamal leolare Region
86 Distales Unterschenkelende
87 Lateraler Knöchel
88 Medialer Knöchel
89 Beide Knöchel

*90—99 Oberes Sprunggelenk, Fuß*

90 Oberes Sprunggelenk (hinterer und vorderer Keil)
91 Talus
92 Calcaneus, Achillessehnengegend
93 Fußwurzel
94 1 Mittelfußknochen, Fußrücken
95 2 oder mehrere Mittelfußknochen, Fußsohle
96 Großzehe
97 1 Zehe
98 2 oder mehrere Zehen
99 Mehrere Extremitäten

*Verletzungsarten (V. Art) Spalte 50 und 51*

*01—09 Stumpfe, Band- und Meniscusverletzungen*

01 Distorsion
02 Contusion
03 Hämatom
04 Hämatom subungual
05 Bandläsion, Durchtrennung medial radial
06 Bandläsion, Durchtrennung lateral ulnar
07 Kreuzbandläsion, Ruptur
08 Meniscusläsion, Ruptur lateral
08* (OQ) Meniscusläsion Rupt. medial
09 Seiten- und Kreuzbandläsion Durchtrennung

*10—19 Sehnen-Muskel-Fingerverletzungen*

10 Sehnenriß und Durchtrennung der Beugesehne

11 Sehnenriß und Durchtrennung der Strecksehne
12 Knöcherner Sehnenausriß, Beugesehne
13 Knöcherner Sehnenausriß, Strecksehne
14 Sehnenläsion part. Durchtrennung, Beugesehne
15 Sehnenläsion part. Durchtrennung, Strecksehne
16 Muskelläsion
17 Muskeldurchtrennung Zerreißung
18 Sehnen- und Nervenläsion Finger
19 Sehnen- und Nervendurchtrennung Finger

*20—29 Wunden*

20 Excor. Epidermiolysis
21 Vuln. lac. contusum (Vlc.)
22 Vulnus scissum
23 Vulnus ictum, sclopetarium
24 Vulnus morsum canis, equi etc.
25 Vlc. lobiforme
26 Defectus cutis
27 Decollement
28 Conquassatio
29 Amputatio, Enucleatio traumatico

*30—39 Verbrennungen usw., Fremdkörper*

30 Combustio Gr. I
31 Combustio Gr. I u. II
32 Combustio Gr. I—III, Stromverletzung
33 Erfrierungen
34 Verätzungen
35 Strahlenschäden
36 Corpus alienum ferr., sclop.
37 Corpus alienum ligneum
38 Corpus alienum (sonstige)
39 Pseudarthrose

*40—49 Panaritien*

40 Panornychie
41 Panarition subunguale
42 Bulla infecta, Blutblase
43 Lymphangitis, Lymphadenitis,
44 Panaritium subcutaneum
45 Panaritium tend.
46 Panaritium articulare
47 Panaritium osseum
48 Panaritium osseum m. articulare
49 Panaritium osseum o. articulare m. tend.

*50—59 Andere entzündliche Prozesse*

50 Phlegmone
51 V—Phlegmone
52 Furunkel, Absceß, Karbunkel
53 Thrombose, Thrombophlebitis
54 Empyem
55 Osteomyelitis
56 Erysipel, Erysipeloid
57 Tintenstiftverletzung
58 Inflammation
59 Ulcus, Hautnekrose

*60—69 Hirn-, Nerven- und Gefäßverletzungen*

60 Commotio cerebri
61 Contusio cerebri
62 Subdurales Hämatom
63 Epidurales Hämatom
64 Rückenmarksquetschung-Durchtrennung
65 Nervenläsion
66 Nervendurchtrennung
67 Gefäßläsion, Durchtrennung, Durchbblutungsstörung
68 Gefäß- u. Nervendurchtrennung
69 Schock mit Region 29
69 Lungenembolie mit Region 27
69 Fettembolie mit Region 02

*70—79 Brüche und Verrenkungen*

70 Bruch
71 Abrißbruch
72 Impressionsbruch
73 Verrenkungsbruch
74 Subluxation
75 Luxation
76 Luxation mit Abrißbruch
77 Syndesmosen-, Chondrosenzerreißung
78 Grünholzbruch
79 Epiphysenlösung

*80—89 Brustkorb und Bauchhöhle*

80 Hämatothorax
81 Pneumothorax
82 Hämato- und Pneumothorax
83 Verletzungen von Herz und großen Gefäßen

84 Zwerchfellverletzungen
85 Verletzungen v. Magen, Dünn-, und Dickdarm
86 Verletzungen d. Niere, Ureter
87 Verletzungen d. Harnblase, Urethra
88 Mesenterialriß
89 Leber-, (Gallenblase) Milzverletzungen

*90—99 Orthopädische Erkrankungen*

90 Angeborene, erworbene, Deformitäten
91 Angeborene, erworbene, Gelenkserkrankungen
92 Aseptische Nekrosen
93 Habituelle Luxation
94 Stenos, Sehnensch. schnell. Daumen Burs-, Pariost-, Styloid-, Peritendin-, Epikondyl-, Tendovaginitis, Dupuytren
95 Lumbago, Myalgien
96 Neuralgien, Neuritiden
97 Hernien
98 Cysten und Tumoren
99 Pathologische Fracturen

*Behandlungsart (Beh.) Spalte 52—59*

*01—09 Konservative Behandlung, Reposition, Fixation, Extension*

01 Konservative Behandlung, Verband
02 Ruhigstellung mit Gips, Fingerschiene
03 Physikalische Therapie, Gymnastik
04 Reposition mit oder ohne Fixation
05 Offene Reposition
06 Nur Extension ohne Laschenzug
07 Reposition, Extension, Gips
08 Extension und später Gips
09 Crutchfieldzange

*10—19 Wundversorgung*

10 Blasenabtragung, Glättung
11 Excision
12 Excision, Situationsnaht
13 Excision, dichte Naht
14 Nagelentfernung
15 Nagelentfernung, Excision, Naht
16 Excision, Sekundärnaht
17 Primäre Amputation
18 Sekundäre Amputation
19 Exostosenabmeißelung

*20—29 Hautplastiken, alle Arten*

20 Hautplastiken, alle Arten
21
22
23 Gestielte Lappenplastiken
24 Z—Plastik
25 —
26 —
27 Narbenkorrektur mit oder ohne Hautplastik
28 Exstirpation
29 Resektion

*30—39 Typische Operationen*

30 Operation am Schultergelenk
31 Op. Ac. Clavicula und Sterno Clavicula Gelenk
32 Operation am Kahnbein
33 Op. des Hallux valgus und andere orthopädische Op.
34 Op. des Tendovag. stenosans
35 Op. nach Voss bei Coxarthrose
36 Op. bei Dupuytrenscher Kontraktur
37 Op. nach Payr, Quadricepsplastik habit. Kniescheibenverrenkung
38 Schädeldachplastik
39 Bandplastiken, alle Arten, Naht

*40—49 Nerven u. -Sehnennähte usw.*

40 Tenolyse, Tenotomie
41 Tenodese
42 Nagelbettplastik, Nageltrepanation, Keilexcision
43 Nervennaht
44 Sehnennaht
45 Nerven und Sehnennaht
46 Sehnenplastik
47 Kombinierte Wiederherstellungsop. der Hand
48 Nervenrevision, Neurolyse, Laminektomie
49 Sehnen- und Muskelverpflanzung Perthes

*50—59 Septische Operationen*

50 Incision
51 Reincision
52 Fremdkörperentfernung
53 Sequestrotomie
54 Sequestrotomie u. Spongiosaauff.
55 Incision, Spüldrainage, Instillation
56 Fistelrevision, Fistelfüllung
57 Punktion, Hämatomausräumung
58 Stumpfkorrektur, Reamputation
59 Probeexcision, Paracentese

*60—69 Osteosynthesen*

60 Schenkelhalsnagel
61 Nagel und Platte, steile Platte
62 Steiler Nagel
63 Marknagel
64 Marknagel offen
65 Markdrahtung
66 Platte jeder Art
67 Transfixation
68 Bohrdrahtfixation
69 Drahtnaht

*70—79 Osteosynthese und Knochenop.*

70 Verschraubung
71 Spanverpflanzung
72 Spanverpflanzung mit Osteosynthese
73 Osteotomie ohne Osteosynthese
74 Arthrodese
75 Arthrodese mit Osteosynthese
76 Kompressions-Osteosynthese, Arthrodese
77 Gelenksplastik, Endoprothese, Capsulektomie
78 Sonstige Op. am Knochen, Osteotomie mit Synthese
78* (7Q) Palacos
79 Rushnagel

*80—89 Op. am Schädel und sonstige Op.*

80 Nagelwechsel o. neuerliche Osteosynthese
81 Entfernung von Osteosynthese Material
82 Trepanation
83 Heben einer Impression am Schädel
84 Verschluß oder Plastik der Dura Liquorfistelverschluß
85 Sonstige Op. am Hirnschädel, Blutstillung
86 Arthrotomie
87 Op. am Meniscus
88 Stellatumblockade-, infiltration
89 Tracheotomie
89* (8R) Angiographie

*90—99 Laparotomie, Thorakotomie usw.*

90 Probelaparotomie, Hernienop.
91 Milzexstirpation
92 Op. am Urogenitalsystem
93 Op. am Herzen, großen Gefäßen
94 Punktion oder Drainage des Thorax
95 Lebeınaht, Tamponade
96 Op. der Gallenblase
97 Op. Magen, Darm, Mesenter. Zwerchfell
98 Op. an Gefäßen, Naht, Plastik
99 Stationäre Gipsabnahme

*Allgemeines*

*Röntgenfall u. aktive Tetanusimpfung Tod:*

Spalte 20

0 Kein Röntgen, kein Tetanol
1 Kein Röntgen, Tetanol
2 Röntgen, kein Tetanol
3 Röntgen und Tetanol

*Entstehung*

Spalte 21

0 Kein Unfall
1 Arbeitsunfall
2 Arbeitswegunfall
3 Arbeitsverkehrsunfall
4 Verkehrsunfall
5 Schiunfall
6 Fußball
7 Andere Sportart
8 Privatunfall
9 Kriegsverletzung

Spalte 22

0 Kein Tod
1 Unfallfolge

2 andere Ursache
3 In den ersten Stunden

*Zustand der Verletzung*

Spalte 47

1 Geschlossen frisch
2 Geschlossen nicht frisch
3 Geschlossen veraltet
4 Offen frisch
5 Offen nicht frisch
6 Offen veraltet
7 Infektion frisch
8 Infektion nicht frisch
9 Infektion veraltet

*Nebendiagnosen*

20 Lues
21 Tabes
22 Syringomyelie
23 Poliomyelitis
24 Multiple Sklerose
25 Andere Lähmungen
26 Epilepsie
27 Delirium tremens
28 Apoplexie
29 Sonstige neurologische Erkrankungen
30 Durchblutungstörungen
31 Bluter, Hämophilie
32 Bluterkrankungen, Anämie
33 Arteriosklerose
34 Thrombose
35 Maligne Tumoren
36 Benigne Tumoren
37 Arthrose
38 Arthritis
39 Angeborene Deformitäten
40 Erworbene Deformitäten
41 Torticollis
42 Sonstige orthopädische Leiden
43 Voramputiert, Beinstumpf
44 Voramputiert, Armstumpf
45 Pneumonie, Bronchitis
46 Kollapszustand
47 Chronische Herzerkrankung
48 Diabetes
49 Blei-, Rauchgasvergiftung
50 Nephritis, Nephrose
51 Pyelitis
52 Nierensteine, Nierenkolik
53 Cystitis, Blasensteine
54 Ikterus
55 Ileus
56 Andere interne Erkrankungen
57 Tuberkulose
58 Tetanus
59 Tetanie
60 Serumexanthom
61 Dermatitis
62 Chronische Geschwüre
63 Sonstige Hauterkrankungen
64 Strahlenschäden
65 Gynäkologische Leiden
66 Sprachstörungen
67 Schwerhörigkeit
68 Taubstummheit
69 Thromboseprophylaxe

# *Erfahrungen bei der Behandlung von Unterschenkelschaftbrüchen*

J. Bauer, J. Andrašina, M. Klíma und A. Démant, Košice

## Erfahrungen mit der konservativen Behandlung von Unterschenkeldiaphysenbrüchen

An der Traumatologischen Abteilung des Fakultätskrankenhauses in Košice wurden in den Jahren 1954–1972, d.h. in einer Zeitspanne von 19 Jahren, insgesamt 1036 geschlossene Unterschenkelbrüche versorgt, wobei es sich 1021mal um einseitige und 15mal um beiderseitige Brüche handelte.

Wie immer, sind wir auch hier nach den Böhlerschen Regeln vorgegangen. Die Versorgung erfolgte anfangs mittels eines gespaltenen Gipsverbandes. Am Ende der 50er Jahre sind wir zur Einrichtung im Schraubenzugapparat mit nachfolgender Retention mit gespaltenem Unterschenkelgipsverband übergegangen. Anfangs der sechziger Jahre haben wir diesen nach Einrichtung mit einem gespaltenen Oberschenkelgipsverband ersetzt.

Da wir nicht in allen Fällen mit den Endresultaten zufrieden sein konnten, verwendeten wir bei dazu geeigneten Brüchen, oder bei solchen, wo wir es als nötig sahen, auch operative Methoden.

Die Transfixation mit nachfolgendem Gipsverband haben wir *nicht* verwendet.

In einigen Fällen, wo es uns das Vorhaben von osteosynthetischem Material erlaubte, haben wir die gedeckte Marknagelung nach Küntscher durchgeführt. In 2 Fällen haben wir auch die offene Marknagelung angewandt.

Eine gedeckte oder offene Markdrahtung haben wir nie durchgeführt.

Bei geeigneten Schräg- und Spiralbrüchen haben wir mit vollem Erfolg die offene lockere Drahtumschlingung durchgeführt. Diese Operation haben wir immer von einer breiten Eröffnung des Bruchherdes vorgenommen. Die Operation nach Goetze haben wir nicht angewandt. Die feste Umschlingung des Bruches mit einem Metallband nach Putti-Parham haben wir nur in einem einzigen Fall durchgeführt. Eine feste quere und feste Längsdrahtnaht haben wir nicht durchgeführt.

Die Verschraubung mit einer, zwei oder mehreren Schrauben hat sich uns, im Gegenteil, sehr gut bewährt.

In den letzten 3 Jahren, da uns das modifizierte tschechoslowakische A.O.-Instrumentarium zur Verfügung steht, haben wir ganz ausnahmsweise auch die Verschraubung mit Platte angewandt.

Ich gestatte mir, dieses operative Verfahren nur darum zu erwähnen, weil wir es in unserem Krankengut bei geschlossenen Unterschenkelbrüchen in fast einem Fünftel der Fälle angewandt haben.

Durch eine zwar ganz geringe Komplikationsrate belehrt, sind wir doch der Ansicht, daß man geschlossene Unterschenkelschaftbrüche akut einstellen und womöglich fest ruhigstellen sollte. Man kann nämlich auch mit diesen konservativen Methoden mehr als einen befriedigenden Erfolg erreichen.

Der operativen Methoden soll man sich nur dann bedienen, wenn aus verschiedenen Gründen die konservative Einrichtung nicht gelingt, wo die operative Methode nicht umgangen werden kann, oder wenn es möglich ist, eine operative Methode bei absolut guten persönlichen und materiellen Bedingungen durchzuführen.

Die kleine Komplikationsrate hat uns darüber belehrt, daß es für den Verletzten immer besser ist, jenes Verfahren zu wählen, das keine schwere Komplikationen (Osteomyelitis etc.) zur Folge hat, wenngleich die Ausheilung vielleicht nicht ganz exakt ausfällt.

Gestatten Sie uns zusammenzufassen: Auf unserer Abteilung sind wir der Ansicht, daß man geschlossene Unterschenkelschaftbrüche womöglich immer konservativ oder halbkonservativ versorgen soll. Eine Osteosynthese ist nur in *Ausnahmefällen* angezeigt.

A. Denischi, I. Dinulescu, D. Antonescu und Th. Ionescu, Bukarest

## Unsere Erfahrungen auf dem Gebiet der Behandlung von Unterschenkeldiaphysenbrüchen

Durch ihre Häufigkeit, durch die ihnen eigenen therapeutischen Schwierigkeiten, sowie durch den langen Arbeitsausfall, den sie bewirken, werfen die rezenten Unterschenkeldiaphysenbrüche immer noch grundsätzliche Behandlungsfragen auf. Einige Autoren (Böhler, Nicoll, Ellis, Weismann usw.) empfehlen orthopädische Behandlung, wo hingegen andere (Müller, Burwell, Slatis und Rokannen usw.), sobald eine kleine Verschiebung oder Instabilität des Bruches zu verzeichnen ist, die Notwendigkeit eines chirurgischen Eingriffes sehen. Aufgrund ihrer eigenen Erfahrung empfiehlt die Orthopädische und Traumatologische Klinik des Brincovenesc-Krankenhauses Bukarest erstere der beiden Lösungen, d.h. die orthopädische Behandlung, und entschließt sich erst bei deren Versagen zur Operation.

*Material und Methode.* In der Zeit vom 1. Januar 1966 bis 30. Dezember 1970 wurden 433 Unterschenkeldiaphysenbrüche (367 geschlossene und 66 offene) in unsere Klinik eingeliefert. Vorliegender Beitrag bezieht sich auf das Studium der 367 geschlossenen Unterschenkeldiaphysenbrüche. Zu ihrer Klassifikation verwendeten wir außer Lokalisation, anatomischer Form im Röntgenbild, Richtung und Ausmaß der Verschiebung, zwei weitere Kriterien, die vom therapeutischen Standpunkt höchst wichtig sind: Stabilität und Achsierung der Bruchteile.

Wir leiteten uns nach folgendem Grundsatz: Jeder schiefe Bruch muß in die Achse gebracht werden. Jeder instabile Bruch muß stabilisiert werden.

Zu diesem Zweck verfuhren wir folgendermaßen: In 329 Fällen (89,6%) orthopädische Behandlung, entweder Reduktion und Immobilisierung im Gipsverband bei 12 stabilen Querbrüchen, oder 3 Wochen Streckverband mit nachfolgender Immobilisierung im Gipsverband (nach Böhler) bei 317 instabilen (kurzen Schräg-, Schmetterlings-, Splitterbrüchen).

Für die erste Art wurde für 8—10 Wochen ein Oberschenkelgipsverband angelegt. Das flektierte Knie war um etwa 25°—30° gebeugt. Für weitere 3—4 Wochen legten wir einen Gipsstiefel zum Gehen an, der sich an der Tuberositas tibiae, an der Patellarsehne und an den Gelenkknorren des Oberschenkels anschmiegte, nach rückwärts unter das Planum popliteum, wie eine PTB-Prothese nach Sarmiento verlief. Bei Brüchen, die dauernd gestreckt waren, wurde der Gipsverband nach Sarmiento für 8 Wochen angelegt.

In 38 Fällen (10,4%) haben wir uns zum chirurgischen Eingriff entschlossen. In 32 davon war die Operation von Anfang an erforderlich, entweder wegen der Interposition von Muskelgewebe oder Splitter oder starker Verschiebung, oder wegen der Schwierigkeiten bei der Anwendung und Überwachung der orthopädischen Behandlung (bei vielfachen Verletzungen, Fettsüchtigen usw.). Bei den übrigen 6 Fällen wurde die Operation infolge der versagten orthopädischen Behandlung 3—4 Wochen später entschieden.

Vom technischen Standpunkt aus führten wir die Osteosynthese mit dem Küntschernagel bei geschlossenen oder offenen Brüchen in 3 Fällen durch, die Osteosynthese mit Schrauben in 6 Fällen (lange Schrägbrüche), mit der Eggerschen Platte in 10 Fällen und mit der Müllerschen Platte mit Kompression in 19 Fällen.

Bei den Fällen, bei denen eine Kompression angewendet wurde, haben wir auf den Gipsverband verzichtet.

Die *Ergebnisse* wurden als gut befunden, wenn sich der Bruch achsengerecht konsolidierte, statische und Bewegungsrehabilitation stattfand und dem Kranken in höchstens 4—5 Monaten die soziale Reintegration gestattete. Wir erzielten 314 gute Ergebnisse (95,5%) von den 329 orthopädisch behandelten geschlossenen Brüchen und 29 (76,4%) von den operativ behandelten Fällen. Die schlechten Ergebnisse waren durch folgende Komplikationen bedingt: Bei den orthopädisch behandelten Brüchen verzeichneten wir 8 Achsenstellungen in sagittaler oder frontaler Ebene unter 10° die gut vertragen wurden (2,4%); 2 erheblich schlechte Achsenstellungen (0,6%), die einen nachträglichen chirurgischen Eingriff erforderlich machten; 5 verzögerte Callusbildungen (1,5%), wovon sich 3 einfach durch längeres Tragen (bis zu 6 Monaten) des Gipsverbandes konsolidierten und zwei eine Dekortikation nach Judet erforderten.

Bei den operierten Brüchen verzeichneten wir: Eine mangelhafte Achsenstellung unter 10° (2,6%) durch mangelhafte Technik; 1 schlechte Achsenstellung (2,6%), 3 Konsolidierungsverzögerungen (7,9%), die sich durch verlängertes Tragen des Gipsverbandes (1 Fall) oder durch Dekortikation heilen ließen (2 Fälle); 3 Pseudarthrosen (7,9%), wovon eine auf eine wenig stabile Osteosynthese zurückzuführen ist; 1 Eiterung (2,6%), die wiederholte chirurgische Eingriffe erforderte.

Die regionalen anatomischen Eigenheiten — unmittelbare subcutane Lage des Schienbeines — sowie die ungünstige Gefäßversorgung des unteren Drittels des Schienbeines bewirken, daß die Unterschenkeldiaphysenbrüche, besonders die des unteren Drittels, eine längere Immobilisation zur Heilung benötigen.

Andererseits ist der chirurgische Eingriff an und für sich ein Gefäßtrauma, das zu dem durch den Bruch verursachten noch zusätzlich hinzukommt. Dabei wird das Risiko gar nicht erwähnt, das der Eingriff bei einem geschlossenen Bruch mit sich bringt. Diese pathophysiologischen Betrachtungen rechtfertigen das vorherrschend orthopädisch konservative Verhalten bei der Behandlung der Unterschenkeldiaphysenbrüche.

Die korrekt durchgeführte konservative Behandlung war erfolgreich, sowohl vom Standpunkt der Achsenstellung — wir verzeichneten nur 2 erheblich achsenwidrige Knochenheilungen — als auch vom Standpunkt der Konsolidierung, so daß 95% der gesamten konservativ behandelten Brüche in etwa 4 Monaten geheilt waren. Die nach Beendigung der Behandlung vorhandene Bewegungseinschränkung der Gelenke verschwand in den darauffolgenden Monaten infolge der Behandlung und besonders durch die Wiederaufnahme des Gehens. Nach der konservativen Behandlung war keine einzige Pseudarthrose zu verzeichnen, sondern lediglich 5 Konsolidierungsverzögerungen (1,5%).

Das Risiko der Operation muß entschieden eingegangen werden, wenn die örtlichen anatomischen Verhältnisse (Interposition, starke Verschiebung, Unmöglichkeit, den Bruch orthopädisch zu stabilisieren) die Konsolidierung des Bruches gefährden; diese kann durch eine stabile Osteosynthese herbeigeführt werden, die sich u.E. durch die Platte mit Kompression oder durch den Marknagel nach Küntscher mit Aufbohrung auf geschlossenem Weg erzielen läßt. Die stabile Osteosynthese ermöglicht es, auf den Gipsverband zu verzichten und gestattet eine frühzeitige funktionelle Rehabilitation aller Gelenke, obwohl die Dauer des Arbeitsausfalles fast ebenso lang ist, wie bei der orthopädischen Behandlung.

Die operative Behandlung erscheint auf den ersten Blick für die überfüllten Abteilungen vorteilhaft, oder für jene, in denen es schwieriger ist, orthopädisch behandelte Patienten weiter unter Kontrolle zu halten. Die frühzeitige Beweglichkeit, die kürzere Hospitalisierungsdauer, bieten für jeden Chirurgen Anreiz genug, um die geschlossenen Unterschenkeldiaphysenbrüche auf operative Weise zu behandeln. In einer gut ausgerüsteten Abteilung könnte ein gut eingearbeitetes Operationsteam diese Behandlungsart zu seiner Verhaltensweise machen.

Aber unsere Erfahrung ergab, daß sogar unter solchen Umständen, bei 38 operierten Unterschenkeldiaphysenbrüchen in 7 Fällen schwere *Komplikationen* auftragen (Konsolidierungsverzögerungen, 3 Pseudarthrosen und 1 Eiterung). Obwohl die Indikation zur Operation in wenigen Fällen gegeben war (10,4% der untersuchten Brüche), hafteten dieser mehr Komplikationen an, als der orthopädischen Behandlung. Gewiß ist unser operiertes Krankengut gering. Aber bei einem Vergleich mit den bei orthopädischer Behandlung aufgetretenen Komplikationen ergibt sich das Risiko eindeutig, das man bei der chirurgischen Behandlung für rezente geschlossene Unterschenkeldiaphysenbrüche eingeht.

Diese Tatsachen veranlassen dazu, die orthopädische konservative Behandlung zusammen mit frühzeitig einsetzender funktioneller Rehabilitation vorzuziehen.

*Schlußfolgerungen.* Die Behandlung der Unterschenkeldiaphysenbrüche ist vornehmlich orthopädischer Art. Sie verfolgt eine achsengerechte Stellung des Bruches und die knöcherne Heilung. Bei den stabilen, hauptsächlich Querbrüchen ist die Immobilisierung im Gipsverband ausreichend (4 Wochen Oberschenkelgipsverband und weitere 4—6 Wochen nach Sarmiento). Bei instabilen Brüchen muß für durchschnittlich 3 Wochen ein Streckverband angelegt werden, dann für weitere 3 Wochen ein Oberschenkelgipsverband und darauffolgend noch für 3—4 Wochen ein Gipsstiefel nach Sarmiento.
Die operative Stabilisierung der Brüche — die nur bei Interposition, bei Unmöglichkeit, orthopädisch eine gute Stellung zu erreichen, oder bei Nerven- und Gefäßkomplikationen indiziert ist — muß eine gute anatomische Reduktion und eine stabile Osteosynthese herbeiführen, die es gestattet, auf den Gipsverband zu verzichten und die Gelenke frühzeitig zu bewegen.

J. Kroupa und R. Kirschner, Brünn

## Indikationen zur konservativen Behandlung der frischen geschlossenen Unterschenkelschaftbrüche im Forschungsinstitut für Traumatologie in Brünn

Auf Grund unserer klinischen Erfahrungen bei mehr als 2000 Unterschenkelschaftbrüchen, die in den Jahren 1933—1972 in unserem Institut konservativ und operativ behandelt wurden, versuchen wir, Indikationen zur konservativen Behandlung mit daraus hervorgegangenen Empfehlungen für die Praxis festzustellen. In dieser angeführten Zeitspanne beachten wir hauptsächlich die Besonderheiten der Indikationsstellung zur *konservativen* Behandlung beim Mono- und Polytrauma.
Die Anregung zu dieser Studie gab uns die Notwendigkeit, die optimale Methode für die Praxis in den chirurgischen Abteilungen der kleinen Krankenhäuser — meistens in den kleinen Städten — zu finden. Diese kleinen Krankenhäuser werden noch lange nicht über genügend personelle und materielle Ausstattung verfügen, die bei den Indikationen zu verschiedenen Behandlungsmethoden von Frakturen zur Verfügung stehen sollten. Aus diesem Grund ist die optimale Methode, die wir anstreben, durch die derzeitigen Therapiemöglichkeiten begrenzt.
Wir möchten betonen, daß wir die *konservative* Behandlungsmethode weithin als geeignete Behandlungsart der Tibiaschaftbrüche ansehen, seien sie in Verbindung mit dem Bruch des Wadenbeines oder es handelt sich nur um einen isolierten Tibiaschaftbruch. Die konservative Behandlung von Unterschenkelschaftbrüchen kann nie vom Standpunkt der Zukunftentwicklung als eine rein konservative Problemlösung angesehen werden, da bisher *keine* geeigneten operativen Behandlungsmethoden von Frakturen zur Verfügung stehen. Die operativen Behandlungsmethoden respektieren nicht die allgemeinen biologischen Gesetze der Heilung und des Umbaues der langen Knochen.
Bei der konservativen primären Behandlung der frischen Knochenbrüche bestehen dauernd Gefahren — besonders beim Anlegen eines Gipsverbandes und bei Nichteinhaltung von Böhlers Grundsätzen:

1. arterielle Störungen infolge des Druckes der Knochenfragmente,
2. venöse Abflußstörungen,
3. Venenstauung,
4. Störungen der größeren peripheren Nerven usw.

In diesem Zusammenhang ist es nötig, die Gefahr des Gipsverbanddruckes sowie auch die Tendenz zu den Distraktionen bei den Zugverbänden zu beachten. Überdies gilt für die konservative Behandlungsart von Brüchen im allgemeinen, die Prinzipien dieser Behandlung kennenzulernen, zu lehren und weiter zu vertiefen, was heutzutage besonders durch das operative Vorgehen nicht mehr durchgeführt wird.

In der Praxis ist die Ansicht vertreten, daß die primäre Reposition überflüssig ist, wenn es zur aufgeschobenen Operation der Fraktur kommen wird.

Wir wollen die Aufmerksamkeit darauf richten, daß es nötig ist, die Forschung auf dem Gebiet der konservativen Methoden nicht zu unterschätzen und weiterhin nach den mechanischen Hilfsmitteln zu suchen, die die jetzigen Behandlungsmöglichkeiten verbessern könnten, was den biologischen Heilungsprozeß beschleunigen und die Nachteile der derzeitigen Gips- und Zugverbände beseitigen würde.

Die konservative Frakturbehandlung des Unterschenkels ist fortwährend mit der Problematik der Frakturkrankheit verbunden, wobei der Schadensgrad proportional mit der Länge der Ruhigstellung ist. Die Ruhigstellung führt nämlich zu den Zirkulationsstörungen, besonders auf den venösen und lymphatischen Wegen, namentlich wegen der ungenügenden Muskelfunktion und der beschränkten Bewegung im Knie- und Sprunggelenk mit folgender Entstehung von Thrombophlebitiden. Die Gipsfixation für längere Zeit, die das Knie- und Sprunggelenk immobilisiert, ermöglicht nur die isometrischen Zusammenziehungen der Ober- und Unterschenkelmuskeln. Die Immobilisationsdauer richtet sich nach dem Röntgenbefund. Bei Kontrollen unserer Patienten einige Jahre nach dem Unfall, fanden wir gute Funktionsergebnisse bei den Unterschenkelbrüchen, die konservativ behandelt wurden, bei denen mit der *Rehabilitation* schon dann angefangen wurde, wenn der Bruch klinisch als fest befunden wurde, d.h. der Callus nach den Röntgenaufnahmen sich schon gebildet hat, aber nicht umgebaut war. Die Mobilisation wurde selbstverständlich mit Rücksichtnahme und Entlastung der Extremität durchgeführt. Nach den vorläufigen Ergebnissen war in der Zeit, sobald es zur totalen Konsolidation nach den Röntgenbefunden gekommen war, das Kniegelenk normal beweglich, im oberen Sprunggelenk war die Beweglichkeit durchschnittlich weniger als um 30° und im unteren Sprunggelenk um die Hälfte eingeschränkt. Der Umfangsunterschied im Knöchelbereich war im Durchschnitt $1^1/_2$ cm. Wir verglichen diese Funktionsergebnisse mit den Patienten, bei denen die Immobilisation erst bei voller Konsolidation nach der Röntgenaufnahme beendet wurde. Hier war das Kniegelenk noch im Durchschnitt um 30° eingeschränkt, das obere Sprunggelenk um mehr als 30°, die Bewegung im unteren Sprunggelenk war nur angedeutet möglich und der Knöchelumfang war im Durchschnitt um 2 cm gegenüber der gesunden Extremität mehr. Diese Feststellung zeigt, daß es vorteilhafter ist, mit der Funktionsbehandlung schon bei der klinischen Heilung zu beginnen und die Ruhigstellung zu verkürzen. Die konservative Behandlung der frischen geschlossenen Unterschenkelbrüche ist bei allen Bruchformen geeignet, wenn es nicht zu einer primären Nervenschädigung oder Gefäßverletzung gekommen ist, und zwar unter der Bedingung, daß es gelingt, die Bruchstücke in eine befriedigende Stellung zu bringen und in eine gerade Achse zu stellen. Im Falle, daß eine Reposition *nicht* gelingt, empfehlen wir die *operative* Fixation der Fragmente am Ende der ersten Woche nach dem Unfall. Im Fall einer Durchblutungsstörung müssen wir sofort operieren. Besonders bei den Brüchen mit starker Verschiebung — beim gleichzeitigen Zerreißen der Membrana interossea und bei den isolierten Schienbeinbrüchen, auch bei kleineren Dislokationen — kommt es verhältnismäßig öfter zur verzögerten Heilung. 4 Monate nach dem Unfall empfehlen wir über die weitere Prognose der Heilung nachzudenken. In geeigneten Fällen führen wir die Operation nach Phemister durch oder eine A.O.-Platte in Kombination mit einem Autospongiosaspan oder eine Decortikation und Resektion des Wadenbeines.

Eine andere Situation besteht bei den Mehrfachverletzungen, die wir in speziellen Abteilungen der Schwerpunktkrankenhäuser konzentrieren wollen. Hier empfehlen wir eine stabile Fixation mittels A.O.-Platte, evtl. Schrauben, oder manchmal mit dem Marknagel. Diese Lösung kommt besonders bei gleichzeitigen Kopf- und Wirbelsäulenverletzungen in Frage, und zwar aus Gründen der verbesserten Krankenpflege und der Verhinderung der pathologischen Reflexe mittels Neutralisation der Fragmente. Bei einer operativen Behandlung verletzter intraabdomineller Organe versorgen wir gleichzeitig mit einem 2. OP-Team in *einer* Sitzung auch geschlossene Brüche, besonders die mit größerer Verschiebung.

V. Kostovski, Skopje

**Äußere Fixation bei Unterschenkelschaftbrüchen**

Die Einführung einer direkten Extension bei Knochenbrüchen stellte einen großen Fortschritt in der Traumatologie dar. An der Einführung dieser Methode in der klinischen Praxis haben mehrere Autoren gearbeitet, wie z.B. Kirschner 1909, Klapp 1913, Braun 1929, Matti 1931, Böhler 1937, Klimov 1940, Gorienevski 1953 usw. Zu der bisherigen Extensionsmethode ist die Methode, wobei die Extension des Knochens mit einem Fixator nach Kostovski erfolgt, verschieden. Zur Ausführung benötigt man folgendes:

1. Zwei Fixatoren „Rozi“, die zum Ausführen der Extension zwischen den Querstäben dienen,
2. zwei Querstäbe „Rozi“,
3. einen Bohrer, der nur am Vorderteil bohrt mit dem gleichen Durchmesser der Querstäbe,
4. einen Steckschlüssel zum Montieren,
5. eine Bohrmaschine.

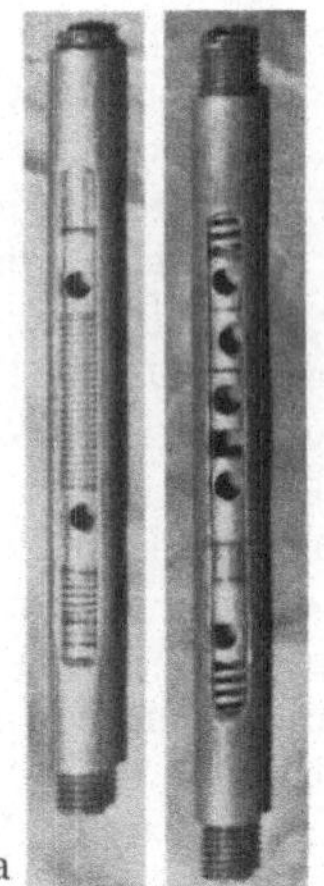


Abb. 1. a Externfixator „Rozi" als ein Gerät zur Dosierung elastischer Kompression zwischen den Fragmenten. b als Extensionsgerät

Als ein Extensionsgerät kann man den Außenfixator nach Kostovski „Rozi" verwenden, so daß man in den Kompressionsraum (ein freier Raum zwischen zwei Blöcken des Einsatzstückes, wodurch Stangen eingeführt werden und durch welche eine elastische, dosierte Kompression auf die Flächen der Bruchstücke in einer Axialrichtung ausgeführt wird (Abb. 1a), eine Feder einsetzt. Die Stärke der gespannten Feder beträgt 25 kg und kann nach Wunsch reguliert werden. Ist die Feder gespannt, dann ist das Gerät zur Extension bereit.

*Operationsverlauf*

In Allgemeinnarkose wird in das proximale Fragment eine Kirschner-Nadel 3–4 mm vom Bruch entfernt von lateral eingeführt. Anschließend erfolgt eine Röntgenkontrolle. Soferne die Lage der Kirschnernadel gut ist, wird neben der Nadel eine quere Incision in einer Länge von 2 cm gemacht, durch welche ein Bohrer stumpf bis zum Knochen geführt wird. Danach macht man mit der Bohrmaschine ein Loch in das proximale Fragment des Bruches. Nach Fertigstellung des Kanals im Knochen wird die Bohrmaschine ausgeschaltet und der Bohrer wird dann stumpf bis an die Haut der anderen Seite des Unterschenkels geführt. An dieser Stelle erfolgt eine Incision von 1 cm.

Auf den Steckschlüssel, der zur Achsenmontierung der Schraube „Rozi" dient, wird eine Achse eingestellt, die in einer vorher gemachten Eröffnung des Unterschenkels durch die Haut und Muskulatur in den Knochen geht und auf der anderen Seite hinausragt. Dann wird eine Extension des Unterschenkels mit der Hand gemacht und lateral des Unterschenkels der Fixator „Rozi" vorgeführt, der zur Extension vorbereitet wurde und als Maß zur Durchführung der Querstäbe in das distale Fragment dient. Dann erfolgt die Anstellung der

Querstäbe „Rozi“ in das Fragment distal auf dieselbe Art wie in das Fragment proximal. Nach Montierung der Querstäbe in die Fragmente werden auf dieselben an beiden Enden je zwei Muttern, die sich gegenseitig blockieren, angebracht, so daß diese etwa 2 cm von der Haut entfernt sind und als Sicherung der Fragmente dienen. Dann erfolgt die Einstellung der beiden Fixatoren „Rozi“. Um ein mögliches Abgleiten der Fixatoren zu vermeiden, werden dieselben mit je einer Schraube gesichert. Bei dieser Manipulation muß man auf die Spannung der Fixatoren aufpassen, es darf dieselbe nicht zu stark sein. Nach dem Abziehen der Schrauben von beiden Seiten des Fixators „Rozi“ kommt es zur Federeinspannung im Kompressionsraum, der Energie für Extension freiläßt. Dann folgt die Einstellung von zwei kurzen Krammerschienen vorne und hinten, Einlegen von Watte und ein zirkulärer Verband. Auf diese Weise ermöglicht man eine Extension des Bruches unter Mobilmachung des Patienten. Der Patient bewegt sich mit Hilfe von Krücken.

Mit einer solchen Extension erzielt man eine Mobilisierung des Patienten sowie eine dosierte Extension, die sich mit Hilfe einer in dem Fixatorcylinder eingestellten Feder zwischen Einsatz und Schrauben, die zum Federspannen im Kompressionsraum dienen, verändert. Bei einigen Bruchformen besteht auch die Möglichkeit zur unblutigen percutanen Reposition und Kompression.

Bei Mehrfachverletzungen und in außerordentlichen Situationen scheint die Anwendung dieses Fixators zur Mobilmachung des Patienten unter dosierter, veränderlicher Extension sehr nützlich, nur erfordert er noch eine weitere Erfahrung.

H. Rhomberg, H. Häfele und E. Amann, Feldkirch (Österreich)

## Ist die percutane Drahtumschlingung beim geschlossenen Unterschenkelbruch heute noch gerechtfertigt?

Die percutane Drahtnaht nach Goetze wird in Anbetracht der Instabilität dieses Osteosyntheseverfahrens von zahlreichen Autoren grundsätzlich abgelehnt (Lange, Müller, Allgöwer und Willenegger, Weller, Rehn, Hattab). Gering ist die Zahl derer, die unter anderen Methoden an dieser umstrittenen Osteosynthese festhalten (Jordan, Philadelphy, Koch, Denecke u.a.).

Von 1969–1973 wurden an der unfallchirurgischen Abteilung Valduna und im Landesunfallkrankenhaus Feldkirch bei Unterschenkelbrüchen neben Marknagelungen und Verplattungen bei bestimmter Indikation in 262 Fällen subcutane Drahtcerclagen durchgeführt.

Die übliche *Technik* (Goetze, Ahrer und Philadelphy, Dialer, Denecke) haben wir insoferne modifiziert, als das Periost der Tibia vor Umführung der Drähte mit einem schmalen, leicht gebogenen Raspatorium abgeschoben wird, um die Gefahr von Miteinschlingung von Weichteilen, Gefäßen oder Nerven zu verringern.

In der *Nachbehandlung* ersetzen wir am 5. postoperativen Tag den gepolsterten Beingipsverband durch einen ungepolsterten. Anschließend erfolgt die Mobilisation des Patienten mit 2 Armstützkrücken, ohne Belastung. Nach 3 Wochen wird ein ungepolsterter Gehgipsverband angelegt, das Bein dann zunehmend und im Laufe der 4. postoperativen Woche voll belastet. Die Drahtschlingen werden nach 6—8 Wochen in Lokalanaesthesie von kleinen Stichincisionen aus entfernt. Je nach dem klinischen und Röntgenbefund wird noch ein Oberschenkelgehgipsverband, meist für weitere 3—4 Wochen, angelegt, so daß eine durchschnittliche Ruhigstellungsdauer im Gipsverband von 12 Wochen resultiert. Die Spitalsaufenthaltsdauer beträgt 6—8 Tage.

Wir berichten heute über die *Nachuntersuchungsergebnisse* von 110 Patienten.

*Komplikationen*

1. Bewegungseinschränkungen. 9 Patienten zeigten eine gering reduzierte Gelenksbeweglichkeit im oberen bzw. im unteren Sprunggelenk. 2 Patienten klagten über eine Schwäche des Großzehenhebers, beide hatten eine subkapitale Wadenbeinfraktur. Chefarzt Dr. Jordan (Immenstadt), der 3000 subcutane Drahtcerclagen überblickt, meint, daß es sich bei diesen Fällen um eine traumatische Läsion des den M. ext. hall. long. versorgenden Astes des N. peronaeus prof. handelt, und nicht um eine vermutete iatrogene Läsion der Sehne des Großzehenhebers.

2. Arterielle Durchblutungsstörungen konnten keine nachgewiesen werden.

3. Sensibilitätsstörungen. Bei 23 Patienten konnten Paraesthesien im Bereich des inneren Knöchels und an der Streckseite der Großzehe festgestellt werden. Diese Sensibilitätsstörungen entstehen zum Teil offenbar durch Verletzung von Ästen des N. saphenus von den medialen Stichincisionen aus. Die Patienten empfanden diese Ausfälle nie als störend.

4. Infektionsrate. Infektionen traten keine auf.

5. Fehlstellungen. In 8 Fällen kam es zu Achsenabweichungen bis zu 7°.

6. Verzögerte Bruchheilungen. Die durchschnittliche Dauer bis zur knöchernen Heilung bzw. Festigung der Fraktur betrug 12 Wochen, bei 4 Patienten kam es erst nach 16—20 Wochen zur knöchernen Heilung.

7. Pseudarthrosen. Wir sahen insgesamt 4 Pseudarthrosen. 1 Patient hat nach 1 Woche voll belastet, wodurch es zum Riß der Drahtschlingen kam. Dieser Patient wurde auswärts weiterbehandelt, bei einem Patienten wurde nach Primärversorgung auswärts eine Plattenosteosynthese, bei einem weiteren nach 4 Monaten bei uns eine Marknagelung durchgeführt. Die Entwicklung der Pseudarthrose des 4. Patienten möchten wir an Hand einiger Dias illustrieren:

Eine 53 Jahre alte Verkäuferin erlitt beim Schifahren einen Drehbruch im mittleren Schaftdrittel. Subcutane Drahtcerclage, anatomische Stellung bei guter Stabilität. Schlingenentfernung nach 10 Wochen, Weiterbehandlung mit Vollbelastung ohne Gipsverband, Abschlußkontrolle 14 Wochen nach der Verletzung: ausgezeichnetes klinisches und röntgenologisches Ergebnis. 1 Jahr später neuerlicher Schiunfall. Bruch desselben Unterschenkels und zwar supramalleolärer Stauchungsbruch mit Drehmechanismus. Bei der subcutanen Drahtcerclage ließ sich weder eine anatomische Reposition noch eine befriedigende Stabilität erzielen. Die distale Drahtschlinge rutschte außerdem in den Frakturspalt. Auf dem postoperativen Kontrollbild Defektzone ventral und medial im Stauchungsbereich sowie Rekurvation. Bei dieser Fraktur war die Indikation zur Drahtcerclage sicherlich falsch, statt der sofortigen Entfernung der Drahtschlingen und offenen Reposition mit Plattenosteosynthese sowie Durchführung einer autologen Spongiosaplastik wurde versucht, die Fehlstellung durch mehrmaliges Umgipsen zu behandeln. Auf dem 8 Wochen post op. durchgeführten

Röntgenbild sieht man eine nicht knöchern durchgebaute Fraktur, den Knochendefekt ventral und medial sowie eine deutliche Einschnürung im Bereich der Trümmerzone bzw. der ehemals distal gelegenen Schlinge.

$4^1/_2$ Monate nach der Verletzung Vollbild der hypertrophen Pseudarthrose mit Antekurvation. Die Knickspannungen der Cerclage, in diesem Fall an der distalen Schlinge, führten zu lokaler Osteoclasie und Ausbildung eines neuen, iatrogenen Bruchspaltes (Schink). Die Abbildung zeigt die knöchern verheilte Pseudarthrose nach Anlegen einer Zuggurtungsplatte.

Die Nachuntersuchung 3 Jahre später ergab ein funktionell gutes Endergebnis mit Dorsalflexionsdefizit im oberen Sprunggelenk von 10° und gelegentlich geringer Schwellneigung. Solche Komplikationen können bei strenger Indikationsstellung sicherlich vermieden werden.

Bei uns gilt daher folgende *Indikation* zur percutanen Drahtcerclage: lange Drehbrüche im mittleren Schaftdrittel, mit oder ohne Drehkeil. Die Fraktur muß vor Anlegen der Schlingen anatomisch reponiert sein. Die anatomische Reposition darf wegen der Gefahr von neurovasculären Verletzungen nicht durch die Cerclage erzwungen werden. Es ist zu betonen, daß der optimale Sitz der Drahtschlingen in Höhe der größten „Frakturfläche" liegen muß, wo ein maximaler Kontakt der Fragmente gegeben ist. Diese Indikation sollte nicht erweitert werden, nur um den Krankenhausaufenthalt bei Unterschenkelbrüchen zu verkürzen.

Bei der Auswertung unserer ins Ausland geschickten Fragebogen sind wir auf zwei grobe *Nachbehandlungsfehler* gestoßen:

1. Trotz genauer Richtlinien für die Nachbehandlung, die allen ausländischen Patienten mitgegeben werden, erfolgt die Drahtschlingenentfernung dort generell zu spät, und zwar durchschnittlich erst nach 23 Wochen. Kein Wunder, daß bei einer solchen Nachbehandlung Komplikationen auftreten können.

2. Ein weiterer Nachbehandlungsfehler war die sehr späte Belastung im Gipsverband. Die Vollbelastung erfolgte im Durchschnitt erst nach 7 Wochen. Manchen Patienten wurde nach der Gipsabnahme eine weitere Entlastung im Gehapparat empfohlen. Die Belastung ist jedoch ein *wesentlicher* Faktor für die Konsolidierung der Fraktur, die Ruhigstellung hat im ungepolsterten Gipsverband zu erfolgen.

## *Zusammenfassung*

In der Diskussion um die verschiedenen Verfahren der heute so in den Vordergrund getretenen operativen Frakturbehandlung ist das Pendel eindeutig auf die Seite der A.O.-Methoden ausgeschlagen. Die Gründe hierfür liegen in einer Vielzahl von Beobachtungen und Schlußfolgerungen, die aus einer kritischen Überprüfung bisheriger Behandlungsergebnisse gewonnen werden konnte.

Die Nachuntersuchungen von 110 unserer Patienten mit cerclierten Unterschenkeldrehbrüchen im mittleren Schaftdrittel zeigten gute Ergebnisse. Die stationäre Aufenthaltsdauer war sehr kurz, die Gipsbehandlung einfach und ohne nachteilige Folgen für die Patienten. Ein Infektionsrisiko wie bei sämtlichen offenen Osteosynthesemethoden besteht nicht. Dies ist eine ganz entscheidende Feststellung. Verzögerte Heilungen wurden beobachtet, konnten aber durch eine frühzeitige Fibulaosteotomie anläßlich der Drahtschlingenentfernung behandelt werden.

Die Pseudarthrosenrate war etwas höher als bei der konservativen Behandlung. Dieses Behandlungsverfahren bringt weder ein lokales oder allgemeines Risiko für die Patienten und gewährleistet eine anatomische und funktionelle Wiederherstellung des Verletzten, soferne die Regeln der Nachbehandlung streng eingehalten werden.

Es wäre sicher vermessen, würden wir diese Methode zur Weltanschauung erheben. Auch die percutane Drahtcerclage hat eine ganz bestimmte Indikation und setzt eine entsprechende intra- und postoperative Erfahrung voraus. Unter diesen Umständen sind Komplikationen selten, Beweglichkeitseinschränkungen im unteren Sprunggelenk wesentlich geringer als bei der Behandlung im Streckverband.

Die Nachteile der Methode als instabile Osteosynthese und die zusätzlich notwendige Gipsfixation wiegen die Vorteile der nicht notwendigen Extensionsbehandlung, des halb offenen Verfahrens, der zu vernachlässigenden Infektionsgefahr, des sehr kurzen Spitalaufenthaltes und der anatomischen Wiederherstellung auf.

Unterschenkeldrehbrüche im mittleren Schaftdrittel, mit oder ohne Drehkeil, wie sie besonders häufig nach Schiunfällen vorkommen, behandeln wir daher mit subcutaner Drahtcerclage nach Goetze. Querbrüche und kurze Schrägbrüche dieses Schaftdrittels werden mit intramedullärer Nagelung stabilisiert. Frakturen im proximalen und distalen Drittel sowie jene Drehbrüche, die sich geschlossen nicht anatomisch reponieren lassen, werden mit Plattenosteosynthese nach den bekannten Prinzipien der A.O. versorgt.

A. Lippay, St. Moritz

## Vorteile und Grenzen der Cerclage nach Goetze

Nach den ausführlichen Berichten von Herrn Möseneder und Herrn Philadelphy und nun unmittelbar nach Herrn Rhomberg über die Cerclage nach Goetze ist es natürlich nicht mehr möglich, in einem 4. Referat über das gleiche Thema etwas Außerordentliches, etwas Neues zu bringen. Ich kann auch nicht mit statistischen Zahlen meine Zuhörer unterhalten, da wir kaum in der Lage sind, unsere, vor allem aus dem Ausland stammenden Skiverletzten nach der Erstversorgung und Entlassung auch dann später zur Nachuntersuchung zu uns zu bestellen.

Es ist wahr, daß die konservative Therapie nicht zur Infektion einer geschlossenen Unterschenkelfraktur führt und noch immer die beste und vor allem risikoärmste Therapieform ist. In einem Skigebiet ist es aber leider nicht möglich, die Patienten 3 Wochen in Extension liegen zu lassen, um wirklich konservativ vorgehen zu können. Wir müßten Krankenhäuser haben mit hundert Betten nur für diese Fälle.

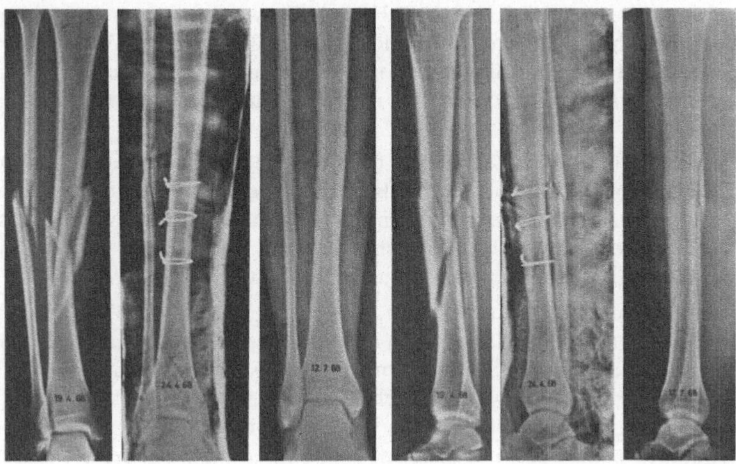

Abb. 1

Ich bin Herrn Schweiberer und seinen Mitarbeitern sehr dankbar. Sie haben wunderschön bewiesen, daß die intramedullären Gefäße in der Vascularisation der Corticalis die Hauptverantwortung tragen und was wir in der Praxis auch sehen, man kann nicht mit der Cerclage den Röhrenknochen abtöten. Er verlangte von uns eine klare Stellungnahme zur Indikation.

Unsere Bilder zeigen Drehbrüche, die alle beim Skisturz entstanden sind und mit Cerclage versorgt wurden. Ich glaube, mit diesen Bildern hier auch die klare Antwort zur Frage Indikation geben zu können (Abb. 1).

Die Cerclage ist für die langen Drehbrüche der Tibia geeignet. Diese Frakturen können anatomisch geschlossen reponiert werden. Zur Erleichterung der Reposition verwenden wir eine Fersenbeindrahtextension und kontrollieren die Stellung unter Röntgentelevision. Der gravierende Vorteil ist, daß wir die Fraktur nicht groß freizulegen brauchen, um die Schlingen anlegen zu können. Es genügen ganz kleine Stichincisionen. Dadurch vermeiden wir die eventuelle Devitalisierung der Fragmente und die Gefahr einer Infektion wird auf ein Minimum reduziert.

Wir wissen, daß diese Osteosynthese *keine* stabile ist und wir benötigen die äußere Gipsfixation. Nach unseren Erfahrungen wirkt der Gipsverband auf keinen Fall nachteilig auf die spätere Funktion der Knie- und Sprunggelenke.

Ein weiterer Vorteil ist die *kurze* stationäre Behandlungszeit. Wir legen üblicherweise schon am 4. postoperativen Tag einen geschlossenen Oberschenkelgipsverband an, lassen die Patienten mit zwei Krücken aufstehen und sie können am nächsten Tag nach Hause entlassen werden. Sie belasten das Bein vorläufig noch nicht. Wichtig ist aber, daß die Verletzten nach 3 Wochen den Gehgipsverband erhalten und mit der Belastung beginnen. Leider sind viele der weiterbehandelnden Kollegen nicht unserer Meinung und lassen erst nach 6 Wochen oder sogar noch später die Belastung zu.

Interessant ist festzustellen, daß diese Frakturen, wenn sie anatomisch reponiert wurden, fast ohne sichtbare Callusbildung ausheilen können. Wir dürfen also annehmen, daß nicht nur die Dauerkompression allein imstande ist, die für die primäre Bruchheilung erforderliche absolute Ruhigstellung der Fraktur zu gewährleisten.

Wie ich schon am Anfang erwähnte, die Cerclage ist nur für die langen Drehbrüche der Tibia – mit oder ohne Biegungskeile – vor allem im mittleren, auch im unteren Drittel geeignet. Man soll darauf achten, daß man mindestens 2 Schlingen oder sogar mehrere Schlingen anlegt, die einen Abstand von mindestens 2 cm zueinander haben, um gute Stabilität der Fraktur zu erzielen.

Deswegen halten wir die kurzen Schrägbrüche *nicht* geeignet für die Cerclage. Gelenknahe Frakturen soll man auch nicht cerclieren, bei denen ist die Gefahr, Sehnen oder Gefäße in die Schlingen mitzufassen, sehr groß. Trümmerfrakturen mit kleinen Fragmenten, wo die geschlossene Reposition von vornherein ausgeschlossen ist, bedeuten für uns die weitere Kontra-Indikation. Hier würden die Schlingen keine Stabilität bringen; sie könnten die Fragmente zusammenpressen oder sogar in den Bruchspalt hineinrutschen.

*Zusammenfassend* dürfen wir sagen: die percutane Drahtumschlingung nach Goetze ist eine einfache, zuverlässige, mit geringem personellen und technischen Aufwand durchführbare Operationsmethode, die wir seit Jahren mit Erfolg ausüben und wir können sie für die Therapie der langen Unterschenkeldrehbrüche besonders empfehlen.

J. Riess, Klagenfurt

## Ergebnisse der subcutanen Drahtcerclage nach Goetze

Im Laufe der letzten Jahre fällt im Schrifttum eine gewisse Verunsicherung in den Behandlungsmethoden der geschlossenen Unterschenkelbrüche auf.

Aus der Schule Böhler-Ehalt kommend, wurde die früher rein konservative Behandlung zeitgemäß so abgewandelt, daß bestimmte Bruchformen differente Methoden verlangen. So wurden vom Januar 1970 bis Juli 1973 insgesamt *754* geschlossene Unterschenkelfrakturen behandelt. In 64 Fällen wurden Drahtumschlingungen, in 55 Druckplatten, in 64 Nagelungen und in 18 Fällen diverse operative Eingriffe vorgenommen. Diesen Zahlen kann entnommen werden, daß weniger als ein Drittel der Fälle operativ behandelt wurde.

Die Indikation zur subcutanen Drahtumschlingung nach Goetze ist mit 64 Fällen eng gestellt, es wurden nur Dreh- und Biegungsbrüche beider Unterschenkelknochen, sowie isolierte Schienbeindrehbrüche des mittleren Unterschenkelbereiches behandelt.

Vom 15. bis zum 65. Lebensjahr betrug das Durchschnittsalter 22 Jahre. Darunter waren 46 Schiunfälle, 3 Fußballverletzungen, 1 Bergunfall, 13 Stürze aus diversen Ursachen und 1 Polytraumatisierter. Darunter etwa $^1/_3$ weibliche, $^2/_3$ männliche Patienten.

Die bei uns geübte Vorgangsweise wurde von Ehalt, meinem früheren Chef und Lehrer, übernommen und es darf vorausgeschickt werden, daß dabei die wenigsten Komplikationen und die *besten* Ergebnisse zu erwarten sind. Somit soll nicht auf die schon bekannte Operationstechnik eingegangen werden, sondern auf alles, was sich rund um die eigentliche Operation abspielt, wobei gerade diese Details wichtiger als die Operation selbst sind.

So wird der Frischverletzte auf keinen Fall sofort operiert, sondern es wird in der althergebrachten Weise zuerst die Fersenbeinnagelextension in Lokalanaesthesie und nicht in Allgemeinnarkose angelegt. Es wird dadurch die postnarkotische Unruhe des Patienten vermieden, die unnötigerweise Hautstörungen und Spannungsblasen verursachen kann.

Der Verletzte kommt mit dem Extensionsbett und einem Extensionsgewicht von 2—3 kg auf die Station, erhält Analgetica und Sedativa und wird unter den nötigen internen Routineuntersuchungen beobachtet und vorbereitet. Anhand der täglichen Röntgen-Teambesprechung wird am Tag nach dem Unfall die Operationsmethode festgelegt, bei der folgenden Visite wird der Patient über die durchzuführenden Maßnahmen aufgeklärt, die Dauer der Bettruhe, die allgemeine Behandlungsdauer, etc., besprochen und das Einverständnis des Patienten zur Operation eingeholt.

Wir halten diese kurzfristige Beobachtung für unbedingt erforderlich, kann es doch beim jungen Patienten immer noch zur gefürchteten Komplikation, nämlich der Fettembolie kommen. Nichts ist dramatischer als eine Fettembolie nach primär durchgeführter Operation und der oft tödliche Ausgang wird vom Laien dann immer auf die Operation zurückgeführt.

Somit wird also am 3. oder 4. Tag der Patient im Extensionsbett in den Operationstrakt gefahren, dort annarkotisiert und auf den Tisch mit einer Braunschen Schiene und einem Extensionsgewicht, das um 3 kg vermehrt wird, gelegt. Die Operation erfolgt somit mit *liegender* Extension auf der Schiene. Mit Hilfe des Röntgenbildverstärkers wird versucht, die Bruchstücke manuell zu reponieren, was meistens leicht und schonend durchgeführt werden kann. Wenn sich die Bruchstücke weitgehend adaptieren lassen, wird die typische subcutane Drahtumschlingung mit Hilfe des von Goetze angegebenen Spezialinstrumentariums durchgeführt. Die Dicke des Drahtes beträgt genau 0,8 mm. Dünnere Drahtschlingen reißen leichter, dickere sind zu starr und können die Knochenbruchheilung behindern.

Hat man jedoch den Eindruck, daß sich die Bruchstücke infolge einer Interposition *nicht* ideal adaptieren lassen, so haben wir absolut nichts gegen eine vorsichtige bogenförmige minimale Hauteröffnung und reponieren die Bruchstücke in offener Wunde manuell, ohne das Periost abzuschieben. Die Drahtumschlingung wird auch hier mit dem Instrumentarium nach Goetze vorgenommen. Im Gegensatz zu der früher einmal geübten offenen Drahtcerclage verursacht diese halb offene Methode, die wir in 7 von 64 Fällen anwenden mußten, weder Störungen des Wundheilverlaufes, noch kommt es zu Verbiegungen oder Pseudarthrosen.

Ein unsteriler Assistent muß während der Drahtumschlingung und nachher die Fußpulse kontrollieren, da bei vielleicht etwas ungeschicktem Vorgehen Gefäße und Nerven mitgefaßt werden könnten, was in keinem unserer Fälle geschehen ist. Wenn die Drahtschlingen gelegt sind und die Lage derselben im Röntgenbildverstärker in zwei Ebenen kontrolliert ist, wird das Extensionsgewicht abgenommen und die üblichen kreuzförmigen Stichincisionen werden mit resorbierbarem Nahtmaterial genäht, damit die Nähte nicht entfernt werden müssen.

In fast allen Fällen haben wir gesehen, daß die Patienten post op. schmerzfrei waren. Der Gipsverband wird grundsätzlich am 7. Tag gewechselt, das Bein kompromißlos für weitere 3 Wochen nicht belastet. Somit wird der Gehbügel genau am 28. Tag angelegt. Nach dieser Zeit muß der Patient das Bein belasten. Die Abnahme des Gipsverbandes erfolgt bei Abschluß der 12. Woche, wobei zu diesem Zeitpunkt der Bruch belastungsstabil geheilt ist. Röntgenologisch ist zu diesem Zeitpunkt der Bruchspalt noch deutlich sichtbar, die Callusbildung gering.

Ebenso wie Ahrer sind wir von der frühzeitigen Entfernung der Drahtschlingen in der 6.—8. Woche abgekommen, da es besonders bei isolierten Schienbeinbrüchen zu Varusverbiegungen kommen kann. Somit werden die Schlingen stationär oder ambulant *nach* der 12. Woche mit Stichincisionen entfernt.

Verboten sind Heublumenbäder. Die beliebten Unterwassermassagen werden nur auf ausdrücklichen Wunsch des Patienten verordnet, wichtig ist Schwimmen, zunehmende Belastung ohne sogenannte Heilgymnastik, Einreibungen mit diversen und indifferenten Salben, womit sich unter dieser Behandlung, die keine Behandlung ist, die sogenannte Frakturkrankheit vermeiden läßt.

Abschließend darf nun festgestellt werden, daß es bei dieser von uns geübten Vorgangsweise in keinem einzigen Fall zu einer Pseudarthrose gekommen ist. Die Komplikationen waren minimal, 2 blande Infektionen, von denen die eine auf mangelhafte Technik, die andere auf eine gleichzeitig vorhandene Schizophrenie zurückzuführen waren, haben lediglich zu einer verlängerten Behandlungsdauer geführt. Ebenso war dies bei einem 37jährigen Patienten mit nachfolgender Venenthrombose der Fall. Bei einer zu frühzeitigen Entfernung der Drahtschlingen in der 6. Woche ist es zu einer Varusverbiegung von 5—7° gekommen, womit die Komplikationsrate 6,25% beträgt, also sehr gering ist.

Betrachten wir nun *Vor- und Nachteile* der Operation, so müssen wir feststellen, daß Vorteile bei weitem überwiegen. Der einzige Nachteil ist das Risiko des einfachen und kurzdauernden Eingriffes. Vorteile gegenüber der konservativen Methode sind die Verkürzung des stationären Aufenthaltes auf rund 10 Tage, die Heilung der weitgehend stabilisierten Fraktur geht schmerzfrei und komplikationslos vor sich, Nachfolgeoperationen werden vermieden, das Ergebnis ist röntgenkosmetisch und auch äußerlich kosmetisch ideal.

Da wir auch Leistungssportler behandeln müssen, so muß es uns gelingen, diese wiederum saisongemäß in kürzester Zeit zum Einsatz zu bringen.

Obwohl wir durchaus keine Gegner der A.O.-Methoden sind, so wenden wir diese jetzt nur mehr in solchen Fällen an, bei denen wir mit keiner anderen Methode zum Ziel kommen, in einem verhältnismäßig kleinen Ferienland mit nicht zu großer Hauptstadt, können wir uns keine Komplikationen wie Früh- oder Spätinfektionen leisten, bei der Drahtumschlingung nach Goetze auftretende Infektionen sind leicht zu beherrschen und bleiben lokalisiert, es kommt zu keinen Markphlegmonen, die zeitraubende Dauer-Saug-Spüldrainagen erforderlich machen würden. Ermüdungsbrüche und Refrakturen, wie sie bei der Verwendung von Schrauben und Platten vorkommen können, können wir ebenfalls nicht brauchen, da wir Interesse haben, daß sich unsere Patienten wiederum zum Schilaufen bei uns einfinden.

H. Koch und P. Stanković, Göttingen

## Die Technik der Kompressionsnagelung des Unterschenkels. Fehlermöglichkeiten und ihre Vermeidung

Das Prinzip der Kompressionsnagelung besteht darin, daß das distale Fragment des gebrochenen Knochenschaftes mit einer Metallschlaufe, dem sogenannten Spanndorn, an das proximale Fragment herangezogen wird (Abb. 1). Dieser Spanndorn ist mit einer Querschraube im distalen Knochenteil verankert. Als Stabilisator wird über diesen Spanndorn, der ja nur die Funktion eines Zugseiles hat, ein modifizierter Küntscher-Nagel geschoben, der sich mit seiner Lippe am Einschlagloch der Tub. tibiae abstützt und verankert. Nach dem Spannvorgang, bei dem die Frakturenden unter Druck gesetzt werden, wird der sogenannte Reiter festgeschraubt. Dieser Reiter sitzt auf dem proximalen Ende des Spanndorns vor der Nagellippe und verhindert so ein Zurückgleiten des distalen Fragmentes nach abgeschlossenem Spannvorgang.

Die *Vorteile* dieses Verfahrens sind folgende:

1. Vermeidung von postoperativen Rotationsfehlern.
2. Seltenes oder kein Aufbohren der Markhöhle, da der Durchmesser des Nagels nicht mehr als 9 oder 10 mm beträgt.
3. Infolge des seltenen Aufbohrens der Markhöhle Herabsetzung der Infektionsgefahr.
4. Sofortige postoperative Teilbelastung und Bewegungsmöglichkeit der angrenzenden Gelenke.
5. Intramedulläre Stabilisierung gelenknaher Frakturen, in deren weitem Markhöhlenbereich ein Küntscher- oder A.O.-Nagel keine Festigkeit besäße.

Wenn diese Vorteile der Kompressionsnagelung gegenüber anderen Osteosyntheseverfahren zur Geltung kommen sollen, dann müssen einige Fehlermöglichkeiten bekannt sein und ihre Vermeidung angestrebt werden.

Ein häufiger Fehler besteht darin, daß der Markraum an der Tub. tibiae zu weit lateral oder medial eröffnet wird. In diesen Fällen erhält der Nagel an der gegenüberliegenden Corticalisseite einen Valgus- bzw. Varus-Drall, der das distale Fragment in dieser Fehlstellung fixiert.

Als weitere Schwierigkeit sei das zu steile Aufbohren der Markhöhle mit dem Pfriem genannt. Sofort nach Durchstoßen der vorderen Corticalis muß die Pfriemspitze parallel der Markhöhle geführt werden. Eine flache, d.h. parallel dem Markraum verlaufende Eröffnung der Tibia ist deshalb notwendig, weil man auf ein Aufbohren der Markhöhle über einen Führungsdorn in den meisten Fällen verzichten will. Der Spanndorn mit seinem verbreiterten blattartigen

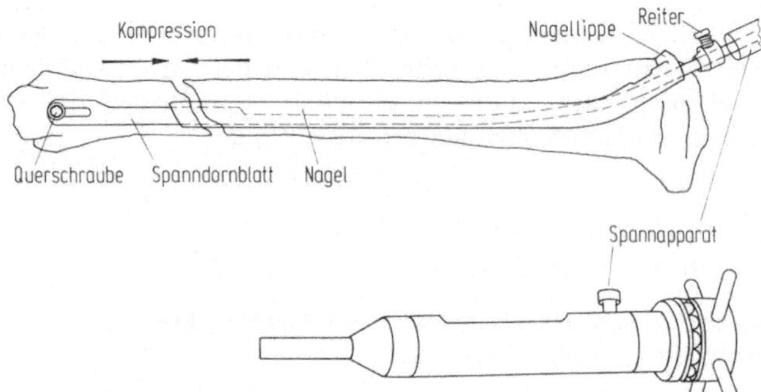


Abb. 1. Prinzip der intramedullären Kompressions-Nagelung nach H. J. Kaeßmann

Anfangsteil soll deshalb *ohne* großen Kraftaufwand innerhalb der Tibia hinuntergleiten können.

Der häufigste Fehler, der überhaupt gemacht wird, besteht in der Wahl eines zu langen Nagels. In diesem Fall kann der Spanndorn nicht weit genug in den Nagel hineingezogen werden, da das Spanndornblatt an das proximale Ende der im Nagel angebrachten Führungsrinne stößt. Die Folge ist, daß entweder die Knochenteile im Frakturspalt nicht unter Druck gesetzt werden können, oder daß eine Diastase nicht beseitigt werden kann. Nähern sich dann bei Belastung die beiden Frakturenden, so wird der Spanndorn nach oben aus der Tibiamarkhöhle hinausgeschoben.

Prae op. wird die Nagellänge grob so bestimmt, indem man von der Strecke „innerer Kniegelenkspalt – Innenknöchel" ca. 8 cm abzieht. Intra op. läßt sich die genaue Nagellänge so bestimmen, indem der Nagel konkavseitig mit seiner Lippe ins Einschlagloch gelegt und sein distales Ende mit dem Bildwandler beurteilt wird.

G. Zöch, W. Hiebler und P. Ferlić, Graz

**Indikation zur Operation, insbesondere zur Marknagelung**

Zur völligen Wiederherstellung nach einem Unterschenkelschaftbruch ist die konservative Therapie *völlig* ausreichend. Da eine große Zahl der Verletzten Jugendliche oder sportlich aktive Menschen sind, wird auch die durch die Ruhigstellung bedingte Frakturkrankheit rasch überwunden. Die Behandlung der unkomplizierten Unterschenkelschaftbrüche erfolgt daher an der Universitätsklinik für Chirurgie in Graz konservativ. Trotzdem kommen wir aber ohne die Osteosynthese *nicht* aus. Diese wenden wir da an, wo wir annehmen können, daß die konservative Therapie nicht zum gewünschten Erfolg führt, oder auch in Fällen, bei denen der längere Spitalsaufenthalt und die relative Unbeweglichkeit im Gipsverband zu wirtschaftlichen Schäden führen könnten.

Wir können demnach die Operationsindikationen in medizinische und soziale unterteilen.

Die *medizinische Indikation* stellen wir

1. wenn trotz korrekt durchgeführter konservativer Therapie nach der Konsolidierung eine gestörte Funktion oder eine Deformität zu erwarten ist. Es handelt sich hierbei meistens um Schräg- und Drehbrüche mit zunehmender Seitenverschiebung und Verkürzung;

2. bei alten Patienten, bei denen die Immobilisation zu schweren Komplikationen führen kann oder schon geführt hat. Die häufigsten Komplikationen sind die Pneumonie, der Decubitus, die Thrombophlebitis usw. Die wichtigste therapeutische Maßnahme wäre die Mobilisierung, die jedoch wegen der Extension *nicht* durchführbar ist. In diesen Fällen muß die Osteosynthese durchgeführt werden. Man soll die Operation nicht hinauszögern, um eine eventuelle Besserung abzuwarten, die mit großer Wahrscheinlichkeit nicht eintreten wird. Post op. erholen sich die Patienten meist erstaunlich rasch. Wenn irgendwie möglich, sollte als Osteosynthesematerial der Marknagel verwendet werden. Denn nur der Marknagel gewährleistet die volle Belastbarkeit und damit auch die leichtere Mobilisierung alter Patienten.

3. Weitere Indikationen sind multiple Verletzungen, um die Pflege zu erleichtern und die Querschnittslähmung aus demselben Grund.

Die Operationsindikation aus *sozialen* Gründen stellen wir bei Patienten, die durch den Spitalsaufenthalt oder den darauffolgenden Gipsverband in der Auübung ihres Berufes stark behindert sind oder diesen nicht ausüben können. Vor allem Berufe, die im Sitzen ausgeübt werden können oder bei denen zumindest nicht zu langes Stehen nötig ist, kommen hier in Frage. Angehörige freier Berufe sind durch Arbeitsausfall besonders gefährdet. Ihnen ist zumindest die Möglichkeit einer Frühmobilisation durch eine Operation zu erklären.

Kommen Patienten mit Querbrüchen der Tibia im mittleren Drittel zur Aufnahme, die durch eine Marknagelung mit größter Wahrscheinlichkeit sofort belastungsstabil sind, schlagen wir auch diesen Patienten die Operation vor. Wenn möglich, führen wir die Marknagelung primär durch.

Solche Patienten sparen sich 14 Tage Spitalsaufenthalt und ca. 3 Monate Krankenstand. Der kurze Spitalsaufenthalt zur Marknagelentfernung steht in keinem Verhältnis zur gewonnenen Zeit.

Wir verwenden das Osteosynthesematerial der A.O. Je nach Gegebenheiten verwenden wir den Marknagel oder die Platte, wobei wir wegen der Möglichkeit der früheren Belastung dem Marknagel den Vorzug geben.

Bei Verwendung der Platte sollte man sich vor der Operation aus sozialer Indikation vergewissern, ob der Patient kooperativ ist und ob seine geistigen Fähigkeiten ausreichen, die weitere Behandlung zum guten Abschluß zu bringen. Mancher Mißerfolg entsteht nur durch Nichtbefolgen der ärztlichen Vorschriften durch den Patienten. Bei der Marknagelung ist diese Gefahr nicht so groß. Jedenfalls sollte man im Zweifelsfalle auf eine Osteosynthese aus sozialen Gründen besser verzichten.

G. Fekete, S. Szántó und L. Nagy, Budapest

## Die Behandlungstaktik der geschlossenen Unterschenkelschaftbrüche bei Polytraumatisierten

In der Art der Behandlung sind Polytraumatisierte von den Einfachverletzten scharf abzugrenzen, da man bei der Behandlungstaktik oft gezwungen ist, eine von den bei isolierten Verletzungen der einzelnen Organe abweichende Therapie anzuwenden.

Früher war die Versorgung der Gliedmaßenbrüche bei Polytraumatisierten vollkommen in den Hintergrund gedrängt. Die Ergebnisse waren sehr schlecht.

Unser Krankengut umfaßt rund 1000 Polytraumatisierte, die seit 1963 behandelt wurden. 40% hatten eine Verletzung der unteren Extremitäten, davon 82 einen geschlossenen Unterschenkelschaftbruch, von denen 13 in den ersten 24 Std verstarben. So konnte die Behandlung von 69 Verletzten ausgewertet werden. Besonders in früheren Jahren wurde ausschließlich konservativ behandelt, das ist ungefähr die Hälfte unserer Fälle. Bei 25 Verletzten wurde eine Minimalosteosynthese durchgeführt, manchmal nicht primär, sondern erst nach einigen Tagen. Bei 5 Fällen machten wir primär eine stabile Osteosynthese und aufgeschoben 7mal. Nach dem Studium der Behandlungsergebnisse unserer Fälle können wir über folgende Beobachtungen berichten:

### *1. Konservative Verfahren*

a) Bei unruhigen bewußtseinsgestörten Patienten ist die Anwendung der traditionellen Extensionsbehandlung gefährlich, da sie schlecht hält.

b) Der Gipsverband mit eingebautem Bügel kann auch zu vielen Komplikationen führen, z.B. zur Drahtosteomyelitis wegen der Pyocyaneusflora bei Tracheotomierten.

c) Der gespaltene Gipsverband kann zerbrechen oder er wird durchnäßt. Außerdem kann sich beim nicht ansprechbaren Patienten besonders leicht ein Gipsdecubitus, und zwar auch unbemerkt ausbilden.

### *2. Semikonservative — semioperative Methoden*

a) Die Minimalosteosynthese kann auch bei Patienten im Koma durchgeführt werden, wenn keine vegetativen Störungen vorhanden sind.

b) Die Minimalosteosynthese kann mit der Trepanation, Thorakotomie oder Laparatomie sowohl gleichzeitig oder in der gleichen Narkose von einem anderen Operationsteam durchgeführt werden.

c) Minimalosteosynthese bedeutet in unseren Fällen meistens die Markdrahtung.

d) Der Vorteil der Minimalosteosynthese liegt darin, daß zu einem geeigneten Zeitpunkt später auch die stabile Synthese durchgeführt werden kann.

e) Nach der Minimalosteosynthese kann der gebrochene Unterschenkel bei etwaigen Operationen der Hohlorgane ohne Schwierigkeiten mobilisiert werden.

*3. Stabile Synthesen*

a) Im durchgearbeiteten Material kommen A.O.-Platten als primäre stabile Synthese in kleiner Zahl vor.

b) Bei Polytraumatisierten halten wir die Marknagelung mit Aufbohren der Markhöhle primär kontraindiziert, da sie eine ernsthafte Schockgefahr bildet!

c) Besteht ein mehrfacher Bruch an einer Extremität, so ist die primäre stabile Synthese besonders vorteilhaft.

d) Die primäre Durchführung der stabilen Osteosynthese — wenn möglich — ist deshalb angezeigt, da sie später verschiedene Komplikationen, wie Fettembolie, Thromboembolie, Infektionen usw. verhindern kann.

*Zusammenfassend* können wir feststellen, daß man bei der Versorgung von geschlossenen Unterschenkelschaftbrüchen bei Polytraumatisierten immer mit gründlicher Erwägung der übrigen Verletzungen individuell entscheiden muß. Unsere Erfahrungen zeigen, daß bei gleichzeitig bestehenden geschlossenen Unterschenkelschaftbrüchen der primären operativen Behandlung dieser Brüche der *Vorzug* zu geben ist.

L. Zolczer, J. Manninger und T. Nyari, Budapest

**Die Behandlung der frischen geschlossenen Unterschenkelschaftbrüche mit der Markdrahtung**

In unserem Vortrag beschreiben wir eine Methode, die bei der Behandlung frischer geschlossener Unterschenkelschaftbrüche erfolgreich angewandt werden kann. Dieses Verfahren, die *Markdrahtung*, bildet einen Übergang zwischen operativer und konservativer Behandlung, sozusagen eine Ergänzung der konservativen Behandlung und macht letztere bis zu einem gewissen Grade sicherer.

Bei der Behandlung der Unterschenkelfrakturen hat die Markdrahtung ein enges Indikationsgebiet: Sie wird im Zentralinstitut in erster Linie bei geschlossenen kleinflächigen, schrägen, zersplitterten, zum Abgleiten neigenden Brüchen angewandt, wenn eine andere Behandlung aus irgend einem Grund nicht durchgeführt werden kann.

Unter dem Bildverstärker mit Fernsehschirm werden auf dem Maquet-Tisch 2—3 Kirschnerdrähte mit abgeschliffenen Enden in Höhe der Tuberositas tibiae gedeckt eingeführt. Diese Drähte dienen als definitive Versorgung, können aber auch temporären, vorübergehenden Charakter haben. Die A.O.-Marknagelung der Tibia kann nur auf solchen Stationen durchgeführt werden, wo alle Vorbedingungen der Synthese erfüllt sind. Ist dies nicht der Fall, so bedeuten die primär eingeführten Markdrähte die endgültige Versorgung.

Nach der Markdrahtung legen wir für 12—16 Wochen einen geschlossenen Gipsverband bis zum oberen Drittel des Oberschenkels an. Die Drähte entfernen wir im allgemeinen nach der Gipsabnahme vor Beginn der funktionellen Behandlung.

Im Budapester Zentralinstitut für Traumatologie wurden während der 14 Jahre 2726 frische Unterschenkelbrüche behandelt. 2004 Brüche waren geschlossen.

Dabei war die Therapie bei 580 (28 %) Patienten eine operative, bei 1424 (72 %) eine konservative. Bei 193 der 580 operierten Brüche führten wir die Markdrahtung durch.

Von den 193 geschlossenen Unterschenkelbrüchen befanden sich 24 im oberen, 131 im mittleren und 28 im unteren Drittel. In 10 Fällen bestand ein Stückbruch. Es handelte sich um 29 Trümmerbrüche, 95 Querbrüche, 49 kurze Schrägbrüche und um 20 Spiralbrüche. Die Markdrahtung erfolgte bei 175 Brüchen bei der Erstversorgung und in 18 Fällen später.

*Unsere Ergebnisse*

Von den 193 mit Markdrahtung behandelten geschlossenen Unterschenkelbrüchen heilten 164 ohne Komplikationen. Eine Osteomyelitis an der Bruchstelle kam in 3 Fällen vor, obwohl die Bruchstelle bei der Operation nicht freigelegt wurde. Der Grund der 3 Osteomyelitiden war nicht die Markdrahtung, sondern die spätere Nekrose der vom Unfall stammenden lokalen Haut- und Weichteilschädigung. An der Einführungsstelle der Drähte sahen wir in 4 Fällen eine vorübergehende Sekretion. Bei 4 Brüchen war die Callusbildung verzögert. Eine Pseudarthrose bildete sich in 10 Fällen aus. Pulmonalembolie trat bei 2 und eine Fettembolie bei einem Patienten auf. Bei einem älteren Patienten mit Arteriosclerosis obliterans entstand eine Gangrän. 4 Patienten verstarben an anderen Verletzungen. Bei den komplikationslos geheilten Fällen ergab die Nachuntersuchung eine vollkommen freie Gelenkfunktion. Trat eine Komplikation auf, so blieb im oberen und unteren Sprunggelenk eine Bewegungseinschränkung zurück.

*Zusammenfassend* können wir auf Grund unserer Erfahrungen feststellen, daß die Markdrahtung zusammen mit der äußeren Ruhigstellung im Gipsverband bei den erwähnten Formen des geschlossenen Unterschenkelbruches mit Erfolg angewendet werden kann. Die Methode ist wegen ihrer Einfachheit und ihrer vielen Vorteile auch heute in der Zeit der modernen Osteosynthese ein nützliches Verfahren.

M. Jekic, Zemun-Belgrad

## Marknagelung oder Verplattung der Unterschenkelschaftfrakturen?

Die stabile Osteosynthese ist eine Forderung der modernen Unfallchirurgie. Dadurch ist die Möglichkeit für eine frühe Mobilisierung der Gelenke, Sehnen und Muskeln gegeben. Die Marknagelung nach Aufbohrung oder die Druckplattenosteosynthese gewährleisten bei *richtiger* Indikation und Technik eine einwandfreie Stabilität. Bei der Therapie von Schaftfrakturen des Unterschenkels steht heute mit gewissen Ausnahmen die Osteosynthese im Vordergrund. Die vielen Fehlleistungen bei der operativen Versorgung kommen sowohl durch mangelnde technische Ausrüstung und Ausbildung als auch durch Unsicherheit bei der Wahl des optimalen Osteosyntheseverfahrens zustande.

Für die Praxis entscheidend ist die richtige Indikationsstellung im Sinne der Wahl das für jede Frakturform geeignetste Verfahren. Es darf als geklärt gelten, daß für die primäre Frakturheilung nicht der Druck, sondern die durch den Druck erzeugte absolute Ruhe im Frakturbereich verantwortlich ist. Absolute Ruhe im Frakturbereich kann sowohl durch Marknagelung nach Aufbohren des Markraumes, als auch durch die Druckplattenosteosynthese erreicht werden. Die wichtigsten Kriterien der Osteosynthese bei beiden Verfahren sind:

| Nagelung mit Aufbohrung | Druckplatte |
|---|---|
| 1. gedeckte Osteosynthese mit dem Wittmoser-Repositions-Gerät | offene Osteosynthese |
| 2. kosmetisch schöne, kleine Narbe; am Knie wenig auffallend | große, oft unschöne, auffällige Narbe |
| 3. meist belastungsstabil | nur übungsstabil |
| 4. seltene Gefahr des Nagelbruches (bei richtiger Dicke nie) | große Gefahr des Plattenbruches (auch bei richtiger Technik) |
| 5. keine wesentliche Schwellneigung | Schwellneigung |
| 6. geringere Entkalkung durch die Belastungsfähigkeit | stärkere Entkalkung wegen der Entlastung |
| 7. leichte Entfernung mit kleiner Wunde und sofortiger Belastbarkeit | leichte Entfernung mit großer Wunde, Entlastung empfehlenswert |
| 8. Durch den Nagel keine Strukturveränderung am Knochen, seltene Gefahr der Refraktur, keine Ermüdungsfraktur | funktionelle Anpassung des Knochens mit Spongiosierung; Gefahr der Refraktur, Schraubenkanalfraktur |

Eine geschlossene Fraktur soll unserer Meinung geschlossen bleiben und mit einem Marknagel versorgt werden, falls dieser eine stabile Osteosynthese ergibt. Bei offenen Frakturen ändert sich das Behandlungsprinzip: Offene Fraktur nach Durchspießung von innen nach außen 1. Grades (rund 60%), die zum Nageln geeignet erscheinen, werden nach Wundausscheidung und Reinigung des Knochens entweder primär oder nach Wundheilung sekundär nach Aufbohren des Markraumes genagelt. Offene Frakturen 2. und 3. Grades (rund 40%) mit Zerstörung mehr oder weniger großer Haut- und Muskelgebiete sollten unserer Ansicht nach innerhalb der 8 Stundengrenze verplattet werden; die Haut soll spannungsfrei mit einem Spalthaut- oder Verschiebelappen gedeckt, die Extremität mit einem gespaltenen Oberschenkelgips ruhiggestellt werden.

Als weiterer Vorteil der stabilen Marknagelosteosynthese gegenüber der Verplattung ist die schon nach kurzer Zeit *volle* Belastungsfähigkeit hervorzuheben. Bei der belastungsstabilen Marknagelosteosynthese ist zur Fortbewegung keine Krücke notwendig, lediglich ein Stock zum sicheren Gehen empfehlenswert. Arbeitswillige können mit dem Marknagel ohne Risiko vor der endgültigen Frakturheilung in den Arbeitsprozeß wieder eingegliedert werden. Bei der Verwendung einer Druckplatte ist die Entlastung mindestens für 8 bis zu 12 Wochen strengstens zu befolgen. Ein Bruch eines Marknagels ist bei entsprechender

Dicke (11—12 mm) nicht möglich. Es treten auffallend oft nach der Verplattung Schwellungen des Unterschenkels und des Fußes auf, da durch das offene operative Vorgehen Venen und Lymphbahnen zerstört werden und durch die fehlende Belastung der Rücktransport mittels der Muskelpumpe vermindert wird. Der Nachteil der Plattenentfernung liegt wieder in der größeren Wundöffnung. Die Gefahr einer Refraktur, einer Schraubenkanalfraktur und der Plattenendfraktur bei Belastung oder geringen Traumen ist in allen größeren Serien von Verplattungen am Unterschenkel geläufig. Bei der Marknagelung bleibt in dem System Knochenrohr-Nagel die Hauptbelastung im Bereich der Corticalis.

*Unsere Indikation zur gedeckten Marknagelung sind*

1. Quer- und kurze Torsions-Schaftfrakturen in den mittleren zwei Schaftvierteln. Sofortige Belastung möglich; nur bei Brüchen Grenze drittes Viertel zum vierten Viertel Oberschenkelgehgips für 6 Wochen mit voller Belastung, dann erst volle Belastung ohne Gips.
2. Stückfrakturen: Bei Rotationsstabilität volle Belastung, bei Instabilität 4—6 Wochen Oberschenkelgehgips nach postoperativer Übungsbehandlung.

*Indikation zur Verplattung*

1. Offene Fraktur zweiten und dritten Grades nach A.O., die meist nach der Form der Fraktur zur Nagelung ungeeignet sind. Bei geeigneter Frakturform eventuell auch primäre Nagelung.
2. Infrakondyläre und supramalleoläre Frakturen, die in den Schaft übergehen. Volle Belastung nach 8—12 Wochen.

Auch bei der Versorgung der Unterschenkelschaftfrakturen ist der Hinweis auf die konservative Behandlung notwendig, weil sie oft gefahrloser zum Erfolg führt.

*Zusammenfassung.* Jeder Frakturform ist ein bestimmtes, am besten geeignetes Osteosyntheseverfahren zugeordnet. Die Marknagelung hat jetzt zusammen mit der Aufbohrung ein standardisiertes Anwendungsgebiet. Die offene Osteosynthese mit der Druckplatte hat ebenfalls ein typisches Anwendungsgebiet:

Neben der Gelenkfraktur, die in den Schaft reichende metaphysäre Fraktur und die weit offene Fraktur. Jeder Chirurg, der sich mit Unfällen beschäftigt, sollte neben den Möglichkeiten für eine konservative Behandlung sowohl für die gedeckte Marknagelung nach Küntscher mit Aufbohren des Markraumes als auch für die offene Osteosynthese mit Druckplatte ausgerüstet sein.

S. Letic, Novi Sad

## Unsere Erfahrungen mit der operativen Behandlung der frischen geschlossenen Unterschenkelschaftbrüche

Im Laufe der vergangenen 5 Jahre wurden an der traumatologischen Abteilung der chirurgischen Universitätsklinik Novi Sad von 476 geschlossenen Unterschenkelschaftbrüchen 178 Fälle operiert, das sind 37,3%.

Es fanden sich folgende *Bruchformen:*

| | | |
|---|---|---|
| Drehbrüche | 50 | 28,08% |
| Schrägbrüche | 19 | 10,64% |
| Querbrüche | 15 | 8,34% |
| Komminutivbrüche | 80 | 45,00% |
| Stockbrüche | 4 | 2,24% |
| Isolierte Schienbeinschaftbrüche | 10 | 5,70% |

Die Brüche, die mehr als 3 Fragmente hatten, sind in die Komminutivbrüche eingereiht, welche, wie man sieht, am häufigsten vorkommen.

Die Aufstellung erfaßt nur Verletzte über 14 Jahre. Das männliche Geschlecht überwiegt das weibliche im Verhältnis 2:1. Die meisten Brüche finden wir in den mittleren Lebensjahren. Meistens wurden die Brüche durch Fallen und Ausgleiten hervorgerufen, und zwar in 48,8%, dann durch Verkehrsunfälle in 33,78% und zu je 5% durch Unfälle in der Industrie, Landwirtschaft und beim Sport.

Die Osteosynthese wurde bei *den* Brüchen durchgeführt, die sich nicht einrichten ließen. Weiters bei den Brüchen, bei welchen die Erfahrung gezeigt hat, daß die operative Behandlung bessere anatomische und funktionelle Resultate ergibt wie die konservative Behandlung, und zwar bei Brüchen, die nach der Einrichtung wegen ihrer Instabilität eine Tendenz zur Verschiebung haben.

Wir trachten, daß die Osteosynthese, wenn es der Allgemeinzustand des Patienten erlaubt, in den ersten 12 Std vor dem Auftreten von Zirkulationsstörungen durchgeführt wird.

Bei den polytraumatisierten Patienten geben wir der Behandlung der lebenswichtigen Organe den Vorrang, weswegen die Behandlung der Brüche oft in der ersten Zeit konservativ durchgeführt wurde, was jedoch die sekundäre operative Versorgung nicht ausschließt.

Bei mehrfachen Brüchen an der gleichen Extremität, wie auch bei symmetrischen Brüchen an beiden Extremitäten erstreben wir, wenn es der Allgemeinzustand erlaubt, die einzeitige operative Behandlung aller Brüche. Nach jeder Operation benutzen wir eine Saugdrainage und das Bein wird auf einem elastischen Polster hochgelagert. Nach einigen Tagen wird mit der Rehabilitation angefangen. Nicht immer konnten wir eine stabile Osteosynthese erreichen, so daß wir in mehr als einem Drittel der Fälle einen Gipsverband verwenden mußten. Die Belastung erlauben wir erst nach der Knochenheilung. Bei einfachen Unterschenkelbrüchen, welche mit einem Küntschernagel behandelt wurden, haben wir die Belastung früher erlaubt.

Die Resultate haben wir in 3 Gruppen eingeteilt, und zwar inbetrachtziehend das anatomisch und funktionell Erreichte, sowie auch die trophischen Störungen.

Wir haben folgende *operative* Methoden durchgeführt:

*1. Fixation mit Schrauben*

Diese Methode haben wir bei dislozierten Dreh- und Schrägbrüchen angewandt, bei welchen wir die Verschiebung durch Manipulation nicht beseitigen konnten und wo die Bruchfläche mindestens zweimal länger war als der Umfang des Knochens. Die Schrauben haben wir auch zur Fixation einzelner Fragmente bei Kommunitivbrüchen benützt. Die durchschnittliche Dauer der Knochenheilung betrug 3 Monate.
*Ergebnisse*: Zahl der Operierten 49, gut 34, ausreichend 10, schlecht 5.

*2. Kompressionsosteosynthese mit Platte*

Diese Methode haben wir sowohl bei Quer- und leichten Schrägbrüchen angewandt, welche sich konservativ nicht einstellen ließen, als auch bei Drehbrüchen mit Knochenkeilen mit kurzer Bruchfläche. Durch die Kompression erfolgt die biologische Heilung schneller und mit einer stabilen Fixation bekommt man die besten funktionellen Resultate.

Die durchschnittliche Dauer der Knochenheilung dauerte 2,5 Monate. Wir hatten folgende Resultate:

Zahl der Operierten 35, gut 28, ausreichend 6, schlecht 1.

*3. Osteosynthese mit Platte ohne Kompression*

Diese Methode haben wir bei allen Kommunitivbrüchen benützt, bei welchen wir wegen der großen Zahl der Fragmente keine Kompression wegen der Gefahr der Verkürzung der Bruchstücke ausführen konnten. Wir verwendeten lange und dicke Platten mit 6—10 Schrauben, mit denen wir eine gute Stabilisierung erreichten. Größere Einzelfragmente haben wir mit zusätzlichen Schrauben fixiert. Wir trachten, wenn möglich, die Platte an der Außenseite anzulegen.

Trotz dieser stabilen Osteosynthese dauert die Konsolidation längere Zeit, sicher durch eine geschädigte Zirkulation, die einerseits durch das Trauma und andererseits durch den operativen Eingriff bedingt ist. Dies haben auch andere Autoren festgestellt.

Die durchschnittliche Dauer der Knochenheilung dauerte 6,5 Monate. Man bekam folgende Ergebnisse:

Zahl der Operierten 80, gut 38, ausreichend 32, schlecht 10.

*4. Gedeckte Schienbeinmarknagelung*

Diese Methode benützten wir bei Quer- und leichten Schrägbrüchen. Die durchschnittliche Zeit der Knochenheilung dauerte 3 Monate. Wir hatten folgende Resultate:
Zahl der Operierten 10, gut 8, ausreichend 2, schlecht 0.

*5. Offene Schienbeinmarknagelung*

Diese Methode wenden wir bei Stückbrüchen an. Diese Brüche brauchen eine viel längere Zeit für die Heilung, durchschnittlich 5,5 Monate. Auf die Dauer der Heilung hat sicher auch die Eröffnung des Bruches einen Einfluß.

Resultate. Zahl der Operierten 4, gut 1, ausreichend 2, schlecht 1.

## *Zusammenfassung*

Im Laufe der letzten 5 Jahre wurden an der traumatologischen Abteilung der chirurgischen Universitätsklinik in Novi Sad von 476 Unterschenkelschaftbrüchen 178 operiert, das sind 37,3%.

Man muß die Fälle operieren, die sich nicht einrichten lassen, Brüche, bei denen die Erfahrung gezeigt hat, daß die operative Behandlung bessere anatomische und funktionelle Resultate ergibt, wie auch die Brüche, die nach der primären konservativen Einrichtung eine Tendenz zur Verschiebung zeigen, wenn es der lokale und der allgemeine Zustand des Verletzten zuläßt.

Die Osteosynthese soll sobald als möglich durchgeführt werden — vor dem Auftreten einer Zirkulationsstörung — und sie soll stabil sein. Die Bruchform entscheidet die Art des operativen Vorgehens.

Wir haben verschiedene operative Methoden analysiert bezüglich der Heilungsdauer und der endgültigen anatomisch funktionellen Resultate. Wir haben bemerkt, daß die Osteosynthesen, die mit dem Küntschernagel oder mit Platten entsprechend stabil ausgeführt wurden, so daß eine baldige Bewegung der Gelenke durchgeführt werden konnte, die *besten* funktionellen Resultate ergaben. Die schnellste Heilung erzielt man bei der Kompressionsosteosynthese mit Platten. Deshalb sind wir für diese Methode.

G. Kramer, Dortmund

## Spätergebnisse der Unterschenkelstückfrakturen

Die Unterschenkel*stück*frakturen haben ihre besondere Problematik, weil sie sich in kein noch so bewährtes Behandlungsschema pressen lassen. Die in der Regel erheblichen Weichteilschäden und die sehr häufig bestehenden Mitverletzungen anderer Knochen und Organe beschränken die Entscheidungsfreiheit über die Wahl des bestmöglichen Behandlungsverfahrens deutlich.

Wir haben daher an Hand der Spätergebnisse versucht, zu analysieren, ob unter Berücksichtigung der speziellen Problematik Entscheidungshilfen gegeben werden können.

In der Dortmunder Unfallklinik wurden in den Jahren 1960—1970 1356 Unterschenkelbrüche behandelt. Darunter waren 49 geschlossene Unterschenkelstückbrüche, deren Verläufe und Endergebnisse lückenlos verfolgt werden konnten. Von diesen 49 Patienten hatten 11 Mehrfachverletzungen. Das Durchschnittsalter der Patienten betrug 44,6 Jahre, die Behandlungszeit bis zur knöchernen Ausheilung 206 Tage. Alle Fälle wurden im Rentenverfahren begutachtet, die Durchschnittsdauerrente wurde mit 19,3% ermittelt. Dieses auf den ersten Blick günstige Ergebnis verliert bei näherer Analyse deutlich an Glanz. Von 49 Patienten hatten nur 27 einen normalen Heilverlauf. Bei 19 Patienten wurden Zweit- oder Drittoperationen erforderlich, bei 12 von diesen wegen Pseudarthrosenbildung. 4 Fälle waren durch eine Osteomyelitis kompliziert, 3 weitere Fälle hatten Wundheilungsstörungen, in 1 Fall führte dies zur Amputation im Oberschenkel.

6 Patienten wurden aus den verschiedensten Gründen konservativ behandelt. Alle mußten wegen Pseudarthrosenbildung später operiert werden.

Von den angewandten *Operationsverfahren* wurde die geschlossene Auffädelung der Brüche durch Küntschernägel am häufigsten angewandt. Auch die Gewindestiftosteosynthese nach Schwier war recht erfolgreich. Die Zurückhaltung bei den offenen Osteosynthesen ist einmal durch die schweren Weich-

Tabelle 1. *Behandlungsergebnisse der Unterschenkelstückfrakturen (1960–1970)*

| | |
|---|---|
| Gesamtzahl der Fälle | 49 |
| Durchschnittsalter | 44,6 Jahre |
| Zeit bis zur knöchernen Heilung (Mittelwert) | 206 Tage |
| Dauerrente (Mittelwerte) | 19,3% |

Tabelle 2. *Heilverlauf der Unterschenkelstückfrakturen (49 Fälle)*

| | Patienten |
|---|---|
| Normaler Heilverlauf | 27 |
| Pseudarthrosen | 12 |
| Osteomyelitis | 4 |
| Wundheilungsstörungen der Weichteile | 3 |
| (davon Ablatio) | 1 |
| Zahl der Reinterventionen | 19 |

Tabelle 3. *Behandlungsverfahren Unterschenkelstückfrakturen (49 Fälle)*

| Percutane Methoden | | Komplikationen | |
|---|---|---|---|
| | | ohne | mit |
| Nagelung nach Küntscher | 23 | 15 | 8 |
| Gewindestift nach Schwier | 10 | 8 | 2 |
| Rush-Pin | 2 | 1 | 1 |
| Drahtfixierung | 2 | 1 | 1 |
| Kombinierte Methoden | 7 | 4 | 3 |
| Offene Osteosynthesen | | | |
| A.O.-Verfahren | 2 | 2 | — |
| Knöcherne Schrauben | 3 | — | 3 |
| Cerclagen | 2 | — | 2 |

teilschäden begründet und zum anderen durch die in früheren Jahren an unserer Klinik bevorzugten percutanen Operationsverfahren. Die in den letzten Jahren durchgeführten offenen Osteosynthesen sind in der jetzigen Untersuchung unberücksichtigt geblieben, da eine sichere Beurteilung der Endergebnisse wegen der relativen Kürze der Zeit noch nicht möglich ist.

Ich darf aber ergänzend bemerken, daß wir auch jetzt eine sehr strenge Indikation für eine primäre offene Osteosynthese der geschlossenen Unterschenkelstückbrüche stellen.

Aus den Gesamtergebnissen kann abgeleitet werden, daß eine konservative Behandlung ebenso abzulehnen ist wie die sogenannte Minimalosteosynthese, wenn diese nicht nach spätestens 6–8 Wochen eine Übungsbehandlung gestattet. Eine längere Immobilisierung führte, auch wenn die Brüche ohne Reintervention ausheilten, zu schlechteren Endergebnissen beim Vergleich mit den operativ behandelten Frakturen, auch unter Berücksichtigung derjenigen Fälle, die durch postoperative Wundheilungsstörungen und Osteomyelitiden belastet waren.

Cerclagen und knöcherne Osteosynthesemittel schaffen *keine* Übungsstabilität und sind als offene Behandlungsverfahren indiskutabel.

Gestatten Sie mir die Endergebnisse einiger typischer Fälle zu demonstrieren.

*Zusammenfassend* wird festgestellt, daß die Unterschenkelstückfrakturen, wenn eben möglich, mit percutanen Osteosynthesen übungsstabil fixiert werden sollten, konservative Behandlungen keinen Erfolg versprechen und offene Osteosynthesen nur unter strengster Indikationsstellung zu verantworten sind.

B. Hranilovic, M. Grujic und M. Barac, Zagreb

## Unsere Erfahrungen bei der operativen Behandlung des Unterschenkelbruches

Es ist bekannt, daß Unterschenkelbrüche sehr häufig sind und ungefähr 15% aller Brüche betragen. Es ist auch bekannt, daß wir den Großteil dieser Brüche mit sehr gutem Erfolg *konservativ* behandeln, wie dies Lorenz Böhler in seiner langjährigen Praxis zeigte.

Nach seinen Prinzipien: Reponieren und Ruhigstellen — können wir fast alle Unterschenkelbrüche behandeln, natürlich mit längerem Krankenhausaufenthalt und genügender Geduld — sowohl des Arztes als auch des Patienten.

Die Erfahrung hat uns gelehrt, daß wir oft bei gewissen Bruchformen des Unterschenkelschaftes wohl eine ideale Reposition erreichen, aber auch bei adäquatester Immobilisation manchmal die eingerichtete Stellung der Bruchstücke nicht aufrecht erhalten können. Daher muß bei solchen Fällen operativ vorgegangen werden. Auf Grund der Vielfältigkeit des Bruchmechanismus sind die Bruchformen sehr verschieden und oft kompliziert, insbesondere durch die Einwirkung immer stärker werdender Kräfte, wie beispielsweise bei Verletzungen durch Verkehrsunfälle. Diese bedingen oft ebenfalls die Indikation für ein operatives Vorgehen.

Es ist notwendig, bei jedem einzelnen Fall den operativen Eingriff sorgfältig zu planen. In der Chirurgie gibt es selten Fälle, bei welchen technische Fehler oder Irrtümer so zu einem Mißerfolg führen können, wie dies bei unrichtiger Indikation und technisch schlecht ausgeführter Osteosynthese der Fall ist. Daher hängt auch der Erfolg der operativen Behandlung des Unterschenkels von der richtigen Indikation des operativen Eingriffes und seiner tadellosen technischen Ausführung ab.

Auf Grund der Analyse unseres zehnjährigen Materials berichten wir über unsere Erkenntnisse und Erfahrungen in der operativen Behandlung des Unterschenkelschaftes.

Im Unfallkrankenhaus in Zagreb wurden in der Zeit von 1962—1972 1843 verschiedene Brüche des Unterschenkelschaftes behandelt. Bei 666 Patienten, d.s. 36% wurde operativ vorgegangen.

Bei der Behandlung der Brüche des Unterschenkelschaftes haben wir verschiedene operative Methoden angewendet, wie dies aus Tabelle 1 ersichtlich ist.

Tabelle 1.

| Operative Methoden | Zahl der Patienten | % |
|---|---|---|
| Drahtcerclage | 414 | 62,2 |
| Marknagelung nach Küntscher | 129 | 19,4 |
| Rush-Pin | 61 | 9,1 |
| A.O.-Methode | 50 | 7,5 |
| Osteosynthesis sek. Hackethal | 8 | 1,2 |
| Reposition cruenta | 4 | 0,6 |
| Insgesamt | 666 | 100 |

Von der vorstehend angeführten Zahl der Patienten haben wir 517 Fälle analysiert. Das Verhältnis Frauen zu Männern betrug 1:2,4. Der jüngste Patient war 5 und der älteste 80 Jahre alt.

Der Großteil der Operierten — insgesamt 62% — gehören der Altersgruppe zwischen 20—50 Jahre an. Wie wir schon hervorgehoben haben, hängt jeder Typ und jede Lokalisation eines Bruches vom Mechanismus der Verletzung ab. Bei dem von uns analysierten Material wurde der Großteil der Brüche durch Fallen verursacht. Danach folgen die Verkehrsunfälle, wie dies in Tabelle 2 dargestellt ist.

Tabelle 2.

| Art der Verletzung | Anzahl | % |
|---|---|---|
| Verkehr | 171 | 33,1 |
| Sport | 73 | 14,1 |
| Fall | 218 | 42,2 |
| Verschiedene | 55 | 10,6 |
| Insgesamt | 517 | 100 |

Unter „verschiedene Verletzungen" sind Verletzungen bei der Arbeit, Verletzungen durch dritte Person und andere erfaßt.

Was die Art der Brüche betrifft, stehen Spiralbrüche des Unterschenkelschaftes an erster Stelle. Ihnen folgen die multifragmentären Brüche.

Tabelle 3.

| Bruchart | Anzahl | % |
|---|---|---|
| Spiralbrüche | 308 | 59,6 |
| Schrägbrüche | 72 | 13,9 |
| Multifragmentäre Brüche | 83 | 16,1 |
| Insgesamt | 517 | 100 |

Das Verhältnis zwischen dem Mechanismus der Verletzung und der Bruchform ist aus Tabelle 4 ersichtlich.

Tabelle 4. *Art der Verletzung und Bruchform*

| | Spiralbruch | Querbruch | Schrägbruch | Multifragmentärer Bruch | Zusammen |
|---|---|---|---|---|---|
| Verkehr | 32 | 41 | 31 | 67 | 171 |
| Sport | 60 | 8 | 3 | 2 | 73 |
| Fall | 187 | 9 | 14 | 8 | 218 |
| Verschiedene | 29 | 14 | 6 | 6 | 55 |
| Insgesamt | 308 | 72 | 54 | 83 | 517 |

Es ist ersichtlich, daß bei Verkehrsunfällen zum Großteil multifragmentäre Brüche vorkommen, welchen Quer- und Schrägbrüche folgen, während Verletzungen beim Sport und durch Fall meistens Spiralbrüche zur Folge haben. Daraus folgt, daß uns schon die Form des Bruches die Art des operativen Eingriffes diktiert.

Wie aus Tabelle 1 ersichtlich ist, haben wir meistens die Osteosynthese mittels Drahtcerclage durchgeführt. Schon seit vielen Jahren hört man von vielen Seiten Einwände über den Wert dieser Osteosynthese. Einzelne Autoren verwerfen a priori den Wert der Cerclage (Watson-Jones u.a.), während demgegenüber andere dauernd auf zufriedenstellende Resultate hinweisen (Kirschner, Johansson, Hegelin, Ehalt u.a.).

Wir betonen, daß die subcutane Cerclage nach Jordan eine *einfache* und technisch *leicht* ausführbare Operationsmethode darstellt, welche einen *guten* Erfolg garantiert, wobei das Risiko einer Infektion minimal ist.

Bei 324 kontrollierten Osteosynthesen mit Drahtcerclage hatten wir in 15 Fällen (4,6%) Komplikationen und zwar in 7 Fällen eine Ostitis, in 3 Fällen kam es zu einer verlängerten Heilungsdauer und in 2 Fällen entstanden Pseudarthrosen. In 3 Fällen war das funktionelle Endresultat schlecht, verursacht durch schwere Zirkulationsstörungen.

Wir betonen, daß wir immer mehr als eine Drahtschlinge verwenden und durch das elastische Zusammenziehen des Drahtes die notwendige Kompression zwischen den Bruchfragmenten erzielen. Alle früher angeführten Komplikationen entstanden bei multifragmentären Spiralbrüchen als auch bei Schrägbrüchen, welche nach unserer Meinung eine *Kontraindikation* für diese Art des operativen Eingriffes darstellen.

Die Dauer des Krankenhausaufenthaltes betrug 16 Tage, während die Dauer der Ruhigstellung im Durchschnitt 9 Wochen und die Gesamtdauer der Behandlung $5^1/_2$ Monate betrug.

Wir sind der Meinung, daß diese Methode bei langen Spiralbrüchen indiziert ist. Sowohl die funktionellen als auch die klinischen Resultate sind zufriedenstellend, während die Behandlungsdauer jener der anderen operativen Methoden entspricht.

Die Marknagelung nach Küntscher haben wir bei Quer- und Schrägbrüchen des Unterschenkelschaftes angewendet. In den meisten Fällen bohrten wir den Markraum auf. Dadurch erreichten wir eine bessere Stabilität und Heilung des Bruches sowie die Möglichkeit einer frühzeitigen Belastung der operierten Extremität.

Bei 94 unserer nach dieser Methode operierten Patienten erzielten wir in 93% gute Resultate. Bei 7 Patienten kam es zu Komplikationen: Zur Ostitis bei 3 und zur Pseudarthrose bei 4 Patienten, die einen neuerlichen operativen Eingriff notwendig machten. Die Ursache dieser Komplikationen war die Verwendung eines zu dünnen Nagels oder die zu periphere Lage der Fraktur.

Wir sind der Meinung, daß die Methode nach Küntscher ideal für Quer- und Schrägbrüche im mittleren Drittel des Unterschenkels ist, wo durch Aufbohren des Markraumes eine ideale Stabilität erzielt werden kann. Diese garantiert eine frühzeitige Belastung und somit gute funktionelle Resultate.

Die Osteosynthese nach Rush wendeten wir hauptsächlich bei Schräg- und multifragmentären Brüchen der Diaphyse des Unterschenkels an.

Bei dieser Methode hatten wir öfters Komplikationen im Sinne einer längeren Heilungsdauer, so daß wir oft nochmals operativ vorgehen mußten. Bei 6 von 44 mit dieser Methode behandelten Patienten (13,6%) kam es zu Komplikationen. Bei 1 Patienten kam es zur Ostitis und bei 5 zu einer verzögerten Heilungsdauer, die einen neuerlichen operativen Eingriff notwendig machten.

Wir sind der Meinung, daß diese Methode bei jenen Fällen indiziert ist, in welchen man entweder aus lokalen Bedingungen oder wegen des Gesamtzustandes keinen größeren operativen Eingriff ausführen kann. Eine nach der Methode Rush technisch gut ausgeführte Osteosynthese ergibt eine gute Retention der Bruchstücke und das funktionelle Endresultat ist zufriedenstellend.

Einen Großteil der Brüche der Diaphyse des Unterschenkels können wir erfolgreich mittels interfragmentärer Druck- und „der Neutralisationsplatte" heilen.

Die Kompressionsosteosynthese verwenden wir größtenteils bei Schrägbrüchen als auch bei multifragmentären Unterschenkelbrüchen. Bei guter und einwandfrei durchgeführter Operationstechnik und strikter Einhaltung der Prinzipien der A.O.-Technik erzielt man mit dieser Operationsmethode vorzügliche Resultate.

Nach dieser Methode operierten wir 47 Patienten. Das definitive funktionelle Resultat ist vorzüglich. Nur bei 3 Patienten kam es post op. zur Infektion und Ostitis, das sind 6,3%. Wir sind der Meinung, daß die Kompressionsosteosynthese heute den Vorrang vor anderen therapeutischen Verfahren bei der Behandlung verschiedener Brüche der Diaphyse des Unterschenkels hat, unter der Bedingung, daß eine gnaue Indikation für den operativen Eingriff gegeben ist und eine tadellose technische Ausführung und ein erstklassiges Instrumentarium sichergestellt sind.

Die *Cerclage* hat in ihrem Indikationsbereich jedoch ihren *vollen* Wert.

Die Osteosynthese nach Hackethal haben wir bei multifragmentären Brüchen des Unterschenkels angewendet, und zwar bei polytraumatisierten Patienten. Mit dieser Methode erzielten wir eine zufriedenstellende Retention der Bruchstücke. Später, nachdem sich der Patient genügend erholt hatte, haben wir eine stabile Osteosynthese angeschlossen.

Wie aus dieser Darstellung ersichtlich ist, ist die operative Behandlung der Brüche der Diaphyse des Unterschenkels sehr verschieden. Gerade aus diesem Grunde ist die erfolgreiche Anwendung der einzelnen Methoden durch eine genaue Indikation und einen tadellos durchgeführten technischen Eingriff bedingt. Das funktionelle Resultat ist von der planmäßig, vom ersten postoperativen Tag an durchgeführten Rehabilitation und von der Anwendung postoperativer Komplikationen abhängig.

Abschließend möchten wir betonen, daß wir bei der operativen Behandlung der Brüche des Unterschenkelschaftes von der Art des Bruches und dem Verletzungsmechanismus ausgehen. Den operativen Eingriff führen wir so *früh* wie möglich durch, möglichst in den ersten 12 Std. Der Erfolg bei jedem operativen Eingriff hängt vom Können der Technik und der Tüchtigkeit des Operateurs ab sowie von einer rechtzeitig durchgeführten Rehabilitation.

G. Berentey, Budapest

**Arterienverletzungen bei frischen geschlossenen Unterschenkelfrakturen**

Lorenz Böhler zählte die konsequente Kontrolle der Zirkulation der verletzten Extremität zu den grundlegenden Forderungen der Frakturenbehandlung. Dennoch schrieb vor einigen Monaten Denck, daß trotz jahrzehntelanger Ermahnungen eine die Fraktur begleitende Gefäßverletzung nicht immer rechtzeitig erkannt wird. Deshalb sahen wir mit meinen jetzigen und früheren Mitarbeitern das Material von mehr als 20000 Verletzten durch, die seit 1964 behandelt wurden.

Von den 1086 Unterschenkelfrakturen waren nur 71 % geschlossene Brüche. Unter den 767 Patienten, die wegen frischer geschlossener Unterschenkelfrakturen behandelt wurden, fanden wir 3 Verletzte, bei denen sich zum Unterschenkelbruch eine Arterienverletzung gesellte. In 2 weiteren Fällen wurde die Behandlung der Unterschenkelfraktur in einem anderen Krankenhaus begonnen, aber von uns beendet. Im folgenden möchte ich unsere Fälle kurz darlegen.

Ein 26jähriger Mann stieß beim Motorradfahren mit einem Personenkraftwagen zusammen. Er erlitt einen Mehrfragmentbruch im oberen Drittel des linken Unterschenkels. Unmittelbar nach der Verletzung konnten wir eine große lokale Schwellung feststellen, aber eine Sensibilitätsstörung zeigte der Patient an den warm zu tastenden Zehen nicht an, und er konnte sie auch gut bewegen. Nach der Reposition stieg im Streckverband die Temperatur des Patienten am 4. Tag auf 38° an. Dann blieb er tagelang subfebril. 1 Woche nach der Verletzung klagte er das erste Mal über ein Einschlafen der Zehen. Wir konnten eine ausgeprägte Sensibilitätsstörung an den Zehen feststellen, die nach Beseitigung des den Fuß stützenden Zinkleimverbandes auch am Fuß vorhanden war. Wir führten percutan eine femorale Angiographie durch, die bestätigte, daß die A. poplitea im Bruchsegment verletzt war und es deshalb zum Verschluß beider wichtiger Unterschenkelarterien kam. Der distale Extremitätenteil wurde nur vom kollateralen Gefäßnetz am Leben erhalten.

Wegen des Mehrfragmentbruches, der umfangreichen Blutung und der zu erwartenden guten Kompensationsfähigkeit im jungen Organismus haben wir keinen Gefäßersatz, sondern eine lumbale Sympathektomie durchgeführt. Obwohl die distalen Teile der 1. und 2. Zehe wegen Nekrose amputiert werden mußten, wurde der Kreislauf der übrigen Zehen und der des Fußes nach der Operation vollkommen wiederhergestellt. Die Fraktur verheilte. 3 Jahre nach der Verletzung konnten wir an der Extremität keine Zeichen einer Zirkulationsschädigung feststellen. Auch mit einem Hautthermometer fanden wir keine 0,2° übersteigende Temperaturverminderung. Die Kniebewegung richtete sich wieder zwischen 0 und 120° ein und auch von der Sprunggelenksbewegung gingen nur 15° verloren. Der Verletzte ist an seinem alten Arbeitsplatz beschäftigt.

Ein 51jähriger beleibter Mann mit Hypertonie wurde von einem Personenkraftwagen überfahren. Vor der Behandlung des im linken mittleren Unterschenkeldrittels zustande gekommenen Mehrfragmentbruches stellte sich heraus, daß der Patient schon vor der Verletzung Beschwerden hatte, die auf eine periphere Gefäßerkrankung hinwiesen. Die A. dorsalis pedis konnte an der verletzten Extremität nicht getastet werden, aber Sensibilität und Motilität der Zehen waren in Ordnung. Da auch eine operative Behandlung in Erwägung gezogen werden mußte, führten wir vor der Versorgung die percutane femorale Angiographie durch, um die genauere Information über den Zirkulationszustand der Extremität zu gewinnen. Die A. tibialis post. und A. peronea waren unverletzt, die A. tibialis ant. war aber in Bruchhöhe gerissen. Distal der Fraktur erschien nur ein sehr zartes Gefäßnetz auf dem Röntgenbild. Nach der Angiographie führten wir keine Osteosynthese durch, sondern wir behandelten die Fraktur im Dauerzug. Der Unterschenkelbruch war nach 14 Wochen knöchern geheilt. $1^1/_2$ Jahre nach der Verletzung fanden wir an der Extremität auch mit einem Hautthermometer keine Zeichen, die auf eine Zirkulationsstörung hinweisen würden. Knie und Sprunggelenksbewegung wurden völlig wiederhergestellt und der Patient versieht beschwerdefrei seine Arbeit.

Den geschlossenen, großflächigen Mehrfragmentbruch, der bei einem 48jährigen Mann durch einen Verkehrsunfall zustande kam, behandelten wir im Dauerzug und fixierten ihn dann 6 Monate lang im Gipsverband. Auch in dieser langen Zeit heilte der Bruch nicht. Bei seiner Freilegung konnten wir feststellen, daß die A. tibialis post. in den Bruchspalt eingeklemmt war und dort noch pulsierte. Es ist offensichtlich, daß das im Interpositum pulsierende Gefäß die Callusbildung verhinderte, aber keine Zirkulationsstörung verursachte. Trotz der ausgeprägten Reflexdysthrophie wurde der Patient nach Osteosynthese mit der A.O.-Platte geheilt. Er verrichtet mit seiner auf die Hälfte eingeschränkten Sprunggelenksbewegung sitzende Arbeit.

In zwei anderen Fällen wurde die Behandlung des Unterschenkelbruches in einem Provinzkrankenhaus begonnen. Einige Tage nach der Verletzung wies die von hohem Fieber begleitete ausgebreitete Hautnekrose auf eine Gefäßverletzung hin. Auf dem von uns angefertigten Angiogramm ist an der A. tibialis ant. in Bruchhöhe eine Falte zu sehen. Der Kreislauf des Fußes wurde von der unverletzten A. post. gesichert. Nach Hautlappenplastik und Behandlung im Gipsverband wurde der Bruch knöchern fest. Dem ähnelt in allem auch die Verletzung eines 23jährigen Mannes. Zu der ausgebreiteten Hautnekrose gesellte sich in diesem Falle auch noch eine sekundäre Infektion. Mehrere Operationen und $2^1/_2$ Jahre waren zur Wiederherstellung der Arbeitsfähigkeit notwendig.

Aus unseren Fällen können folgende Lehren gezogen werden:

1. Auch zu einem geschlossenen Unterschenkelbruch kann sich eine Gefäßverletzung gesellen; deshalb müssen wir schon bei der ersten Versorgung an diese Möglichkeit denken.

2. Die Arterienverletzung distal vom Knie hat eine günstigere Prognose, aber die Verletzung der A. poplitea kann sich auch zu Frakturen im oberen Drittel gesellen.

3. Die Gefäßverletzung verursacht nicht immer sofort einen Gefäßverschluß. Zu dem bei der Verletzung entstandenen Intimariß kann sich sekundär eine Thrombose gesellen, was einen kompletten Gefäßverschluß bewirkt.

4. Voraussetzung für die operative Behandlung geschlossener Brüche ist ein guter Kreislauf der Extremität. Bei schlechter Zirkulation müssen wir nach der Osteosynthese Komplikationen bei der Wundheilung erwarten, deshalb operieren wir mit relativer Indikation in solchen Fällen nicht. Besteht der Verdacht auf eine Gefäßverletzung, so führen wir eine Angiographie durch und entscheiden auf Grund dieser über die Methode der Frakturenbehandlung.

J. Strmiska, Brünn

**Zur Problematik der Refrakturen nach Entfernung des Osteosynthesematerials am Unterschenkel**

Im Jahre 1969–1972 haben wir die Möglichkeit gehabt, 36 Patienten mit einer Refraktur zu behandeln. Davon bilden die Unterschenkelfrakturen eine Gruppe von 19 Patienten.

Diese Unterschenkelfrakturen können wir in 2 Gruppen einteilen:

1. Die Refrakturen nach einer Plattenosteosynthese nach der A.O.-Methode (9 Patienten).

2. Die Refrakturen nach anderen konservativen und operativen Behandlungsmethoden (10 Patienten).

Die Begründung einer solchen Einteilung stützt sich nicht nur an verschiedenen Primärbehandlungen, sondern man kann auch andere wichtige Unterschiede darin finden.

a) Wenn wir den Mechanismus der Refrakturen betrachten, scheint es uns auffallend zu sein, daß in der 1. Gruppe (Plattenosteosynthese nach der A.O.-Methode) es sich nur in einem Falle um eine grobe Gewalteinwirkung handelte. In den anderen 8 Fällen war die Gewalteinwirkung inadäquat einer Frakturentstehung.

b) In der 2. Gruppe, d.h. nach anderen Behandlungsmethoden, handelte es sich in 3 Fällen um ein Unfallereignis, das zu einer Fraktur führen könnte. Bei den anderen Patienten war die Gewalteinwirkung so gering, daß sie normalerweise bei einem vorher nicht beschädigten Knochen keinen Bruch hätte verursachen können.

In allen 9 Fällen, bei denen die Osteosynthese nach der A.O.-Methode durchgeführt worden war, handelte es sich um eine anatomisch vollkommen konsolidierte Fraktur, was röntgenologisch und klinisch bestätigt wurde. Bei allen diesen Patienten wurden die Platten und Schrauben entfernt und die Refraktur erschien nach einer unterschiedlichen Zeit von 1 Woche bis zu 6 Monaten.

In der Gruppe nach anderen Behandlungsmethoden wurde das Metallmaterial nur bei einem Patienten zu früh entfernt. Eine sorgfältige Analyse der Röntgenbilder nachher hat ergeben, daß die Calluskonsolidation bei diesen Frakturen *nicht* vollendet war. In diesen Fällen handelte es sich eigentlich nicht um eine Refraktur, sondern in Wirklichkeit wurde die nicht konsolidierte Fraktur zu früh belastet.

Die Analyse unseres klinischen Materials zeigt uns, daß die Plattenosteosynthese nach der A.O.-Methode in diesen Fällen günstige Bedingungen geschaffen hat, die zur Refraktur führten. Die Entstehung dieser Refrakturen betrachten wir als ein wichtiges Problem. Auch bei uns haben sich die Osteosynthesen nach der A.O.-Methode verbreitet und haben sich als besonders geeignet erwiesen. Doch das Vorkommen von Refrakturen nach Metallentfernung gehört zu den Nachteilen von dieser Methode.

Das Entstehen von Refrakturen nach Materialentfernung ist im Fachschrifttum gut bekannt. Die Osteosynthese nach der A.O.-Methode führt regelmäßig — dank der Stabilität der Fragmente — zu einer schnellen anatomischen Heilung der Fraktur. Die mechanischen Eigenschaften der Platten übernehmen statische und dynamische Ansprüche, denen normalerweise der Knochen Widerstand leisten muß. Der anatomisch geheilte, mit einer Platte versicherte Knochenabschnitt hat sich aber nicht für die physiologische Belastung adaptiert. Die histologischen Arbeiten beweisen in diesem Bereich eine Spongiosierung in der Corticalis, das heißt, die mikroskopische Struktur und zugleich die mechanischen Eigenschaften des Knochens sind verändert. Die Forscher der A.O. sind überzeugt, diese Befunde seien eine Folge der mechanischen Verhältnisse, wo Mangel von mechanischen Reizen charakteristisch ist. Meiner Meinung und experimentellen Ergebnissen nach hat diese Erklärung nicht allgemeine Bedeutung. Im Tierversuch haben wir nämlich eine Spongiosierung auch nach extraperiostaler Cerclage, und zwar auch ohne Fraktur, gefunden. Wir halten die Spongiosierung für ein Zeichen der Schädigung der Umbaupotenz des Knochens. Bei der Cerclage können wir nicht dieselben mechanischen Ursachen wie bei der Plattenosteosynthese beweisen und sie für die Spongiosierung verantwortlich machen. Es scheint uns auch fraglich zu sein, ob wir genug Gründe dafür finden, diese Frakturen als Ermüdungsfrakturen zu bezeichnen. Der Mechanismus in den meisten Fällen in unserem Material spricht dagegen.

Wenn wir die Refrakturen nach der Plattenosteosynthese nach der A.O.-Methode vermeiden wollen, darf der Patient nach der Metallentfernung seine verletzten Gliedmaße wenigstens 6 Wochen *nicht* belasten. Trotzdem kann man dabei (sicher selten) eine Refraktur nach mehreren Wochen beobachten.

Zur Frage der Refrakturenbehandlung:

Die behandelten Refrakturen nach der Osteosynthese nach der A.O.-Methode haben in unserem Material eine gute Tendenz zur raschen Heilung. Wir haben nur einen Fall reoperiert, alle anderen Refrakturen wurden nach 8–12 Wochen in einem Gipsverband geheilt. Die Reoperation führt unserer Meinung nach zur Verschlimmerung der Faktoren, die die Refraktur verursachten.

Dagegen bei der zweiten Gruppe – d.h. bei den Refrakturen nach anderen Behandlungsmethoden – operierten wir regelmäßig nach der A.O.-Methode, und die Ergebnisse sind gut. Auch aus der therapeutischen Hinsicht scheint uns die Einteilung der Refrakturen in zwei Gruppen für den Chirurgen nutzvoll und praktisch zu sein.

W. Hiebler, G. Zöch und P. Ferlic, Graz

**Infektionen bei der primär geschlossenen Schaftfraktur des Unterschenkels**

Wenn ich Sie nochmals an das Referat meines Kollegen G. Zöch erinnern darf, so wurden primär geschlossene Unterschenkelschaftbrüche bei alten Leuten zur Frühmobilisation, bei extremer Fehlstellung, beim Polytrauma, beim Querschnittsgelähmten, zur Pflegeerleichterung, aus sozialen Indikationen und glatte Querbrüche, wenn eine stabile Nagelung zu erwarten war, operiert.

Es verbleiben also für eine konservative Behandlung Frakturen Verletzter, die sich nicht operieren lassen wollen, die nicht operabel sind oder denen, unter Ausschluß aller absoluten und relativen Operationsindikationen, eine 3–4wöchige Extensionsbehandlung zugemutet werden kann.

Für die Richtigkeit unserer Annahme glauben wir einige Zahlen aus unserem Krankengut, die letztlich keine exakte Statistik erlauben, heranziehen zu können. Vergleichen wir unsere konservativ und operativ versorgten Unterschenkelschaftbrüche, ohne Rücksicht auf die Ausgangssituation, so ergeben sich folgende Zahlen.

Die Gesamtzahl der Unterschenkelschaftbrüche dreier Jahre (1970–1973) beträgt in unserem Krankengut 504. Davon wurden $^1/_4$ operativ, $^3/_4$ konservativ behandelt.

*Infektionen* wurden bei den operativ versorgten Frakturen fünfmal, das entspricht 6,1%, bei den konservativ versorgten sechsmal, das entspricht 1,6%, beobachtet. Der große Unterschied dieser beiden Zahlen erklärt sich natürlich in erster Linie aus der wesentlich schlechteren Ausgangssituation der zu operierenden Frakturen. Die Zahlen zeigen jedoch, daß die Komplikationsrate bezüglich einer Infektion beim konservativen Vorgehen relativ klein ist. Wir möchten Ihnen hier an Hand einiger Beispiele die bei uns beobachteten Infektionskomplikationen bei der konservativen Behandlung zeigen.

Jeder Hautschaden in der näheren Umgebung einer Fraktur kann zum Ausgangspunkt einer Osteitis werden. Das kann ein primär oft nicht abschätzbarer Hautbezirk ohne eigentliche Perforation oder Druck auf die Haut von außen, z.B. durch Gips, oder von innen durch ein nicht anliegendes Fragment sein.

R. Plaue berichtete 1969 in Bochum über einen Fall von Schienbeinosteomyelitis nach einem prätibialen Hämatom. Diese Infekte erreichen nur selten den Markraum. Auch wir haben hier die Beobachtung gemacht, daß die Infektionen eher lokal auf die Eintrittspforte beschränkt bleiben und sich die Markhöhle gegen ein Eindringen der Keime abriegelt.

Perforierende Hautschäden können, auch wenn sie frakturferne liegen, über die Lymphgefäße zur Infektion einer primär geschlossenen Fraktur führen.

Als Beispiel sei ein Fall einer solchen Fraktur bei ausgedehnten Weichteilverletzungen der Kniekehle mit Gefäßdurchtrennung gezeigt. Hier ist es zur sekundären Infektion der Fraktur gekommen. Die Stabilisierung und Heilung erfolgte über eine Spüldrainage und einen äußeren Spanner. Weiter können sekundäre Durchspießungen oft sehr unruhiger mehrfachverletzter Patienten zur Infektion führen. Diese Infekte blieben in unserem Krankengut lokal und führten nicht zur Osteitis.

Außerdem sind Fälle von Infektionen zu erwähnen, die die Extensionsnagelstelle im Fersenbein betreffen. Wir sehen solche Infekte bei unseren konservativ behandelten Unterschenkelschaftbrüchen durchschnittlich vier- bis fünfmal im Jahr. Auch hier ist die Fortleitungsgefahr gegeben, wir haben jedoch noch keine Infektion der Fraktur bei einer infizierten Extensionsnagelstelle gesehen. Sicher sollte man am Fersenbein keine Drahtextension anlegen. Wir haben so auswärts versorgte Fälle mitunter übernommen und haben oft Infekte der immer gleitenden Drahtextension gesehen. Wir verwenden ausnahmslos einen Steinmannnagel.

Die Behandlung der Infektionen nach primärer geschlossener Unterschenkelschaftfraktur weicht dann nicht von der Behandlung anderer infizierter Unterschenkelbrüche ab. Die antibiotische Therapie erfolgt allgemein und lokal, wobei wir weiterhin sehr großen Wert auf die mechanische Reinigung des osteitischen Herdes legen. Für die Erhaltung der Stabilität der Fraktur verwenden wir gerne den äußeren Spanner.

*Zusammenfassend* können wir über die primär geschlossene Unterschenkelschaftfraktur sagen, daß der konservativen Behandlung, wenn die absoluten Operationsindikationen ausgeschlossen sind, im Hinblick auf die geringen Infektionskomplikationen unbedingt der Vorrang zu geben ist.

A. Varga und T. Salacz, Budapest

## Septische Komplikationen bei geschlossenen Unterschenkelschaftbrüchen

Die konservative Behandlung der geschlossenen Unterschenkelbrüche hat auch heute in der Ära der Osteosynthese nicht an Bedeutung verloren. Die klassischen Methoden werden von den operativen Methoden, die keine stabile Osteosynthese bedeuten und daher eine äußere Ruhigstellung erfordern, wie z.B. die Markschienung und die Cerclage nach Goetze, erleichtert und erfolgreicher gemacht.

Die stabile Osteosynthese mit Platten und Schrauben wurde ebenfalls ein Routineverfahren bei der Behandlung geschlossener Unterschenkelbrüche. Die

Osteosynthese nur mit Schrauben ist nicht stabil genug und bedarf so auch einer Ruhigstellung mit Gipsverband.

Jede Operation birgt die Möglichkeit der septischen Komplikation in sich. Aber auch bei schlechter Anwendung der klassischen konservativen Behandlung kann man Schäden verursachen, die mit den septischen Komplikationen großer Operationen konkurrieren.

Es ist daher nicht ohne Interesse zu untersuchen, welche septischen Komplikationen die einzelnen Eingriffe haben können. Diese Frage bemühen wir uns zu beantworten, indem wir die septischen Komplikationen unseres 5jährigen (1967–1971) Materials geschlossener Unterschenkelbrüche analysieren.

Während dieser 5 Jahre behandelten wir 816 geschlossene Unterschenkelbrüche bei 809 Verletzten; in 7 Fällen war der Unterschenkelbruch beidseitig. Bei 31 der 816 geschlossenen Unterschenkelbrüche (3,8%) sahen wir septische Komplikationen. Bei den 612 konservativ behandelten Fällen führten wir bei 193 Verletzten nur die Extension durch, in 214 Fällen wurde die Extension mit einem Gipsverband ergänzt. Von den so behandelten Fällen sahen wir bei 16 septische Komplikationen: In 3 Fällen gab es eine seröse Sekretion an der Extensionsstelle, in 2 Fällen bildete sich an der Ferse, der Extension entsprechend, eine Hautnekrose. In 6 Fällen entstand eine Nekrose an den zum Teil gequetschten Hautstellen, die ohne Hautplastik ausheilten. In 4 Fällen waren an der Haut über dem Bruch Entzündungserscheinungen zu beobachten, die nach antibiotischer Behandlung heilten. In einem Fall entstand eine Osteomyelitis am Fersenbein. Excochleation und gezielte antibiotische Behandlung führten auch hier zur Heilung.

In Beziehung auf die septischen Komplikationen fanden wir keinen Unterschied zwischen der einfachen und der mit einem Gipsverband ergänzten Extension. Im Falle der Osteomyelitis des Fersenbeines benutzen wir die mit dem Gipsverband kombinierte Extension und nahmen wegen des Gipsverbandes die Entzündungserscheinungen erst spät wahr.

Bei den 205 Verletzten mit Ruhigstellung im Gipsverband allein fanden wir in 5 Fällen septische Komplikationen: bei 2 Verletzten traten über dem Bruch lokale Entzündungserscheinungen auf, in 1 Fall wiesen die Symptome auf eine Thrombophlebitis hin. Nach Behandlung mit Antibiotica bzw. Anticoagulantien hörte die Entzündung auf. In 2 Fällen sahen wir eine Hautnekrose, davon ist eine dem Gipsverband zuzuschreiben, die andere entstand im Bereich eines gequetschten Hautgebietes. Bei 204 Verletzten wurde eine Operation durchgeführt.

Bei den 148 Unterschenkelbrüchen mit Markschienung fanden wir in unserem 5jährigen Material 4 septische Komplikationen: In 2 Fällen entstand an der Bruchstelle eine Osteomyelitis, die nach Sequestrotomie und Hautplastik heilte. An der Einführungsstelle der Drähte sahen wir in 2 Fällen eine vorübergehende Sekretion.

Die Zahl unserer Osteosynthese-Fälle nur mit Schrauben betrug 47. Bei 5 von ihnen beobachteten wir septische Komplikationen: in 2 Fällen eine Dehiszenz der Operationswunde und in 3 Fällen eine Wundrandnekrose. Diese Komplikationen heilten unter konservativer Behandlung aus.

Von den 9 Osteosynthesen mit A.O.-Platten sahen wir in 1 Fall eine septische Komplikation, und zwar in Form einer Wundrandnekrose.

Unter den 31 septischen Fällen litt nur 1 Patient an Diabetes, bei den übrigen 785 Fällen waren 10 Diabetiker. In unserem Material hat der Diabetes als zu septischen Komplikationen führender Faktor keine Bedeutung.

Die Verteilung unserer septischen Fälle nach dem Alter zeigt im Verhältnis zu den nicht septischen Fällen keine signifikanten Unterschiede.

*Zusammenfassung.* In unserem 5jährigen Material fanden wir bei 816 geschlossenen Unterschenkelbrüchen in 3,8% septische Komplikationen. Bei konservativer Behandlung 21 septische Fälle = 3,5%. Bei operativer Behandlung 10 Fälle = 4,9%. Ihre Mehrzahl war nicht schwer und sie waren zum Teil auf falsche Behandlung zurückzuführen, wie schlecht angelegte Extension, sich bewegende Braunsche Schiene, enge Pelotte, ungenügend haltender oder zu enger Gipsverband, Sterilitätsfehler und grobe Operationstechnik. Halten wir uns diese möglichen Fehler bei der Bruchbehandlung gesteigert vor Augen, so meinen wir, daß die Zahl der septischen Komplikationen weiter gesenkt werden kann.